てい鍼テクニック
─船水隆広

著者：船水隆広　定価：3,600円＋税
192ページ　オールカラー

新刊

JN025380

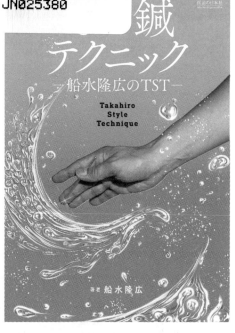

鍼
テクニック
─船水隆広のTST─

Takahiro
Style
Technique

著者 船水隆広

臨床を重ねて編み出した鍉鍼術の メソッドとテクニックを完全公開

　船水氏が実践する「TST－Takahiro Style Technique－」は、思考やイメージ力を重視して考案された、低刺激で安全な治療法である。TSTのそれぞれのテクニックにはイマジネーションを掻き立てられるオリジナルなネーミングがされており、鍉鍼1本で行える多彩な技を、初学者でも習得しやすい工夫がされている。本書では、鍉鍼を使って患者に気を注ぎ、気を流す繊細な技術を豊富な写真とイラストで解説。各テクニックの組み合わせによる、こころの病や美容への活用例も掲載しており、実践的な内容となっている。

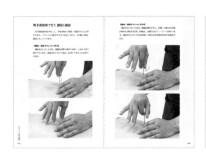
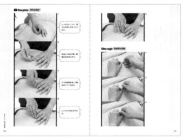
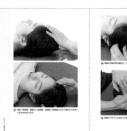
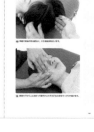

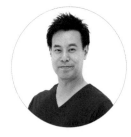

船水隆広

学校法人呉竹学園臨床教育センターManager。はり師・きゅう師・あん摩マッサージ指圧師として20年の臨床経験をもち、欧米やアジア各国など国内外で鍼灸の指導にあたっている。ストレスケア、こころの病気に対する経絡治療と、鍉鍼術が専門分野。心身健康科学修士、経絡治療学会評議員、日本伝統鍼灸学会理事、日本更年期と加齢のヘルスケア学会幹事、多文化間精神医学会会員、（一社）こころ鍼灸協会理事。

目次

医道の日本社

フリーダイヤル 0120-2161-02　Tel.046-865-2161　ご注文FAX.046-865-2707
1回のご注文 1万円（税込）以上で梱包送料無料〈1万円未満：梱包送料880円（税込）〉

MONTHLY 📷 SNAPSHOT
今月のスナップショット

緊急レポート

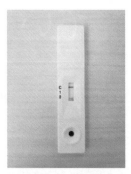

本誌編集部員が簡易キットで新型コロナウイルスの抗体検査を受けたところ、まさかの陽性!? PCR検査の実際をレポートした（→p.98）

特別インタビュー

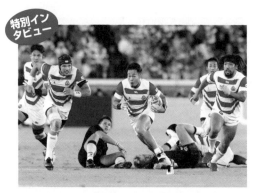

ラグビーワールドカップ2019で日本代表に帯同したヘッドトレーナー井澤秀典氏。大会を振り返ってもらった（写真：朝日新聞社／ゲッティ）（→p.56）

緊急アンケート

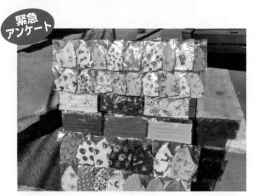

路上で売られる色とりどりのマスク。サンパウロでは、5月7日からすべての公共の場所でマスクの着用が義務づけられた（→p.106）

緊急アンケート

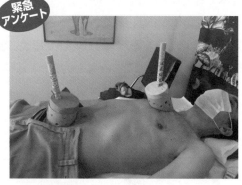

古代より未知の疫病に立ち向かってきた東洋医学。免疫機能を高め、感染症を予防するとして、海外の治療家もお灸を取り入れている（→p.115）

座談会

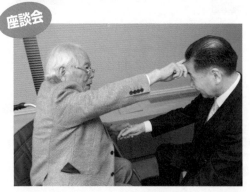

山元式新頭鍼療法（YNSA）を創始した山元敏勝氏（左）を迎えての座談会。参加者は山元氏の合谷診を体験した。右は司会を務めた山口智氏（→p.63）

プレゼント

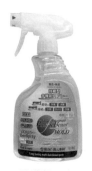

人と地球にやさしい

応募締切：2020年7月31日（金）必着

防カビ・除菌・消臭剤「パシフィックビーム・モールドデオスプレー」（手指禁止）を1名様に。巻末愛読者はがきか医道の日本Webサイトよりご応募ください

身体が悲鳴を上げることがなくなった

岩井希久子

いわい・きくこ　1955年、熊本市生まれ。1980年に渡英し、ロンドン、ナショナル・マリタイム・ミュージアムで保存修復技術を学び、1984年に帰国。以後、フリーランスとして、モネ、ゴッホ、ピカソといった名画の修復を手がけるほか、香川県直島の地中美術館のモネ作品の修復保存展示や、現代アートセル画など多様な表現の修復にも挑み国内外から高く評価されている。NHK「プロフェショナル仕事の流儀」（2010年）のほか、テレビ出演多数。『モネ、ゴッホ、ピカソも治療した絵のお医者さん　修復家・岩井希久子の仕事』（美術出版社）、『絵画保存修復家　岩井希久子の生きる力』（六耀社）。現在、修復センター設立を計画中（日本に修復センターをつくる会 www.facebook.com/pages/）。

私の仕事は絵画の保存修復家で、分かりやすくいうと「絵のお医者さん」です。

美術作品は生き物と同じで、面倒を見る人がいないと加齢や病気で衰えてしまいます。経年劣化によるキャンバスの歪み、ニスの黄変、絵具の剥落、木枠の変形など、さまざまな修復を行っています。

約15年前、仕事柄、片頭痛や腰痛に悩まされていたとき、知人から紹介されたのをきっかけに鍼灸治療と巡り合いました。どんなに酷い片頭痛や、腰痛、肩こりでも治療後は楽になり、定期的に受けているうちに、身体が悲鳴を上げることがなくなりました。

修復作業では、どうしても目を酷使しますが、いまだに老眼鏡を使用しないでいられるのは、もしかしたら鍼灸のおかげかもしれません。最近は美容鍼もお気に入りです。

私にとっての鍼灸治療は、心身ともにリラックスできる貴重な時間です。

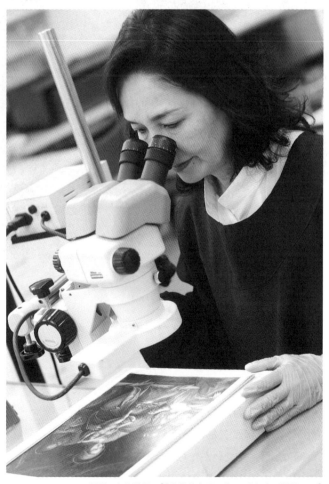

撮影：寺崎道児　『岩井希久子の生きる力』（六耀社）より

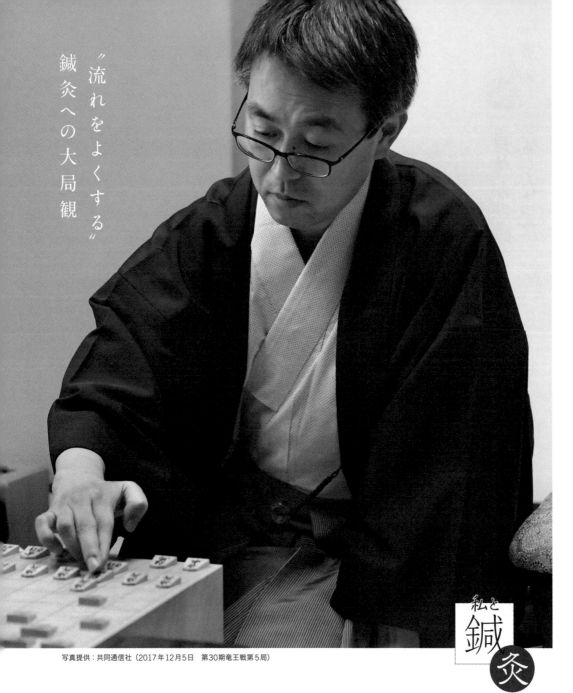

"流れをよくする"
鍼灸への大局観

私と
鍼灸

写真提供：共同通信社（2017年12月5日　第30期竜王戦第5局）

羽生 善治
YOSHIHARU HABU

将棋界のスーパースター、羽生善治さん。多く
の歴代最高記録を持つ天才棋士は、昨年、歩
行が困難なほど右足に痛みを抱えていました。
対局に影響の少ないかたちで治す方法はないか。
羽生さんの選んだ最善手は、鍼灸でした。

● PROFILE

はぶ・よしはる　将棋棋士。1970年、埼玉県
生まれ。小学6年生でプロ棋士養成機関の奨
励会に入会。中学3年生で四段プロデビュー。
19歳で初タイトルとなる竜王位を獲得。1996年、
史上初の七大タイトル独占を達成。2017年、
通算7期目の竜王位を獲得し、永世七冠となる。
2018年、国民栄誉賞を受賞。同年、27年振
りに無冠となるも、翌年1434勝目を上げ、通
算勝利数歴代1位に。獲得タイトル99期、一
般棋戦優勝45回も歴代1位を誇る。

——昨年、奥様のTwitterで、羽生さんが足をケガされて歩くことすら困難な状態だと知り、驚きました。

羽生 右足の踵がぎざぎざと痛む感じが続いたので、昨年の6月、病院の整形外科を受診しました。医師の診断はアキレス腱炎・アキレス腱付着部症。棋士は正座やあぐらで長時間座って対局するものですから、私の場合、右足のほうに負担がだんだんと蓄積されていったのだと思います。

病院では「少し様子をみて、どうしても痛みが引かないようなら出っ張ったところを削るのも考えましょう」と言われました。削るのは痛そうなので、あまりやりたくないな、と（笑）

——それで鍼灸を受けたのですね。

羽生 そうですね。家内が探してくれたスポーツトレーナーの先生に治療をお願いしました。鍼治療と、ストレッチやマッサージなど、いろいろとやっていただきました。昨年の6月頃から始めて、1〜2カ月に1回くらいのペースで治療を続けました。現在も継続していますが、もう右足の痛みはなく、通常の状態に戻ったと思います。

——それは本当によかったです。鍼灸に対して、どんなイメージを持ちましたか？

羽生 身体が詰まっているときに鍼灸を受けると、流れがよくなるという体感はありますね。実は今回だけでなく、20代後半の頃にも鍼灸を受けていたことがあります。当時は疲労回復のためでした。過密日程で対局が続くと、だんだんと身体に疲れが溜まっていくんですね。ずっと座って盤面を眺めていますし、肩にも力が入っていますから。当時は頸や肩などがこり固まっているなと感じたら、鍼灸院に行っていました。3、4年くらい通っていたかもしれません。

あと、今回の治療でも感じたことですが、鍼灸を受けた日は、ぐっすり眠ることができますね。睡眠の質がすごく上がる印象です。

——疲労回復のお話が出ましたが、羽生さんは今年9月で50歳です。10代、20代の頃と比べると、体力面に変化を感じますか。

羽生 棋士は肉体労働の部分が結構あって、集中を途切らさずに一日ずっと考え続けるスタミナが大事になります。持ち時間の長い対局だと、朝の10時から始まり、深夜0時過ぎまでかかることも珍しくありませんから。それでも一局に対する体力は、今も昔と変わらずにあります。ただ、局数が増えてくるとちょっと大変になりますね。例えば週2局、3局となると、安定したパフォーマンスを出すのが難しくなってきます。

対局が続くときは、短い間に効率よく回復を図ることが重要ですので、鍼灸を受けてぐっすり眠るのはよいかもしれませんね。

——鍼灸のほかに、健康のために取り入れていることはありますか。

羽生 一時期太ってしまったので、痩せるようにしました。1〜2kg変わるだけでも、対局で座ったときの感覚がぜんぜん違いますから、足のためにも体重に気をつけています。スポーツトレーナーの先生からは、身体の可動域を増やすストレッチを教わったので、自分でも行っています。あとは、時間があるときはなるべく散歩していますね。

——ぜひ、鍼灸も続けていただけたら嬉しいです。これからも応援しています。

羽生 今は若くて強い棋士がたくさんいますが、まだまだ自分も進歩できる余地があると思っています。そういう気持ちと、経験を活かしながら向上していきたいですね。

（2020年5月、Zoomでインタビュー）

生薬とからだをつなぐ

第
103
回

（最終回）

秋石・人中白

帝京平成大学 薬学博士 鈴木達彦（すずき たつひこ）

植物画：みやしたはんな
本文イラスト：シュクヤフミコ

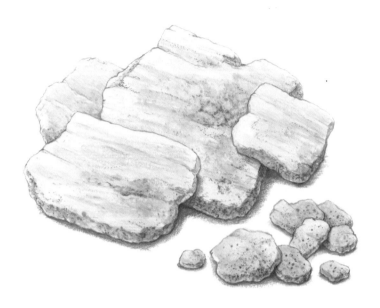

排泄物を利用した生薬

　これまで本連載で紹介してきたように、中国伝統医学はあらゆる自然物を生薬としてきたといって過言ではない。秋石（しゅうせき）、人中白（じんちゅうはく）はヒトの尿を由来とする。人中白は、尿を容器に入れて静置し、尿中の成分を沈殿させて採取したもので、清熱、止血薬とされた。秋石の製法には史的な変遷があったようで、詳細な先行研究があるが、尿に人為的な操作を加えて得たものである。尿を加熱し、昇華させて採る火煉秋石とされるものや、皂莢（そうきょう）に含まれるサポニンを利用して成分を沈殿させたものもある。秋石は、腎水を増して生命を還元するとされ、尿中に排泄される男性ホルモンのテストステロンによって男性機能を回復させるという特殊な用途もあった。確かに、テストステロンはグルクロン酸抱合などを経て排泄されるが、伝統的な製法では、溶解したグルクロニドを再び沈殿させることは難しいようで、男性ホルモン様作用には否定的な見解がある。

　尿中に男性ホルモンが排泄されることは、伝統医学では知り得なかったことであるし、いずれにしても、秋石や人中白については、不浄な排泄物ということだけではない、そのほかの意義を見出していたと考える必要がある。

沈殿した陳棄薬

　ヒト以外にも動物の糞尿を利用する生薬は少なくない。本連載でも紹介した、蚕の幼虫の糞を利用した蚕沙（さんしゃ）や、蝙蝠の糞を用いた夜明砂（やみょうしゃ）もある。排泄物の生薬についての一つの見方には、棄て去るべき存在というものがある。馬王堆帛書『五十二病方』といった古い時代の治

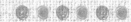

療法には、糞尿とともに使い古したホウキやゴザといったものを用いることがある。これは、棄て去るものに病を移して排泄しようという移精変気による治療法である（第90回「神麹」参照）。

秋石と人中白には、沈殿したものという性質がある。同じく『五十二病方』には、泥水を沈殿させる治療法がある。泥水を撹拌して静置すると、上澄と沈殿物に分かれる。このように分離されるのは、自然の法則性であり、自然という大宇宙の法則性を小宇宙であるからだに導入させることで、病からの分離を図るものである。

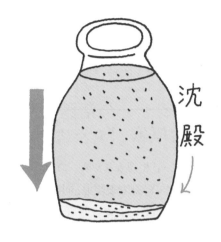

🔵 終点から始点へ

秋石や人中白などの排泄物が用いられる背景の一つには、終始論に基づく理解があろう。生命の営みの結果として排泄される糞尿は、分解されて自然に還っていくので、排泄物は、大宇宙へとつながっていく、小宇宙の終点となる。生薬として用いるとき、終点を示されたからだは、大宇宙との結びつきを意識し、いずれはそこに還っていくというゴール地点を示される。一つの到達点である場合もあるし、最終的に自然の一部へと還る営みの終わりであることもあるが、生命というものは、必ずそこに向かって動いているということを理解し、動き出そうとする。

終始論に基づく見方は経脈にも見られる。経脈における終始論は極めて多岐にわたった理解があるが、「終始」や「根結」とされるもののなかには、経脈の要所要所で通るツボや、関節、肉の際など、通過地点を厳密に定義するものではなく、始点と終点を重視する見方を示している部分がある。ここでの終始論は、始点と終点が定まることが大事で、途中経過には幅を持たせて、停滞から動き出してゴールに向かうことが重視される。

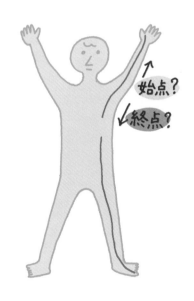

今日の経脈論では、12の経脈が規則的に流れて循環していくという固定観念があるが、古い形の経脈では、循環が想定されていないものも認められるし、今日の流れとは逆行するものもある。終始論における終点を提示する治療では、どこを通って、どの向きに流れなくてはいけないかということにはこだわる必要がない。問題なのは、行き着くべきところに向かう力を持たせられるかである。

秋石や人中白の終点を提示する治療は、順調な流れに乗っているときは必要ないが、歩むことを忘れてしまったときには意味を持つことがある。人生に悲観してうずくまっている人に、こうしたほうがうまくいくと、コツなどを伝えても響かない。人の営みというものはいつか終わるものと終点を示し、そこまでに精いっぱい生きようと価値観を転換できるならば、秋石や人中白は道筋を示すことができる。示された終点は、次に向かう始点ともなり得るだろう。

ダンサーのヘルスケア
—トレーナー・医療者のための基礎知識—

監修：NPO法人芸術家のくすり箱、水村真由美、中村格子 他
定価：本体（3,300円＋税） B5判 約400ページ 1色刷

ダンサーの活躍をサポートする
治療家・トレーナーの必読書！

　一見優雅なダンサーのパフォーマンスには、芸術家としての繊細な表現力と同時に、アスリートと同様のパワーや機敏性、ケガの対策や予防などの自己管理力も求められている。しかし、スポーツ現場で見られるような医療従事者や治療家によるトレーナー活動は、日本のダンス現場ではまだまだ未発展であり、ダンスに特化したヘルスケアの知識を得られる機会は少ない。

　本書では、ダンサーの心身の健康をサポートする治療家やトレーナーが知っておくべき、ダンスの特性をふまえたヘルスケアについて、多面的に解説。各分野の専門家の講義録をもとに、ダンサーを取り巻く環境や、よくあるケガの外科治療の知識、栄養管理、婦人科疾患、身体を整えるさまざまなトレーニング方法などをまとめた。ダンサーの健康を守り、パフォーマンスを向上させるための基礎知識が得られる、必読の1冊である。

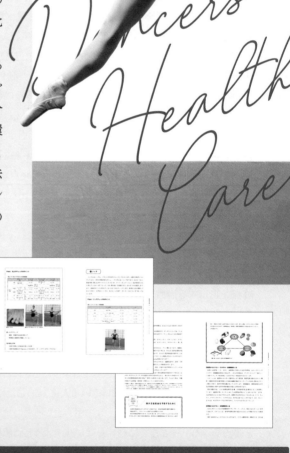

【主な内容】
多様なダンスの個性を知る／ダンサーの活動環境とトレーナーの役割／ダンス傷害と運動器の問題（概論）／足の傷害と治療／膝の傷害と治療／脊柱・骨盤の障害と治療／ダンスの動作特性／劇場等での応急処置・緊急時対応／ダンサーのスクリーニング／ダンサーの食事・栄養／ウーマンズヘルス／皮膚のトラブルの対処と予防／ダンサーに必要な体力と休養／ケガの予防と軟部組織への理学療法／ダンサーのトレーニング／ダンサーのためのアレクサンダーテクニック／ダンサーのためのピラティス／ジャイロキネシス（概論）／ダンサーのメンタルトレーニング

医道の日本社　　フリーダイヤル 0120-2161-02　Tel.046-865-2161　ご注文FAX.046-865-2707
1回のご注文 1万円（税込）以上で梱包送料無料〈1万円未満：梱包送料880円（税込）〉

医道の日本 CONTENTS

VOL.79 NO.7 2020年7月

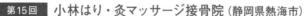

読者を訪ねて【最終回】
――「医道の日本」のある風景――

第15回 小林はり・灸マッサージ接骨院（静岡県熱海市）

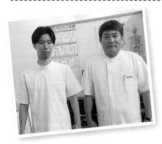

◀ 3代目の小林優夢（ゆうむ）氏（左）と、2代目で優夢氏の叔父・小林成行（なりゆき）氏

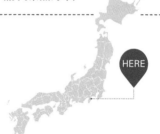

HERE

文・写真：編集部

　財界人や文豪に愛され、海と山の幸に恵まれた温泉地、熱海。新幹線に乗れば東京都心から約40分、在来線でも1時間半程度で行くことができる利便性も魅力である。湯治をしながらマッサージを受け、身体のケアに専念する人も多いだろう。今回訪ねた読者、小林優夢氏はこの熱海で生まれ育った。優夢氏の祖母が熱海の自宅で「小林治療院」を開業したのは56年前。専属のホテルで出張マッサージを行う業態である。優夢氏は子どもの頃から祖母の臨床を見ており、「小学4年生のとき治療家になることを決めた」という。

熱海駅前のビルで開業した理由

　祖母の働く姿から「鍼灸マッサージ師は人の役に立ち、『ありがとう』といわれる職業」であることを肌身に感じていた優夢氏。「スポーツが好きなので整形外科疾患にも取り組みたい」と考え、最初は呉竹鍼灸柔整専門学校の柔道整復科へ、その後は同校の鍼灸マッサージ科へ進学。2018年に卒業した。

　「学生時代はいろいろな治療院へ体験に行きました。現在は週6日治療院で働いて、そのあと予約があればホテルに出張することもあります。週1日は学校の臨床施設で卒後研修を受けています」とのこと。土日診療で外部の勉強会になかなか足を運べないため、「雑誌で勉強できる『医道の日本』はありがたい。症例の記事はとくに参考になる」と語る。

　1998年、叔父の成行氏が2代目となり、2014年には熱海駅前のロータリーに隣接するビルの3階に「小林はり・灸マッサージ接骨院」を構えた。土産店が軒を連ねる仲見世商

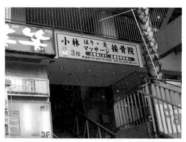

熱海駅前のロータリーに隣接するビルで開業している

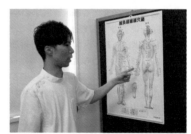

経穴図のパネルのほかに、筋肉や骨格のパネルも置いている。患者説明のときに重宝するという

店街は目と鼻の先である。開業前、優夢氏もスタッフとして「熱海市駅前」にこだわって物件探しに奔走した。駅前なら観光客だけでなく、京都や青森など新幹線で遠方から通う患者が来院しやすい、いうのも大きな理由だが、「地域医療で地元の皆さんに恩返しをしたい」との強い思いが優夢氏にはあった。

「学生にとって通いやすい場所にしたかったですし、熱海駅は通勤エリアなので、サラリーマンや専門職として働く人たちの身体のメンテナンスをして応援したいです」

伊東、三島、沼津、富士から熱海駅を経由して通学する学生が来院するようになった。接骨院を併設しているため、病院が休診している日曜日は脱臼や骨折の患者が来ることもある。

「観光地は土日にケガをする人が多いので、治療院は開けておくといいよ、という医師のアドバイスどおりでした」

将来は総合治療所を

優夢氏は業界団体に所属するだけでなく、熱海青年会議所、消防団、お祭りや地区体育祭など地域のイベント運営にも積極的に参加している。老人会では鍼灸教室を開いたり、健康体操を教えたりすることもある。

2018年、治療院の名義が優夢氏に引き継がれ、晴れて3代目となった。2代目の成行氏は小林治療院を継いでいる。今年4月には、ホテルにマッサージブースをオープンする予定で準備を進めてきた。新型コロナウイルス感染症の影響で延期となったが、6月1日にオープンを迎えた。

「将来は、総合治療所をつくりたいです。1階は接骨院、2階は鍼灸院、3階は個室のある婦人科疾患専門……なんて考えています」

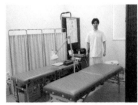

鍼灸マッサージのブース。接骨院のブースは受付をはさんで併設している

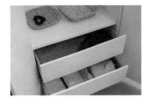

ロッカーには着替えの浴衣（上段）を用意している。温泉地のホテルでのマッサージと同様の雰囲気を味わいたい人に喜ばれる

読者の治療院情報

名称 小林はり・灸マッサージ接骨院

住所 熱海駅前院
静岡県熱海市本町8-6　ハローズビル302号

アクセス JR東海線「熱海駅」から徒歩2分

受付時間
9:00～12:00
14:00～20:00

休診日 水曜日

スタッフの人数 3人

ベッド数 4床

開業年 熱海駅前院 2014年
　　　 本院 1964年

読者が選ぶこの一冊！

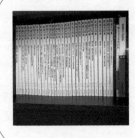

「一冊選ぶのは難しいです。お灸を希望する女性の患者さんが増えてきたので、『まるごとお灸百科』（医道の日本社）は患者さんへの説明に使ったりしていますが……。2020年1月号、2月号の「ツボの選び方」の「カラーで見る各研究会の治療道具、ワゴン」や、連載「外傷整復道場」もよかったです。本は大好きで、一冊に絞りきれないので、「学校の図書館に置いてある本」ということで！

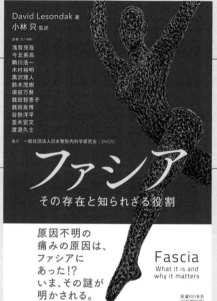
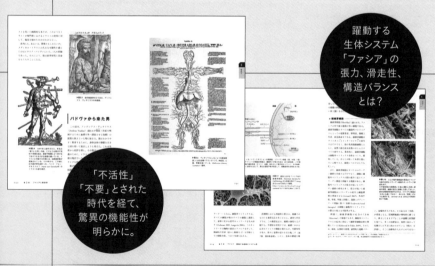

誌上で鑑別トレーニング

外傷整復道場

【第103回】

帝京平成大学ヒューマンケア学部
柔道整復学科助教
西沢正樹（にしざわ・まさき）

Profile
2008年、帝京平成大学卒業後、東京
都練馬区の樽本接骨院勤務。2011年、
呉竹学園東京医療専門学校鍼灸科卒
業。同年、樽本接骨院グループ千川
接骨院院長。2012年、長野救命医療
専門学校非常勤講師。2014年より
現職。

| 企画協力 | 伊藤讓
日本体育大学保健医療学部
整復医療学科教授 |

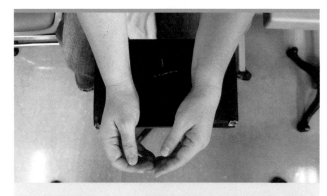

🔍 **鑑別してみよう** 患者は47歳の女性。写真は受傷当日、来院時に撮影したものである。

ヒント
・左前腕遠位部の著明な変形を認める。
・左橈骨・尺骨遠位端部に限局した圧痛と軸圧痛を認める。
・手関節の運動制限を認める。

CASE 受傷状況や症状

　駅の階段で足を滑らせ転倒した際、地面に左手掌をついて負傷したため来所した。自覚症状として、左手関節の自発痛、運動痛を訴えた。他覚所見として、左橈骨遠位部の変形（側面でのフォーク状の変形）、左橈骨・尺骨遠位端部の直達性局所痛と軸圧痛を認めた。また、橈骨動脈の拍動に左右差を認めず、感覚異常も認めなかった。患者の同意を得て応急手当として整復し、キャスト材を用いて固定を施し、整形外科を紹介した。

鑑別のポイント

POINT 1 受傷機転を聴取する。

POINT 3 直達性局所痛を確認する。

POINT 2 骨片転位による外観の変形を確認する。

疾患名は……

左橈骨遠位端部伸展型骨折（コレス骨折）
左尺骨遠位端部骨折

	単純エックス線画像	状　況
初回	整形外科受診時 再整復後	この症例は整形外科を紹介したのち、整復と固定が不十分として再整復と再固定をした。左橈骨遠位端部骨折・尺骨茎状突起骨折と診断され、診療情報提供書と単純エックス線側面像のみ添付された。しかし、直達性局所痛は尺骨茎状突起よりも近位部に確認しているため、尺骨遠位端部骨折を疑った。
受傷から2週後		直達性局所痛のあった尺骨遠位端部に骨折線を確認できた。
受傷から3週後		この時点で正面像が提供され、尺骨遠位端部の転位が大きいことが確認できた。

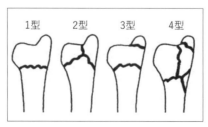

図　Biyani分類

橈骨遠位端部骨折については本連載の第52回（2016年4月号）、ならびに第82回（2018年10月号）に記載しているので、ここでは割愛する。まず橈骨遠位端部骨折に合併する尺骨茎状突起骨折は、三角線維軟骨の張力による裂離骨折である。この骨折が発生することで、橈骨遠位端部が不安定になる。分類は猪原によりⅠ〜Ⅳ型に分類されている。また、橈骨遠位端部骨折に尺骨茎状突起骨折の有無で大きく分類しているFrykman分類があり、尺骨茎状突起骨折があれば不安定型である。骨癒合しない場合、軽微な外力でも有痛性となる場合があるため注意が必要である。

疾患の特徴

尺骨遠位端部骨折は、約3〜8%が橈骨遠位端部骨折に合併するとされている[1]。粉砕例、また高齢者の骨折の場合は骨皮質が脆弱なために強固な固定が困難である。しかし固定力が不十分であれば、遠位橈尺関節障害や固定の長期化による関節可動域障害が問題になる。尺骨遠位端部骨折はBiyani分類があり、1〜4型に分類される（図2）。特に2、4型の場合は尺骨軸に沿った骨折線が入るため、早期の運動により剪断力が働くことで骨片が転位し、変形や遠位橈尺関節の離開が生じる。

治療法・整復法・治療の注意点など

本症例は初診時に、橈骨遠位端部と尺骨遠位端部の圧痛を確認している。当院でフィンガートラクション牽引下のもと整復しキャスト材にて外固定を施した。次の日、初回単純エックス線検査をしたところ転位がみられたため再整復となり、1週ごとに再検査となっている。2週後、斜位像のみしか得られなかったが、尺骨遠位端部に骨折線が確認できた。また、3週後の検査で正面像を確認したところ、当初より直達性局所痛を認めた尺骨遠位端部に骨折が確認できた。尺骨茎状突起骨折と診断されていたが、この画像から、尺骨遠位端部骨折であったか、もしくは合併していたと判断した。よって本症例はBiyani分類1型または3型（尺骨茎状突起骨折があれば）である。

杉田らは、1・3型は保存療法の適応で、2・4型は変形癒合や遠位橈尺関節の離開を生じやすいため、観血療法の適応であると報告している[3]。今回3週目で正面像を得られたが、当初変形はなかったが経過中に転位が起きてきた可能性もある。尺骨遠位端部骨折前腕の回内・回外運動では、橈骨は尺骨頭の周囲を約150度回転する。よって変形が残ると回内・回外運動を障害する可能性がある。

今回は、保存療法で行い「結果的に」良好であった。尺骨茎状突起骨折、尺骨遠位端部骨折など、尺骨の状態によりのちに機能障害を生じることがあるため、尺骨遠位部に疼痛を認める場合は尺骨遠位部の状態を初期から継続して観察していく必要がある。

【参考文献】
1）杉田健, 他. 橈骨遠位端骨折に合併した尺骨遠位端骨折. 整形外科と災害外科 2013. 62: 771-3.
2）Biyani, A., Simon, A. J. Klenerman L. Fracture of the distal radius and ulna. J. Hand Surg. Br 2007 20: 801-5.
3）杉田健, 他. 橈骨遠位端骨折に合併した尺骨遠位端骨折に対する治療法. 日手会誌 2013. 30: 502-5.

今回のまとめ

尺骨遠位端部骨折は橈骨遠位端部骨折の合併症としてまれな骨折であるが、尺骨茎状突起骨折に合併する場合もあるため注意する。保存療法では二次転位に注意して経過を観察していく。

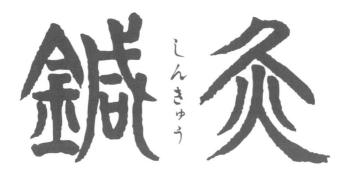

鍼灸

しんきゅう

本当に学ぶと云うこと

著者‥竹村文近

A5判　244頁

定価‥（本体3600円＋税）

3刷出来！

鍼灸に奥義も、秘伝もない──
「はり100本」竹村文近氏の鍼灸治療を
克明な写真とともに余すところなく伝える
決定版「教科書」！

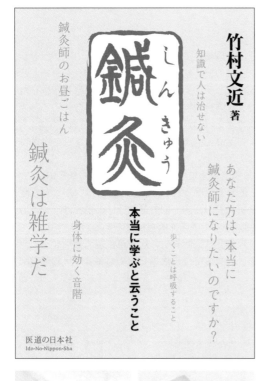

鍼灸師のお昼ごはん

竹村文近著

知識で人は治せない

しんきゅう

鍼灸

本当に学ぶと云うこと

あなた方は、本当に鍼灸師になりたいのですか？

歩くことは呼吸すること

身体に効く音階

鍼灸は雑学だ

医道の日本社
Ido-No-Nippon-Sha

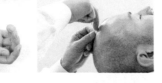

「はり100本」でおなじみの竹村文近氏が、鍼灸師向けに初の書き下ろし。

第1部では本誌2013年1月号から2014年12月号まで連載したエッセイ「本当に学ぶと云うこと」を加筆・修正して再録。著者が生徒に教えるなかで得られた気づきなどをもとに、患者を元気にする「鍼灸師の生き方」とは何かを追求する。

第2部では、臨床技術を紹介する。竹村氏の治療法の根本に位置づけられる「基本治療」と各疾患別に追加する施術を、豊富な写真・図版を用いて追試しやすいように詳しく解説する。

第3部では、著者の患者である各界の著名人が、患者視点から鍼灸治療に寄せる信頼、鍼灸師に求めるものについて語る。

患者の身体にしっかりと鍼を打ち、灸をすえること。このことこそが鍼灸師を鍼灸師たらしめていると、竹村氏は語る。明日の臨床から自信をもって鍼灸を打つために、本書は読者の背中を力強く押してくれるだろう。

医道の日本社

フリーダイヤル 0120-2161-02　Tel.046-865-2161　ご注文FAX.046-865-2707

1回のご注文 1万円〈税込〉以上で梱包送料無料〈1万円未満：梱包送料880円〈税込〉〉

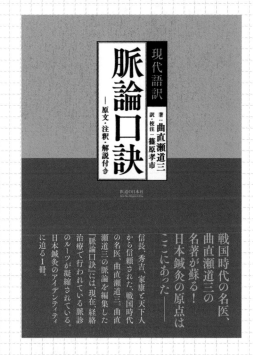

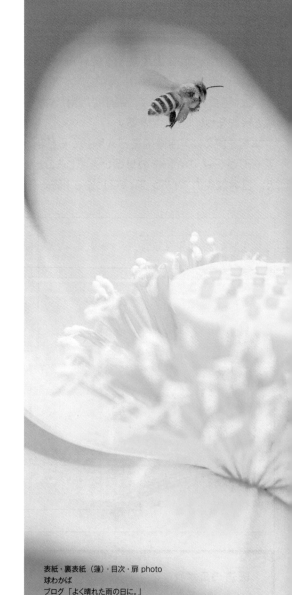

表紙・裏表紙（蓮）・目次・扉 photo
球わかば
ブログ「よく晴れた雨の日に。」
https://tamawakaba.net/

これからの鍼灸を考える──❶

【巻頭インタビュー】

汗腺に着目した鍼灸の治効メカニズムとAIが解く東洋医学の奥底

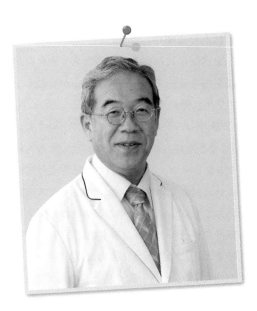

鍼灸の科学化は業界の命題である。作用機序の一部は解明されたが、全貌は明らかになっていない。そんななか、西洋医学を基盤とするテクノロジーで東洋医学のメカニズムを分析しているのが、脳神経外科医の水野正明氏である。日本の未来を見据えた国家プロジェクト「センター・オブ・イノベーション」や「Society5.0実用化研究拠点支援事業」の一翼を担う水野氏は、最先端医療開発にかかわりながら「人類が求める究極の医療」として東洋医学を評価する。鍼灸の科学化を考えるうえでの新しい視点、AIと人間の違い、鍼灸師が今できる研究などを聞いた。

・・・・・

脳神経外科医は知っている

──水野先生はいつ頃から東洋医学に興味を持ったのでしょうか。

水野　子どもの頃からです。祖父をはじめ私にかかわる人たちの多くが医療に従事しており、鍼や灸、気功を身近に見ていたので東洋医学とともに育ったといえるかもしれません。家の仏壇の横で祖父が医師として診療につく一方で、鍼もやっており、いつも線香の香りがしていました。人間の最も原始的な感覚は臭覚であり、臭覚だけが大脳にストレートに信号を送ります。私は線香の香りをかいだだけで祖父が鍼をしている風景を思い出します。

医学生の頃は東洋医学に興味がある人たちでサークルをつくりました。医師になってからは、アジア・ヘルス・インスティテュート（AIH）という組織で海外から来た学生や若手医師に鍼を教えていた名古屋市のとある開業医と知り合い、鍼灸に改めて触れることになりました。AIHで日本の医療を学んだ人たちが何年後かに再び来日したとき、「現場で本当に役に立ったのは鍼だった」という声も多く聞きました。インドネシアなど、薬もないような山奥で医療をしなければならない環境下での話です。それを聞いて東洋医学への興味が倍増しました。

──水野先生は実際に臨床で鍼治療を用いるのですか。

水野　以前は長鍼も使っていましたが、現在は診療時間が限られますので、皮内鍼だけを使用しています。私たち脳外科医は頚椎症、腰椎症といった疾患を多く診ていますが、手術をしても治らない痛みやしびれが皮内鍼をするだけで改善されることをよく経験します。そのため依頼があれば私はボランタリーの精神で皮内鍼を用いた治療をしています。脳外科診療の一分野として積極的に行っているわけではありませんが、近い将来はそうなってほしいですし、そうなっていくだろうと思っています。現在の医療制度は西洋医学だけが真の医療だといわんがごときの体制で、大学病院で積極的に鍼治療を行うにはさまざまな人たちの了解を得なければなりません。そのため、あくまでも個人のレベルにとどめています。

私が持っている鍼の技術は、相撲でいえば序の口レベルです。そんな拙い技術でも治せる症状があるので、極めれば鍼灸で治る人の数をもっと増やすことができると思います。明治以降、「医者たるもの、西洋医学を学ばなければならない」といわれ、東洋医学の真髄を得た理論や技術は廃れてしまいました。明治以前にはおそらく千年以上にわたって日本で培われてきた、日本独自の、日本人に合った横綱級の「日本の医療」があったはずです。その医療を私の仲間内では「東洋医学」ではなく「和医学」と呼んでその復興を願っています。

東洋医学の証を数理モデルで解析

──大学では医学生に東洋医学のことを伝える場面はありますか。

水野　東洋医学に特化した講義はありませんが、最先端医療をテーマとした講義のなかでこんなふうに学生に問いかけます。

「東洋医学は5千年以上にわたって『効くものは残り、効かないものは残らない』という最も厳しいセレクション、すなわち自然淘汰を受けてきた。これに対して西洋医学は、ルネサンスの時代からみても400年、500年の歴史しかない。しかも統計学がセレクションの主軸になっている。今の薬で本当に効果が見えるのは3割程度。しかも30％効く薬Aと35％効く新薬Bのわずか5％の差で薬の良し悪しを判断している。この程度の西洋医学が5千年の自然淘汰に耐えてきた東洋医学を見下すことができますか？　私には東洋医学は"横綱"に、西洋医学は"序の口"に見えます」と。

学生には東洋医学を含めた広い視野を持つことの重要性を伝えています。医療実習のときに鍼をすると、医学生は「それは何ですか？」「本当に効くんですか？」とみんなギラギラした目で見てきます。鍼灸に触れる機会が増えれば、素

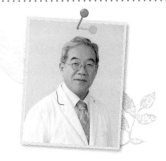

脳神経外科医
名古屋大学先端医療開発部先端医療・臨床研究支援センター
水野正明氏（みずの・まさあき）

1992年、名古屋大学大学院医学研究科修了。社会保険中京病院、国立
長寿医療研究センターを経て、1996年、名古屋大学医学部脳神経外科助手。
1999年、同大学院医学系研究科遺伝子治療学助教授。2010年、同医学
部附属病院脳卒中医療管理センター長、同大総長補佐。2012年、同大医
学部附属病院先端医療・臨床研究支援センター病院教授。2018年8月1日
より、同大医学部附属病院先端医療開発部先端医療・臨床研究支援センター
長・病院教授に就任。医学博士。脳神経外科専門医。1990年、日本脳
神経外科学会ガレヌス賞。
【現職】
名古屋大学医学部附属病院 先端医療・臨床研究支援センター センター長・
病院教授。同附属病院脳卒中医療管理センター センター長。名古屋大学低
温プラズマ科学研究センター教授。同大学細胞生理学研究センター 教授。
同大学未来社会創造機構ナノライフシステム研究所教授。同大学未来社会
創造機構マテリアルイノベーション研究所教授。

直な眼差しを持つ学生は興味を持ち、医療者と
しての器を広げられると思います。

**――水野先生は数理モデルで東洋医学の証の
解析をしているとのことですが、詳しい内容
を教えてください。**

水野　私たち名古屋大学では西洋医学と東洋医
学のそれぞれに数式エンジン（AI）をつくり、
「証」のデータを数理モデルに落とし込んで健康
増進の検証を行っています。そして医療に限ら
ず、介護分野にも展開しています。

　一方で、私は2013（平成25）年から始まった
科学技術振興機構および文部科学省のプロジェ
クトであるセンター・オブ・イノベーション
（COI）プログラム※1の総括ビジョナリーリー
ダー代理としてその事業推進に助力しています。
COIは9年間の事業で、年間100億円近い予算が
投入されている一大プロジェクトです。3つのビ

ジョンの達成を目指す18の拠点からなり、私は
ビジョン3「活気ある持続可能な社会の構築」の
ビジョナリーリーダーでもあります。そのなかの
サブ拠点の一つに北里大学東洋医学総合研究所
があり、東洋医学の真髄を見極めるプロジェクト
を取り上げています。日本独自の腹診の技術を、
AIやさまざまな最先端機器を使って残していこ

※1　文部科学省が平成25年度に開始した「革新的イノ
ベーション創出プログラム(COI STREAM)」では、10年
後の社会で想定されるニーズを検討し、そこから導き出さ
れるあるべき社会の姿、暮らしのあり方（ビジョン）を設
定した。このビジョンをもとに、10年後を見通した研究開
発課題を特定し、基礎研究段階から実用化を目指した産
学連携による研究開発、ハイリスクではあるものの実用化
の期待が大きい異分野融合・連携型の基盤的テーマに対
して、集中的な支援を行う。
（センター・オブ・イノベーションプログラムのホームページ
より）
https://www.jst.go.jp/coi/outline/outline.html

うとするプロジェクトです。ここではまだ目覚ましい成果に至っていませんが、培ってきたノウハウを蓄積しています。次の10年を見越したポストCOIのプログラムのなかでもさらに検討していくことが求められていると思っています。東洋医学は不確定な要素が多いので、解析するのは大変です。「1＋1＝2」にならないのが生き物ですから、生き物の誤差を踏まえながら真髄を見極めるのは、現在の西洋医学のテクノロジーの延長では及ばないところだと思っています。

汗腺はアンテナだ！

──水野先生は最先端医療開発にかかわりながら、汗腺と鍼灸の治効メカニズムの研究もされているそうですね。詳しい内容を教えてください。

水野　今、私が求めるのは、「鍼がなぜ効くのか」といった単純な疑問への答えです。その答えの一つが汗腺ではないか。ツボとは汗腺の密度が高いところではないかといった議論は10年以上前から続いています。ただ、それが本当なのかは不明でした。その確からしさが名大工学部の研究で分かってきました。鈴鹿医療科学大学の先生も同様のことをおっしゃっていたと記憶しています。

　汗腺の組織学的な構造は螺旋です（図1）。名大工学部の研究者らは、この螺旋がアンテナの役割を果たしているのではないかと考えました。汗腺の一つ、エクリン汗腺は全身に200〜500万個ありますが、その分布密度の高い部位に鍼を刺すことでそのアンテナ効果が増強できるのでは、というのです。汗腺を刺激する周波数はおおよそ440ギガヘルツで、生物を形成する細胞膜や組織の共鳴振動数とほぼ一致することから、身体に何らかの影響を及ぼすと考えられます。

一方、最近ではエクリン汗腺を刺激する生体信号としてテラヘルツ波やミリ波が注目されるようになりました。おそらく今後5年、ないし10年で解明されることになるでしょう。ちなみに共鳴振動する周波数440ギガヘルツの前後は、一部で5Gの世界と重なります。

──汗腺がアンテナの役割を果たしているというのは興味深い説です。しかし共鳴振動する周波数が現在話題の5Gの世界に近いということは、5Gが人体に及ぼす影響は無視できませんね？

水野　結論からいいますと、まだ分かりません。5Gは社会の利便性からいえば格段にほしいテクノロジーですし、私も使いたいと思っています。その反面、注意しなければいけないとも考えています。多くの人は中心値の440ギガヘルツで共鳴しますが、共鳴域は広範で4ギガヘルツ、40ギガヘルツ、4テラヘルツなどでも共鳴する人がいる。5Gは、現在2.3〜38ギガヘルツ帯の一部を使おうとしています。したがって、理屈では5Gに共鳴する人がいても不思議ではない。病気の発症につながるのかは分かりませんが、頭が痛い、気持ちが重い、目がショボショボするといった「不快」を引き起こすことになるかもしれません。一方で人間は優れた順応を示す動物でもあります。例えば宇宙飛行士が地上での訓練によって無重力に対応できる能力を獲得するように、ストレスに打ち勝つことも十分期待できると思っています。

──強力な電磁波の影響がある一方で、生体や自然は微弱な信号を発信・受信しており、水野先生はその信号の研究が東洋医学のさらなる深化に関係する、と説かれています。詳しく教えてください。

水野　微弱な信号は、海外では「weak signal」と呼ばれ、極めて重要視されています。そのた

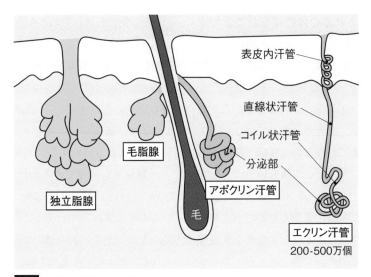

図1 螺旋の構造をした汗腺

表皮内汗管

直線状汗管

コイル状汗管

分泌部

アポクリン汗管

毛脂腺

独立脂腺

毛

エクリン汗管
200-500万個

め研究の対象が「signal」から「weak signal」へシフトし始めています。動物が地震を予知したり、親しい人が亡くなるときの虫の知らせなどもweak signalにより起こり得る現象かもしれないと思われています。weak signalが生体活動にどの程度影響を及ぼしているかはまだまだ不明ですが、現在の最先端テクノロジーでweak signalをある程度検出できるところまできているのは確かです。COIでは東京工業大学の研究者が、人間の手からテラヘルツ波が出ていることを映像化できる機器を開発しました。テラヘルツ波は生命活動に必要な周波数帯の一部ではないかというのは昔から推定されてきましたが、測定が難しく手が及びませんでした。しかし現在は、テラヘルツ波の発信器も受信器もつくることができようになり検証が進んでいます。

テラヘルツ波は光波と電波の中間体であり、紙やプラスチックを透過する特性があります。今後は5Gの影響も含めて検討できる、面白い時代になりそうです。

—— 人間の手から出ているテラヘルツ波が可視化されるようになったということは、鍼灸の名人技も可視化される可能性があるのですね？

水野　その可能性はあると思っています。一方で鍼灸に限らず、東西の名医とよばれる医師の技術のデジタル化はすでに始まっています。

COIにおいても、北里大学東洋医学総合研究所のデータから腹診のやり方を解析して検証していることは先にもお伝えしたとおりです。ただ、同じ患者さんでも腹部は昨日と今日で違いますし、その日の天気や湿度などでも変わります。同じ状況は一つもないなかで普遍的な診断を引き出すのは大変で、結論には至っていません。しかし、AIの思考方法が見える化されるように、いずれは名人技の違いだけでなく人間の思考や心象も解明される時代が来るでしょう。

——**機序が解明されるのは喜ばしいことですが、AIを含めたテクノロジーが人間の仕事を奪うと危惧されています。**

水野　AIと人間の違いは何か。それは知性です。AIのことを人工知能といいますが、人工知性とはいいません。定義の決まっていない人工知能の定義をあえて行うなら、私は「経験から学習できる、特に人に対して新しい気づきを発信できる能力を持つもの（システム）」と考えます。これからの人間は、認知力をもたらす知能だけでなく、非認知力をもたらす知性も重要です。知性が問題解決の源であり、人が人たるゆえんを示す以上、AIが人間のすべてにおいて取って代わることはないと信じています。

名医の診断率は3割

——**鍼灸の科学化において、汗腺のほかに注目すべきキーワードはありますか。**

水野　水です。私たちの身体にはたくさんの水があります。その流れを見極める必要があります。例えば合谷に刺鍼をすると麻酔がかかり、無痛に近い状態で手術ができるという事実があります。作用機序としては、鍼の刺激が脳に伝達し、エンドルフィンやオキシトシンホルモンが放出され、その結果麻酔状態がつくられることが分かってきました。

こういった流れをさまざまな部位で生み出す水は大変重要な因子と考えています。

次はAIです。AIはビッグデータを入れるとAという答えを導き出します。その答えが正しいと分かっても、AIがどのようにその答えを導き出したのかは分かりません。鍼灸の治効メカニズムも、結果は分かるけれども経路は分からない。

しかし、先にお話ししたように、すでに脳内の可視化は非常に進んでおり、MRIやPET-CT、fMRIといった高性能な器械でブラックボックスの中身が明らかになりつつあります。同様の手法で鍼灸の治効メカニズムも解明できると思っています。興味を持った先生はぜひ研究にチャレンジしてほしいですね。

——**鍼灸師も研究できるわけですね。**

水野　今行えることと将来行えることなどいろいろありますが、今行えることでいえば鍼灸が効く人と効かない人の違いに関する研究が挙げられるでしょう。今私たちは、フェイシャルマッサージの技術において、ベテランと素人で「心地よさ」に差が生まれるかどうかといった研究をしています。専門学校や大学などには結構MRIやCTが整っていますが、十分使用されていないのが現状です。その理由は、研究の方向性や方法に関するよいアドバイスがないからだと思います。チームを組み、アドバイザーを迎えて研究してみてはいかがでしょうか。

——**水野先生は、東洋医学を含めた医療に対する広い視点をお持ちだと思います。その視点は何がきっかけで形成されたのでしょうか。**

水野　広い視点を持っていると自分自身で思っているわけではないのですが、一つ挙げるとすれば、患者さんにいわれた言葉です。私は若い頃、脳外科医として脳腫瘍、脳出血などたくさんの手術をこなしていました。当時は超急性期を扱える医師こそが最も偉い医師であると思っていた節もあったようです。今思うと恥ずかしいのですが、「私が手術であなたを治してあげた」というような自負を感じていました。

手術後の患者さんは2週間以内に大学病院からリハビリ病院に行っていただきます。患者さん

の何人かは、手術で命は救われたものの言語障害や半身不随などの大きな後遺症が残ります。あるとき、数年前に私が手術をして命を救ったと思っていた患者さんが来院して、「先生はたしかに私の命を救ってくれた。けれど、私や私の家族が大学病院を離れたあと、どれだけ生活に苦労しているのか分かりますか」と言われました。事実、私は患者さんの最初の2週間しか知らない。そのあとのことを知る気もありませんでした。しかし、患者さんはこれからも障害を持って20年、30年と生きていく。このフォローはどうすればいいのか。患者さんの言葉はそんな疑問を私の心のなかに芽生えさせ、医師は急性期だけでなく患者さんの生涯を見なければいけないと思いました。また同じ頃、妻が難病を患い、今日までの30年ほど入退院を繰り返すことになり、介護や世話をしなければならなくなった。そういった経験が視野を広く持つことの重要性を教えてくれたかもしれませんね。東洋医学の成果を最先端のAIテクノロジーで数理モデル化し、いち早く介護系のシステムのなかに導入しているのも、そういった経験があったからかもしれません。

——そのようなバックボーンがあったのですね。水野先生の考える東洋医学の魅力とは何でしょうか。

水野　東洋医学は西洋医学よりも懐が深いと私は思っています。例えば頚椎症や腰椎症でも、西洋医学のアプローチで治る場合もあれば治らない場合もある。治らない10人のうち2、3人は病んでいる症状をいくらかでも鍼で改善できると実感しています。10人のうち2、3人という数字をいうと一般の医師は「偶然じゃないの？」と言います。そんなことはない。西洋医学的なアプローチ、薬や手術で全く治せなかった患者さん10人のうち1人でも2人でも症状の改善を導けるのであれば、その事実そのものが東洋医学のほうが西洋医学より優れている"証（あかし）"になるといえるのではないでしょうか。西洋医学でやれることをすべてやって救えなかった人を救えるのですから。

今の西洋医学で治せる病気は、せいぜい病気全体の1割程度ではないかと思っています。また、名医と呼ばれる医師の診断の確からしさも3割いけば立派なものと考えます。野球でも3割バッターは超一流です。裏を返せば7割は凡打に終わっているわけですが。

生物にとって3割という数字は非常にクリティカルで、例えばハチの世界でも本当に働いているハチは3割、残りの7割は遊んでいます。しかしながら、7割が遊んでいるからこそ3割が働けるのも事実です。東洋医学においても、効力を示せる患者さんが常に3割以上いるのであれば立派なもので、効力を示せなかった患者さんがいるのは当然のことなのです。

鍼灸師ができる個別医療とこれからの課題

——鍼灸師やそれにかかわる者自身が、鍼灸や東洋医学を見下す傾向がありますので、先生のお話は多くの読者の励みになると思います。

水野　西洋医学でやれることをすべてやって救えなかった患者さんの3割が鍼治療でいくらかでも改善したら、たとえ7割が無効であってもすばらしい成績といえます。したがって今の鍼灸師の方々の力量は西洋医学の医師と同等か、それ以上のものであると自信を持ってもらいたい。理屈は抜きにして、患者さんが満足されるかど

うかが重要です。そしてさらに満足度を高めるためには、先にお話しした「和医学」の復興やAIによる新しい医療形態の創出がキーになるものと考えています。

東洋医学にはさらなる強みもあります。

東洋医学は「個別医療」を提供できます。一方、西洋医学は「個別医療」の提供はできず、「個別化医療」にとどまります。

東洋医学が導く「個別医療」の特徴は、同じ人でも毎日違った"証"を呈することから、その違いを見極め、その日のあなたに最適な治療を提供することにあります。違いの源は患者さんの要因であったり、患者さんが住んでいる街の事情であったり、その日の天気であったりなど、さまざまですが、すべてその日の"証"として表に現れます。それを見極める指標の一つが陰陽、虚実、寒熱、表裏を診る八綱弁証です。

西洋医学は「薬Aを与えれば血圧は10下がる、薬Bを与えれば血圧は30下がる」という絶対的考え方をもとにマスとしての効果を期待しますが、東洋医学は5千年の昔から個別医療、すなわち人類が求める究極の医療の体を成してきました。それを何千年にもわたってブレることな

くやってきたことは、大いに評価されるべきだと私は理解しています。

最後に私が鍼灸師の方々に伝えたいのは、効かない人たちに鍼を強制したり、自分のテリトリーを超えて"業"を行うのは自らの首を締めることになるので、そうではなく、常に素直な眼差しで患者さんを見つめ、日々のちょっとした違いも見逃さず、自信を持って鍼治療を提供いただきたい。その積み重ねが東洋医学を人類の究極の医療に育て上げるとともに、すべての人々を幸せに導くことになります。これからのご活躍を期待しています。

——鍼灸界への激励と課題をいただきました。ありがとうございました。

（構成・聞き手：本誌 由井和美）

【参考文献】

1）S. R. Tripathi, E. Miyata, P. B. Ishida and K. Kawase. Morphology of human sweat ducts observed by optical coherence tomography and their frequency in the terahertz frequency region. Sci Rep 2015; 5: 9071. doi: 10.1038/srep09071

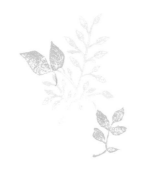

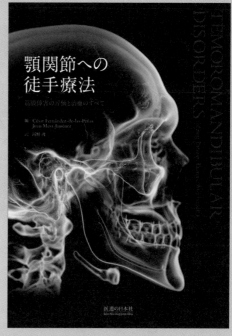
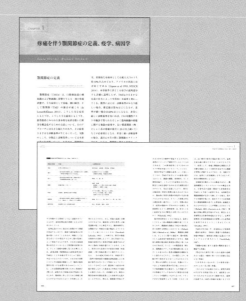

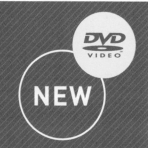
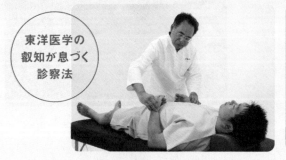
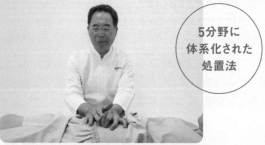
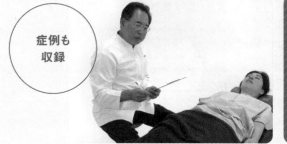
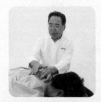

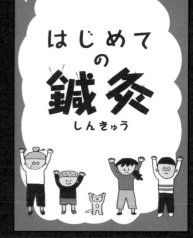
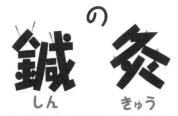
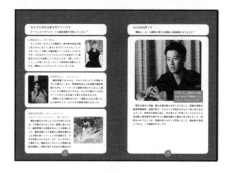
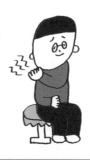
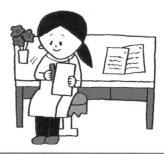

これからの鍼灸を考える――❷

経絡と経穴の考え方

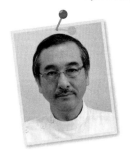

北里大学／北里大学東洋医学総合研究所　**伊藤 剛**（いとう・ごう）

神奈川県出身。1982年、浜松医科大学卒業。浜松医科大学第1内科助手、北里大学東洋医学総合研究所鍼灸診療部長・漢方診療部長・副センター長・臨床准教授を経て、2018年より北里大学客員教授。内科認定医、消化器病専門医、漢方専門医、日本東洋医学会代議員、日本自律神経学会評議員。著書は『最新版 カラダを考える東洋医学』（朝日新聞出版）など。

・ ・ ・ ・ ・

1. はじめに

　経絡は目に見えず、科学的な理解や証明が困難との理由でその存在を否定する人もいる。しかし鍼灸治療を長年行っていると、経絡の存在を認識せざるを得ない事例にしばしば遭遇する。現在、経穴の研究に比べ、研究の困難さからか経絡の研究はかなり少ないのが現状ではあるが、経絡・経穴を現在の医学でも一元的に説明可能な仮説を、2019年の第70回日本東洋医学会学術総会で報告する機会を得た[1]。以下、その内容を踏まえ、新たな視点による経絡・経穴の考え方について述べたいと思う。

2. 古典における経絡・経穴のとらえ方

　そもそも古代中国では、経絡や経穴をどのように捉えていたのか立ち返って考える必要がある。

　前漢時代の馬王堆漢墓で発掘された『脈書』や『十一脈灸経』などの医書には、十一の経脈以外に経穴に関する記載はない。その後、前漢末から後漢時代に成立したとされる『黄帝内経』には、経脈と同時に経穴の記載が現れる（『霊枢』

に記載された経穴名は160穴）ため、古代中国では経絡が先に体系化され、のちに経穴が整理されていったとする考えもある[2]。また経絡は、十二経脈（正経）と奇経八脈の督脈・任脈を合わせた十四経脈と十五の絡脈（『霊枢』経脈篇）から構成され、経脈には、十二経脈以外に十二経別（『霊枢』経別篇）、十二経筋（『霊枢』経筋篇）、十二皮部（『素問』皮部論篇）があることも忘れてはならない[3]。

　『黄帝内経』（『霊枢』経別篇）には、十二の経脈のうち、ある経脈と別の経脈の連絡点を「絡」、この絡から隣接する経脈の絡に連絡する支脈を「絡脈」、絡から放射状に出る樹枝状の毛細小枝を「孫絡」、経脈をつなぐ長い横断支脈を「経別」、その支脈の始点は「別」と記載されている。ここでいう絡や別とは、鍼の治療点、つまり経穴に相当すると考えられる。また十二経筋は、十二経脈のような内臓とのつながりはないが、十二経脈に沿うように走行して筋肉や腱、神経、関節などとつながる経脈のことであり、十二皮部とは、十二経脈が体表面の皮膚面に沿って流注し分布する領域を指す。

　一方、『黄帝内経』（『霊枢』経脈篇）には「十二

経脈は、肉の間に隠れ深いので見えないが、……浮き出て常に見えるものは、みな絡脈である……」とある。このことから、十二経脈とは、現代でいうと皮下を流れる動脈血管、絡脈とは皮膚表面を流れる静脈血管を指すと考えられるのである。さらに『黄帝内経』（『霊枢』経水篇）[3]において、十二経脈は、中国の河川、運河、湖など地上の十二の水脈系の脾愈として述べられている。このように、経脈は気や血を川や運河のように全身に巡らせる通路であり、また陰の営気（血液）は脈の中を巡り、陽の衛気（気）は脈の外側を巡るとされていることからも、「脈」とは血管、「経脈」とは血管の走行を連想させる。魯桂珍・Jニーダムらは「これら経絡とは、小動脈、小静脈、神経の分枝の観察に基づいた古代中国における真実の生理学的洞察の結果」と推察している[4]。

■ 3. 経絡・経穴研究の歴史

次に、経絡・経穴研究の変遷を概略しておく。

日本での経絡・経穴研究は比較的早く、1912（明治45）年、後藤道雄は、内臓からの求心性神経線維刺激が脊髄を介し出現する皮膚の痛覚過敏帯領域（Head帯）と経脈との関係を研究した。大正以降、石川日出鶴丸は、内臓知覚を伝える自律神経の求心性二重支配法則理論を打ち立て、鍼灸との関係を研究した。昭和に入ると、戦後には長浜善夫や丸山昌郎らによる経絡・経穴の研究が行われ、間中喜雄は脊髄だけでなく高次中枢を介する内臓体表反射と体表内臓反射から経絡理論を構築し[5]、平成には、佐藤昭夫による体性―自律神経反射研究[6]や、川喜田健司による経穴とトリガーポイント研究などにより、経

絡・経穴の科学化に大きな進展をもたらした。

世界では、1960年、朝鮮のキム・ボンハン（金鳳漢）によりボンハン小体とボンハン管が発見され[7]、経穴と経絡の解明と期待されたが、追認ができず、その後、否定された。

1970年代、中国では経絡敏感人の鍼響による感覚放散経路の大規模調査が行われたが[8]、この感覚放散経路と古典的な経脈の循行との間に差異が認められた。

1972年、米中の国交正常化により、経穴に鍼または通電鍼刺激で行う中国の針麻酔が世界的に知られ、鍼鎮痛の作用機序やオピオイドペプチドの研究が世界的に盛んになり、鍼刺激が神経を介し脊髄から脳に作用するメカニズムが少しずつ明らかになっていった[9]。経穴研究では、鍼刺激を伝達する求心性神経線維は、皮膚や深部組織のポリモーダル受容器とC線維、機械侵害受容器とAδ線維が経穴に関連するとした仮説[10]が広まったが、Aβ線維と一部のAδ線維であるとした報告[11]も現れた。

1977年、Leeはトリガーポイント現象や鍼の作用を、痛みの中枢でもある視床のニューロンが体性感覚地図と一致して引き起こされる現象であるとした視床ニューロン仮説を提唱した[12]。

2000年以降、筋筋膜（myofascia）、筋膜（fascia）などの人体におけるつながりや重要性が明らかにされ、Myersによる筋筋膜経線（anatomy train）の提唱[13]により、全身を結ぶ筋筋膜経線の走行が、十二経脈や十二経筋の走行と相似していることが指摘されている[14]。一方、韓国で電子顕微鏡により臓器表面やリンパ管内面に分布する糸状構造物（Primo Vascular System）が発見され、これがボンハン管に相当し、経脈の本体

とする仮説 [15] が再び現れている。

4. 現代医学によるアプローチ

　筆者は経絡・経穴の現代医学的解明を40年余り摸索し、11年前に経絡は求心性ニューロンと脳内の身体地図（ボディ・マップ）で構成された脳内イメージであるという仮説 [16][17] に至った。しかし、証明自体が困難であるだけでなく、これまで報告されてきた研究や仮説と同様、経絡・経穴の特徴や問題を一元的に説明できなかった。そこで、これまでの研究のように、やみくもに経絡を探すのではなく、経絡・経穴の特徴に立ち返り考えてみる必要があると考えた。

　中国古典に記載され、現代でも臨床的に確認される経絡の特徴を列挙すると、①経脈は身体を縦に走行し、②一端は必ず四肢を通り、③原則的に身体の同側ないしは中央を走行する（片側性）。さらに経脈には④十二経筋・十二経別・十二皮部が存在し、⑤支脈としての絡脈がある、などである。

　同様に経穴の特徴としては、⑥性、年齢、民族、時代を問わず解剖学的にほぼ常に一定の位置に存在するだけでなく、⑦家畜鍼灸やペット鍼灸が可能なように、哺乳類や鳥類などヒト以外の動物においても、ヒトと類似した場所に経穴様構造物がある。また⑧異常のある経穴では、鍼刺入時に生じる得気（ひびき）や放散が起こり得るが、異常のない経穴部位では通常起こらない、などである。

　まず経脈の特徴に関して、身体を縦に走行するものには、血管、リンパ管、神経、筋肉（靱帯・筋膜）などがある。知覚神経などの求心性神経線維は、四肢では縦に走行するが、体幹部では横に走る。筋肉は連結しなければ縦には走行しない。しかし血管（特に動脈）は、身体を縦に走り、四肢を通過し、片側性でもある。一方、

絡脈は、基点は一定だが、走行は一定ではないところから、静脈性の血管やリンパ管が示唆される（孫絡は毛細血管）。しかし動脈も静脈もリンパ管も、それ自体で鍼刺激を伝達するとは考えにくい。しかし最近、動脈だけでなく、静脈、毛細血管に至るまで、血管の外側には交感神経が網のようにまとわりつき血管を支配しながら全身くまなく分布していることが明らかにされたのである [18]。

　さらに、microneurographyによる研究により末梢の交感神経活動には、皮膚交感神経活動（skin sympathetic nerve activity: SSNA）と筋交感神経活動（muscle sympathetic nerve activity: MSNA）の2タイプあることが分かった [19]。つまり交感神経には末梢で主に皮下に分布する皮枝と筋に分布する筋枝があり、働きも多少異なるのである。皮枝のSSNAは皮膚血管運動神経として主に血管収縮と発汗運動に関与し、主に皮膚血流と発汗（温熱性・精神性）を制御することで体温調節を行っている。このSSNAは地域性があり、また鍼が刺入されると焼けるような異常感覚を生じることが知られている。採血時に注射針で血管を刺したときに生じるあの痛みは、血管を覆っているSSNAによると考えられている。

　もう一つの筋枝MSNAは、筋血管収縮性神経で、動脈性血圧を制御したり、環境温低下に対する防御反応にかかわったりしている。MSNAは触圧覚に反応しないだけでなく、鍼が刺入されても異常感覚は生じないのが特徴である。なお、筋由来の痛みと皮膚由来の痛みは、MSNAには同様に作用する。

　こうした2タイプの交感神経により、鍼灸関連治療のそれぞれの特徴がある程度説明可能となる。つまり中国鍼などの深鍼は血圧を変化させるところから、十二経脈は、皮膚のSSNAだけでなく筋や筋膜内を通過する小動脈や毛細血管に伴うMSNAが関与し、十二経筋は、主に筋や

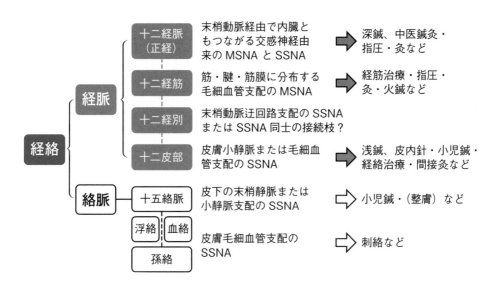

図1 経絡交感神経仮説より見た交感神経と各鍼灸関連治療との関係（奇形八脈を除く）

筋膜内を通過する血管を支配するMSNAが関与し、全身のネットワークが構築されていると考えられる。それに対し、十二皮部は、皮下の小動脈や毛細血管に伴うSSNAの関与が示唆される。小児鍼、皮内鍼、経絡治療など皮膚への軽い刺激は皮膚血流を変化させるところから、SSNAが関与すると考えられる（図1）。なお、十二経別とは、異なる動脈血管のバイパスなどに伴う交感神経のネットワークのようなものを連想させる。

次に経穴に関して、感覚受容器や侵害受容器などは体中無数にあるのに、経穴は、性、年齢、民族、時代、さらにヒト以外の動物においても一定の場所にあるということは、大変重要なことを教えてくれる。臨床上、経穴の位置は解剖学的に骨や関節との位置関係で規定されていることが多い。このことは、成長によっても骨との位置関係が生涯あまり変わらないことを示している。骨と同時に成長するものとして神経、血管、筋肉などが挙げられるが、事実、経穴は神経や血管が骨に沿って集合・分岐したり、骨を貫通したりする部位や、筋や筋膜が骨に付着する場所などに多いこととも関係があるように思われる。

一方、臨床的に正常な経穴は、指圧しても圧痛はなく、鍼を刺入してもひびきを生じないことはよく経験することである。これはトリガーポイントにおいても同様である。つまり治療に結びつくような圧痛やひびきを伴う病的に異常な経穴は、現代医学における疾病の特異的反応点やトリガーポイントなどと同質のものと考えられるのである。

トリガーポイントとは、「痛みがあり硬くなった筋が過敏になった状態で、局所の圧迫によって局所性の単収縮反応や関連痛を誘発することができる点とされている。トリガーポイントの形成は、筋の損傷により小胞体が破裂し、筋細胞内のカルシウムが放出される結果、カルシウム濃度の上昇によりミオシンとアクチンフィラメントが滑走し、局所性の筋拘縮が起こると同時に、浮腫、細静脈圧迫による虚血と低酸素状態などが起こり、硬結や痛覚過敏を引き起こす」[6]メカニズムが推測されている。

このトリガーポイントの結節は触診できるだけでなく、最近では、特殊な超音波検査により

低エコーの結節としてとらえられ、その結節のなかには血管が通っていることが報告[20]されている。つまり異常な経穴やトリガーポイントの中心に通る小動脈や毛細血管が、阻血、虚血、瘀血など血流量の変化（低下）を起こすと、侵害受容器のアドレナリンに対する感受性が高まる。また同時に発生する炎症伝達物質ブラジキニンは、BK2受容体と反応し、プロスタグランジンE2を放出、侵害受容器の感受性をさらに高め、痛覚過敏状態が強化される。そのような状況で血管を支配する皮膚交感神経SSNAが興奮しアドレナリンを放出すると、機械刺激や熱刺激に対する痛覚を増感すると考えられている。例えばこうした刺激は交感神経の遠心路に沿って求心神経線維を上行し、各神経叢や交感神経幹、脊髄後根神経節などを経て、脊髄後角に達し、脊髄求心性神経線維を介し（脊髄求心性神経・交感神経結合）、視床などの大脳中枢に伝達し痛みやさまざまな症状を引き起こすと考えられる。また組織の損傷時に血管神経作動物質が放出されると、局所の浮腫を生じ細静脈を圧迫して虚血と低酸素を亢進させ拘縮を永続化させる可能性もある[21]。鍼灸の治療効果にはさまざまなメカニズムが関与するが、一分は、こうした交感神経緊張による血流低下や侵害受容器の過敏状態を改善する作用によると考えられるのである。

ところで、「得気」や「鍼のひびき」といわれる感覚は、鍼を刺し異常な経穴に当たると生じる。この得気という感覚は、通常の痛みの感覚や神経を刺した電撃痛とは異なるものである。得気を生じたときには、微少な筋収縮が起こるという報告もあり、得気の感覚は、SSNAによる異常感覚と筋収縮による感覚から構成される可能性がある。急性の筋痛や深部痛、皮膚の痛みや浅部痛はSSNAの活動、発汗、性依存性の皮膚血流変化により増加する[22]ことからも、得気がある場合の症状緩和にもSSNAの活動が関係していると考えられる。

5. 経絡・経穴とは何か？

『黄帝内経』などの古典によれば、経絡は「気」と「血」を運ぶルートで、気は経脈の外に沿って運ばれ、血は経脈のなかを流れるとされている。このことから「経脈」とは動脈性血管、「絡脈」とは静脈性血管に伴う交感神経ネットワークと考えられ、「気」とは、小動脈や毛細血管の外側に網のように覆い、身体を血管と共に縦に走行する交感神経を介する神経伝達であり、「血」とは血管のなかを流れる血液であるといい換えることもできるのではないだろうか。

膀胱経には脊髄分節による交感神経が関与していることは、内臓─筋反射や体性自律神経反射によってもすでに明らかである。また、交感神経は、体幹部では交感神経幹により縦に走り、全身の皮膚、筋、筋膜と内臓を結ぶネットワークであり、多くの動物において共通の恒常性維持機構を担っており、経穴は、そうした交感神経ネットワークである経絡のなかにあるトリガーポイントの反応点と考えられる。

石川日出鶴丸の自律神経求心性二重支配法則理論が先駆けとなるが、経絡交感神経仮説はまだ完成されたものではなく、副交感神経の役割についてもまだ検討できていない。今後、こうした研究が盛んになることを期待すると同時に、今回、紹介できなかった鍼灸研究に携わる研究者の方々や、このような機会を与えていただいた医道の日本社の方々にこの場をお借りして感謝申し上げる。

参考文献

1) 伊藤 剛. 臨床医学からの経絡・経穴の解明, (鍼灸シンポジウム1) 経絡・経穴とは何か？―その科学的アプローチ―. 日本東洋医学雑誌第70巻別冊号 2019: 92.

2) 小曽戸洋, 天野陽介. (第四章) 鍼灸の成立, 針灸の歴史 悠久の東洋医術 (あじあブックス). 大修館書店, 2015. p.55-72.

3) 日本古医学資料センター監修. (第三巻) 黄帝内経素問二, (第五巻) 黄帝内経霊枢, 鍼灸医学典籍大系. コーディック, 1978.

4) 魯桂珍, J・ニーダム著. 橋本敬造, 宮下三郎訳.「経絡」の体系とその古典理論, 中国のランセット ―鍼灸の歴史と理論―. 創元社, 1989.

5) 芹沢勝助. (第3節) 本邦における鍼, 灸施術の沿革, 鍼灸の科学 (理論編). 医歯薬出版, 1959. p.32-50.

6) Sato A, Sato Y, Schmidt RF著. 山口真二郎監訳. 体性-自律神経反射の生理学 (物理療法, 鍼灸, 手技療法の理論). Springer Japan, 2007.

7) Kim BH. Study on the reality of acupuncture meridians. J Acad Med Sci DPR Korea 1962; 9: 5-13.

8) 人民衛生出版社編. 経絡敏感人―経絡感伝現象研究資料集. 人民衛生出版社, 1979.

9) Pomeranz B, Chiu D. Naloxone blockade of acupuncture analgesia: endorphin implicated. Life Sci 1976; 19 (11): 1757-62.

10) Alarcon G, cervero F. The effects of electrical stimulation of A and C visceral afferent fibers on the excitability of viscerosomatic neurons in the thoracic spinal cord of the cat. Brain Research 1990; 509: 24-30.

11) Lu GW. Characteristics of afferent fiber innervations on acupuncture points zusanli. Am J Physiol 1983; 245.

12) Lee TN. Thalamic neuron therapy: meridians=DNA. The genetic and embryological basis of traditional Chinese medicine including acupuncture. Med Hypotheses 2002; 59: 504-21.

13) Thomas W Myers著. 板場英行, 石井慎一郎訳. アナトミー・トレイン―徒手運動療法のための筋筋膜経線 (第2版). 医学書院, 2012.

14) 伊藤 剛. (図解) いちばんわかる！ 東洋医学のきほん帳. 学研プラス, 2014. p.124-5.

15) Kang KA. A half century gap between Bonghan system and primo vascular system. J Acupunct Meridian Stud. 2013; 6: 285-92.

16) 伊藤 剛. 経絡・経穴と脳内イメージ.鍼灸治療と自律神経―消化管機能と経穴・経絡―.自律神経 2009; 46(3): 215.

17) 伊藤 剛. 経絡と経穴の科学, Acupuncture 医師のための現代鍼灸医学―理論と診断. 予防医療臨床研究会, 2010. p.45-50.

18) Ningshan W and Christophere HG. Chapter 30, Skin biopsies in the assessment of the autonomic nervous system: From Autonomic nervous system. Handbook of Clinical Neurology. Elsevier 2013; Vol.117 (3rd series): 371-8.

19) Machfield VG. Sympathetic microneurography, Chapter 28. Handbook of Clinical Neurology. Elsevier 2018; Vol.117 (3rd series): 353-64.

20) Sikdar S et al. Novel Applications of Ultrasound Technology to Visualize and Characterize Myofascial Trigger Points and Surrounding Soft Tissue. Arch Phys Med Rehabil 2009; 90 (11): 1829-38.

21) Travell JG and Simons DG. Myofascial pain and dysfunction. Williams and Wilkins, 1983.

22) Burton AR, et al. Effects of deep and superficial experimentally induced acute pain on skin sympathetic nerve activity in human subjects. Exp Brain Res 2009; 195 (2): 317-24.

これからの鍼灸を考える──❸

「医道の日本」との思い出と 鍼灸での有害事象の防止について

―学生と有資格者の刺鍼に関する認識と 両肺気胸例の実況見分と裁判傍聴を中心に―

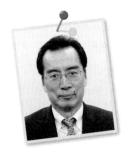

森ノ宮医療大学、日本臨床鍼灸懇話会会長

尾﨑朋文（おざき・ともふみ）

1956年、高知県生まれ。1977年、大阪鍼灸専門学校（現・森ノ宮医療学園専門学校）卒業。1986〜2004年、大阪大学大学院歯学研究科高次脳口腔機能学講座専修学校研修員。2007年、森ノ宮医療大学保健医療学部鍼灸学科准教授。2012年、森ノ宮医療学園専門学校副校長。2013年、森ノ宮医療大学保健医療学部鍼灸学科教授。日本臨床鍼灸懇話会会長、全日本鍼灸学会理事、全日本鍼灸学会編集部長。「刺鍼の安全性についての局所解剖学的検討」論文にて代田賞受賞（1995年）、「膏肓穴刺鍼の安全深度の検討　―遺体解剖および生体での臨床所見・CT画像における検討―」論文にて全日本鍼灸学会高木賞奨励賞受賞（2004年）。

・ ・ ・ ・ ・ ・

I. はじめに

　新型コロナウイルス感染症の影響で鍼灸業界は、衛生管理を含めて新しい対応を迫られている。そのなかで刺鍼との因果関係は不明だが、後頚部への刺鍼でクモ膜下出血を起こしたとする1億円の訴訟例を耳にした。鍼灸師の衛生管理も重要だが、この時期の有害事象の発生は鍼灸業界にとってイメージダウンとなる。個々の鍼灸師が有害事象の防止にも一層の注意が必要である。

　「医道の日本」との思い出とともに、鍼灸学校学生と有資格者の刺鍼に関する認識度と、池田市での刺鍼の両肺気胸の実況見分や裁判傍聴での感想を中心に述べる。刺鍼での有害事象の防

止に役立てば幸いである。

II.「医道の日本」とのかかわり

　私は米山博久氏に師事した。鍼灸院での“修行”は、治療が終わり治療院を片付けると博久氏宅で夕食をいただいた。その後、博久氏の「医道の日本」や日本鍼灸治療学会（現・全日本鍼灸学会）への投稿原稿の口述筆記を行う。これが筆者を始め弟子の日課だった。当初は漢字が書けずに大変だったが、慣れて余裕が出てくると「次にはたぶんこんな文章が来るだろう」と予想し、その通りの文章だと感激したものである。口述筆記をすることにより、文章の推敲の

基本を教わった。口述筆記が後日下手な文章を書くきっかけになった。

私が「医道の日本」にデビューしたのは、1979年6月号への投稿原稿だった[1]。今読み返すと恥ずかしい限りで、医道の日本社が、博久氏の弟子ということで、今でいう忖度をしてくれたのだと思う。1994年からは刺鍼の安全性についての局所解剖学的検討シリーズを投稿させていただいた[2-6]。そのほか、「新年の言葉」などでも、拙文を掲載していただいた。

「医道の日本」とのかかわりで印象に残っているのは、1980年に熱海の網代温泉「山恵閣」での「医道の日本」編集会議に博久氏の鞄持ちとして参加させていただいたことである。当時、業界のトップクラスの先生方に直に接し、非常に感銘を受けた。「医道の日本」の顧問団である倉島宗二・芹沢勝助・木下晴都・三木健次・森秀太郎・清水千里・米山博久の先生方、および戸部宗七郎・編集長の気賀林一・山口泰宏氏の面々で、鍼灸に対する私の視野を広げていただいた。それ以後、「医道の日本」の歴代の社長や編集長、およびスタッフにはお世話になった。2006年には、当時の編集長と鳥取の野の花診療所にうかがい、徳永進氏に「ターミナルケアと鍼灸」のテーマでインタビューをし、記事を掲載させていた

だいた[7]。また、1995年に本誌に投稿した「刺鍼の安全についての局所解剖学的検討」[5]では代田賞をいただいた。「医道の日本」に原稿を投稿することで、さまざまな先生と巡り合い、人間として多くのことを学ばせてもらった。

Ⅲ. 鍼灸でのリスク管理

1）鍼灸学生と有資格者の刺鍼に関する安全性の認識度調査[8]

鍼灸での有害事象の防止には、治療者のリスクに対する認識を持つことが重要である。森ノ宮医療学園専門学校鍼灸学科学生382人を対象に刺鍼に関する安全性の認識度調査を行った。調査は無記名で研究期間を2014年12月15日〜19日とした。質問項目は、鍼体長や肩井・膏肓・膻中の安全深度等であった。回収率は74.3％（283件）だった。

図1は1寸〜2寸の鍼体長の学年別正解率を示している。鍼体長の正解は1寸で30㎜、寸3で40㎜、寸6で50㎜、2寸で60㎜である。3年生の12月の段階で正解率が68〜75％であり、逆にいえば25〜32％の学生は刺鍼以前に鍼体の長さを誤認しており、有害事象のリスクが高いと考える。

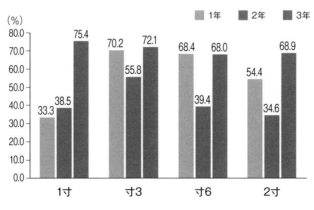

図1 鍼体長の学年別正解率　調査日2014年12月

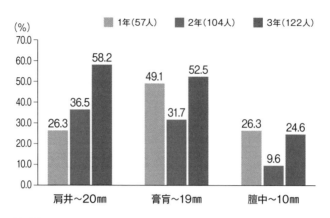

凡例：
■ 1年（57人）　■ 2年（104人）　■ 3年（122人）

肩井〜20mm：26.3／36.5／58.2
膏肓〜19mm：49.1／31.7／52.5
膻中〜10mm：26.3／9.6／24.6

図2 肩井・膏肓・膻中への安全な刺鍼深度に関する学年別正解率

　図2は肩井、膏肓、膻中の安全深度の学年別正解率を示している。肩井の安全深度を20mm以下、膏肓は19mm以下、膻中は胸骨裂孔の存在を考えて10mm以下とした。各正解率は3年生に限れば、肩井で58.2%、膏肓で52.5%、膻中で24.6%だった。また、有害事象を起こしかねない深度で、肩井は40mmと45mmが各2人、膏肓は30mmが6人、45mmが3人、50mmが2人、膻中は15mmが6人、18mmが1人、20mmが15人、30mmが6人存在した。刺鍼以前に各経穴の安全深度の誤認があり、有害事象のリスクは高いと考えられる。有害事象の防止には、卒前教育でのリスクに関する最低限度の知識・技術の反復学習の充実が必要である。

　私のセミナーに参加した学生15人と有資格者12人（全員免許取得後5年未満）の各鍼体長の正解率を調査した。学生の各鍼体長の正解率は66.7%に対して、有資格者は83.3〜91.7%であった。逆にいえば、有資格者の1割〜2割弱は鍼体長の誤認があり、有害事象のリスクは高いと考えられる。有資格者もリスクに関する卒後教育の充実が必要だと考えられる。

2）病態把握の徹底

　鍼灸治療の前に病態把握が重要である。自験例では、40代男性で葬儀社のスタッフが腰痛を訴え、所見では志室の圧痛と背筋の緊張、および左腹直筋の過緊張のみであった。加齢と疲労性の腰痛と推測し鍼治療を行い、術後効果があるも、最終的には胃がんで3カ月後に亡くなった事例[10]がある。また、85歳男性が肩こり、左後頭部のしびれ感、右上下肢の脱力感を訴え、週1回定期的に鍼灸を行っていた。血圧180/90mmHg、脈拍1分75回で整、深部反射・病的反射正常であった。年齢、症状、血圧から「治療中に急変する可能性は一般の方より高いな」と一抹の不安を抱くも、病的反射などがなく従来通りに刺鍼した。治療中に意識障害が出現、救急車を要請して脳出血で2週間後に死亡した例など経験した[11]。病態把握をしっかりして、初診のみならず、治療の継続中であっても、経過が思わしくないもの、症状の増悪、あるいは、何となくおかしいと感じたときは、勇気を持って、医療関係への紹介も考えなくてはならない。

3）両肺気胸例

　藤原は、鍼灸での有害事象の1位は気胸であると報告している[12]。毎年、数例は報告されているという。刺鍼による気胸例のほとんどが一側性だが、たまに両側性の気胸が報告されている[13]。両側性気胸例でも早期の処置であれば改

善する[14]。しかし、不幸にして死亡例も存在する。山下らは2003年までの両側性気胸を扱った論文の23症例のうち、死亡例3例と報告している[15]。また、2003年の東京の事例では、岩楯らによって死体検案のショッキングな報告がなされた[16][17]。さらに、奈良の事例では、71歳女性、頚部から肩甲間部にかけてのこり（特に左）で3年前より2カ月に1回来院し、鍼施術とマッサージを受けていた。施術では、40㎜20号鍼を使用していたという。帰宅して1時間後、気分が不快になり、医院の玄関で苦痛を訴え、「両肺気胸による急性呼吸不全」となった。救急車で病院に向かう途中に急変して、人工呼吸と心臓マッサージを行うも、施術5時間後に死亡。死体検案をした奈良県立医科大学の羽竹勝彦氏に後日お話をうかがって、特別インタビュー「声なき遺体が語る気胸事例」として、現編集長の山口智史氏の企画で本誌に掲載した[18]。また、筆者自身が奈良県地方裁判所葛城支部での裁判に出向いて、被告側弁護士と何度かお話をさせていただいた。和解金4246万円が言い渡された[9]。

池田市の事例では、54歳女性、BMI18.4。鍼は40㎜と50㎜を適宜使用。刺鍼部位・深度は胆兪（40㎜使用）、心兪（30㎜）などを使用した。刺鍼方向は、背部は足方から頭部に向けての斜刺である。死体検案によると、背部の左側第8肋間と右側第7肋間の肺に出血斑あり、体表―肺間距離は左肺30㎜、右肺28㎜で、陳旧性出血があった。被告は柔道整復師の免許はあるものの、当時は鍼灸学校の学生で、鍼灸免許は持っていなかった。判決は罰金50万円で、懲役3年、執行猶予5年となった。

池田市の事例の実況見分が池田署であり参加した。電動ベッドなどを業者から借用し、約3時間半かけて、現場を忠実に再現した。前半は被害者と同じ体型の男性警察官をモデルに、刺鍼部位の確認をした。後半は鍼枕を使用し、各刺鍼部位（経穴）での刺入深度を確認。終了後、意見交換が行われ、意見を求められたので、「背部への刺鍼の深さでは、気胸の可能性は少ないですね」と述べた。警察関係者は、「被告のみならず、同じ状況に置かれれば誰でも、保身になり、実際の刺入深度より浅い数値になります」との意見だった。警察関係者は、死体検案書で両側背部に肺の出血斑が存在することから、刺鍼による両側性気胸と断定している様子であった。

東京と奈良の両側性気胸の死亡例の死体検案で共通している点は、肺や壁側胸膜に出血斑が認められ、かつ、肺や壁側胸膜のほかの部位にマイクロファジが検出され、以前から肺に到達する刺鍼が行われた形跡がある点である。

また、池田市の事例では、可能な限り裁判を傍聴した。裁判も終盤になり、閉廷後に意を決してご主人に質問をした。ご主人は被告人たちも鍼灸も憎んでいると思っていたが、意外な言葉をいただいた。

「鍼灸は長い歴史があり、よい治療法だと思います。私は鍼灸がダメだとは思わない。妻を死に追いやった無資格者の被告と被告が無資格と知りながら鍼灸をさせたにもかかわらず、知らなかったと虚偽の言い訳をする鍼灸整骨院の経営者が憎い」

ご主人の心情を察すると複雑ではあるが、鍼灸自体には理解を示していただいたことに安堵の気持ちがした。

裁判を傍聴して感じたことがある。鍼灸師が証人に立ち、検察から「刺入鍼の深さの指標は何ですか」に対して、証人は全く答えられず、顔面蒼白で、手が震えていた。筆者ならば、「押し手の幅を指標（目安）にしています。私の押し手の幅が17㎜で、40㎜の鍼を使用して押し手の幅を残して刺入すれば体内に23㎜刺入しています」と答えるだろう（図3）。あるいは「刺し手の中指の遠位指節関節～指先までを基準にして

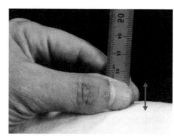

私の押し手の幅17mm

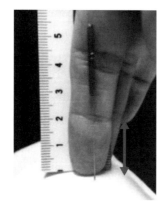

中指刺し手の遠位指節関節〜指端

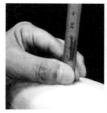

刺入深度20mm

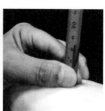

刺入深度23mm

図3 刺入深度の指標（目安）
（指標：中指刺し手・押し手）

いる」と客観的に答える方法もある。「経験」や「感覚」ではなく、何か客観的な指標を示す必要がある。

4）胸骨裂孔と膻中、および頭頂孔

過去に、遺体や生体でのCTやMRI画像で胸骨裂孔の存在と安全深度を報告した[19]。胸骨裂孔の出現頻度は約3％であること、ほぼ膻中に位置していること、裂孔があれば結合組織で孔は埋まっていること、もし、裂孔があれば鍼が容易に刺さること、後方には心臓があることを念頭に置かなければならない。安全深度は10mm以内である。胸骨裂孔の有無にかかわらず、横刺か斜刺は安全であることも覚えておきたい。

頭頂部への刺鍼は、頭痛や不眠などに用いられる。一般的には頭蓋骨があることから脳損傷の危険性はないと考えられている。しかし、解剖書には、成人では導出静脈の通路である頭頂孔が正中線寄りの頭頂骨に一対存在すると記載されており、刺鍼時にこの孔を配慮する必要性

がある。我々の調査によると、頭頂孔の出現頻度は約40％前後で、直径1〜2mmである。矢状面における孔の角度は、骨表面に対し前方から平均98.3±20.4度で、冠状面における孔の角度は、骨表面に対し外側から平均91.3±20.8度だった。出現範囲は前頂〜強間で正中線から左右10mmの範囲である（図4）。頭部に刺鍼して頭頂孔を貫通して脳を損傷した報告はないが、位置と方向と深さがマッチすれば、脳を損傷する可能性はある。そのことをしっかり頭の中に入れておくことが重要である[20]。

5）刺鍼による神経炎

合谷や奇穴の腰痛点（腰腿点）での橈骨神経炎の事例なども存在する。経絡治療を行う鍼灸師が太渓に鍼をして、腰下肢痛が悪化したとして訴えられた例である[21]。被害者側の弁護士にコメントを求められ、一般論として、解剖学的な話をさせていただいた。少額で和解したと聞いた。深刺に比較して浅刺は有害事象のリスク

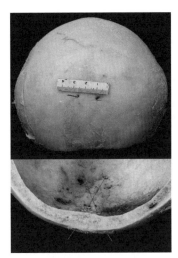

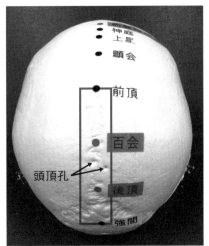

頭頂孔へ鍼を刺入

上図：頭蓋骨の上後方から見る

下図：頭蓋骨を水平断し頭蓋内を見る

図4 頭頂孔と存在する領域

(e)　(a)　(c)　(b)　(d)

図5 安全な刺鍼方法と方向

（第4・第5胸椎棘突起間レベルのCT横断像足の太陽膀胱経1・2行線・夾脊）

は少なくなるが、刺鍼部位と粗い手技によっては、神経炎の可能性が存在する。

6）主要経穴の安全深度と安全な方法[22]

　図5は第4、第5胸椎棘突起間における厥陰兪と膏肓のCT横断像である。肩甲間部〜背部では、膀胱経1行線の刺鍼は、位置が外方にずれなければ、垂直方向の刺鍼は、最終的に胸椎横突起または肋骨頭に達するので気胸の可能性は低いと考えられる（a）。より安全な刺鍼には脊柱方向（内方、正中方向）へ鍼尖を向けて刺入する（b）。さらに安全な方法は、肺の内方で、最終的に椎

弓に至る夾脊穴レベルでの垂直方向への刺鍼である（c）[23]。

　肩甲間部〜背部の膀胱経2行線の刺鍼は、肋骨に当たれば気胸は起こし得ないが、肋間に位置すれば、鍼尖を垂直または内方に向けても、深刺であれば気胸の可能性がある（d）。それを避ける方法は、まず、痩せ型や標準型の患者では、肋骨を触診し、肋骨を目がけて刺鍼し、その患者の体表—肋骨間距離を把握することである（e）。そうすれば、仮に刺鍼ポイントが頭尾方向にずれて、肋間に位置したとしても、その体表—肋骨間距離以内であれば、肺への損傷はないと考えられる。肺野領域での外傷性気胸の防止策として最善の方法は、肋間で肺に届かない長さの15mm鍼の使用である。

　表1は極端なやせ型を除いての主要経穴の安全刺鍼深度である。安全深度の中で、よいポイントを探ることが必要である。

表1 主要経穴の安全刺鍼深度（極端なやせ型を除く）

経穴	方向	到達臓器	安全刺鍼深度
瘂門	瘂門	脊髄硬膜	30mm
天柱	同側天柱	椎骨動脈	30mm
肩井	体表に垂直	肋間⇒肺	20mm
膏肓	矢状方向	肋間⇒肺	19mm
膻中	体表に垂直	胸骨裂孔⇒心臓	10mm

※頭頂孔の貫通が40%、頭頂孔の出現領域は前頂〜強間の高さで、正中から10mm以内の領域

IV. まとめ

　「医道の日本」が7月号で休刊となる。長年の鍼灸業界での貢献は計り知れないものである。私もお世話になった一人である。感謝を込めるとともに、鍼灸師に今一度、リスクに対して再認識していただくためにまとめさせていただいた。鍼灸師は患者をよくする前に有害事象を起こさないことが生き残るためには最低条件である。医道の日本社と鍼灸業界の発展を祈る。

参考文献
1) 尾﨑朋文. エリテマトーデスの症例報告. 医道の日本 1979; 418: 4-6.
2) 尾﨑朋文, 于思, 北村清一郎ほか. 刺鍼の安全性についての局所解剖学的検討(1). 医道の日本 1994; 53(6): 13-24.
3) 尾﨑朋文, 于思, 北村清一郎ほか. 刺鍼の安全性についての局所解剖学的検討(2). 医道の日本 1994; 53(7): 17-23.
4) 尾﨑朋文, 于思, 北村清一郎ほか. 刺鍼の安全性についての局所解剖学的検討(3). 医道の日本 1994; 53(10): 25-36.
5) 尾﨑朋文, 于思, 北村清一郎ほか. 刺鍼の安全性についての局所解剖学的検討(4). 医道の日本 1995; 54(6): 12-23.
6) 尾﨑朋文, 森俊豪, 北村清一郎ほか. 刺鍼の安全性についての局所解剖学的検討(5). 医道の日本 1999; 58(11): 7-16.
7) 尾﨑朋文, 德永進. 巻頭インタビュー 德永進氏に聞く「ターミナルケアと鍼灸」鍼灸はどこまでもついてくる. 医道の日本 2006; 65(8): 11-20.
8) 尾﨑朋文, 涌田裕美子, 辻丸泰永他, 刺鍼の関する安全性の認識度調査1, 全日本鍼灸学会第64回抄録, 247, 2015
9) 尾﨑朋文, 吉備登, 米山榮ほか. 鍼灸医療事故の事例. 鍼灸医療安全対策マニュアル. 医歯薬出版, 2010. p. 87-119.
10) 尾﨑朋文, 北村清一郎, 米山榮ほか. 鍼灸臨床における正確性について—私の関わった有害事象や自験例から考えて—. 臨床針灸 2016; 31(3). p.1-13.
11) 尾﨑朋文, 鈴木信, 米山榮. 治療中に脳血管障害による意識障害を起こし救急車を要請、2週間後に死亡した例. 医道の日本 2004; 63(3): 62-6.
12) 藤原義文. 鍼灸マッサージに於ける医療過誤 現場からの報告. 山王商事出版部, 2004. p.52-4.
13) 山田伸之, 江川雅人, 楳田高士ほか. 鍼灸の安全性に関する和文献(3). 全日本鍼灸学会雑誌 2000; 50(4): 705-12.
14) 尾﨑朋文. 鍼灸医療事故, 有害事象対策. 鍼灸医療安全ガイドライン. 医歯薬出版, 2007. p.109-14.
15) 山下仁, 形井秀一. 鍼治療と両肺気胸. 全日本鍼灸学会雑誌 2004; 54(2): 142-8.
16) Iwadate K, Ito H, Katsumaura S, et al An autopsy case of bilateral tension pneumothorax after acupuncture. Legal Med 2003; 5: 170-4
17) 岩楯公晴, 伊藤春雄, 勝村聖子ほか. 鍼治療後に生じた両側性緊張性気胸の1剖検例. 全日本鍼灸学会雑誌 2004; 53(2): 137-41
18) 羽竹勝彦, 尾﨑朋文. 声なき遺体が語る気胸事例. 医道の日本 2011; 70(12): 146-53.
19) 尾﨑朋文, 米山榮, 森俊豪ほか. 膻中穴刺鍼の安全深度の検討(1). 全日本鍼灸学会雑誌 2000; 50(1): 103-10.
20) 尾﨑朋文, 辻丸泰永, 吉田篤. 頭部刺鍼での安全性についての検討2. 全日本鍼灸学会雑誌第63回抄録号 2014: 164.
21) 尾﨑朋文, 辻丸泰永, 吉田篤. 合谷穴と太渓穴について—神経炎・複合性局所疼痛症候群—. 鍼灸Osaka 2017; 33(1): 137-40.
22) 坂本歩監修. 鍼灸安全対策ガイドライン 2020年度版. 医歯薬出版, 2020. p.29.
23) 尾﨑朋文, 坂本豊次, 北村清一郎ほか. 膏肓穴刺鍼尾安全深度の検討. 全日本鍼灸学会誌 2002; 52(4): 413-20.

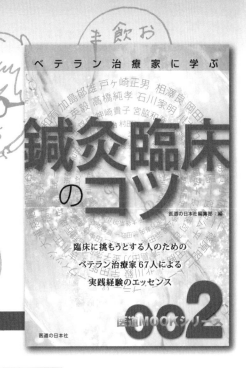

特　別　寄　稿

「思い」の空白を埋めるメディアを求めて

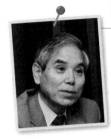

洞峰パーク鍼灸院院長・つくば国際鍼灸研究所所長・筑波技術大学名誉教授
形井秀一（かたい・しゅういち）

1951 年、長崎県生まれ。1975 年、東京農工大学農学部卒業。1979 年、東洋鍼灸専門学校卒業。1981 年、筑波大学理療科教員養成施設卒業。1999 年、筑波技術短期大学（現・筑波技術大学）教授。2017 年、同大学名誉教授。2018 年、洞峰パーク鍼灸院─つくば国際鍼灸研究所─開設。

　一つの「こと」の始まりは、人の「思い」が大きな原動力となる。「医道の日本」という雑誌が創刊されるには、柳谷素霊という傑物の「思い」の大きさを抜きには語れない。

　明治以降、政府の近代化政策があり、その政策の上に、医療・医学の西洋化路線への転換と東洋医学排斥があった。

　だが、鍼灸とあん摩は、西洋医学をベースにすることで20世紀の初頭にその存続を認められた。そのため、鍼灸の理論や技術に関しては、西洋医学化を推進しようとするものと、伝統・古典の継承を目指すものの2つの流れができ、それぞれの主張は1930～40年代までに醸成された。その両者の主張が、交錯・激突したのが、世にいう「経絡論争」であり、その論戦の場こそ、「医道の日本」誌上であった。1952年のことである。

　柳谷はややもすれば、古典派の雄と目されがちであるが、「医道の日本」創刊以来、柳谷が書き続けた「巻頭言」を見ると、古典復古の主張をしながらも、現代医学的視点の重要性も述べている。柳谷が「医道の日本」の前身である「蓬松」の刊行を「医道の日本」主幹の戸部宗一郎に託した「思い」は、鍼灸に関する考え方や技術などについて、誌上で共有し、意見を交換し、鍼灸界全体の意識を高め、鍼灸の発展を願うことであっただろう。

　「医道の日本」は、82年にわたって刊行され続けた月刊誌として、戦後の日本の出版界でも希有な存在であり、鍼灸界の論陣を牽引してきた最も重要なメディアであった。

　雑誌はいうまでもなく、企画と原稿で成り立つ。原稿は企画者と執筆者の文字という形をした「思い」であり、読者はその「思い」を受け取る。そうして雑誌は成り立っている。その「思い」の総体が、「医道の日本」という雑誌を長年存続させてきたエネルギーであっただろう。

　柳谷の「思い」が「医道の日本」を創刊させ、経絡治療を立ち上げた人々やその継承者、日本鍼灸を現代医学のなかに位置づけようと努力した人々、また、手技療法を含めたオータナティブの領域で活躍した人々、の多くの「思い」が、その後の「医道の日本」誌に結集し、それらの「思い」とともに、戦後を歩んできた雑誌であったと思う。

　しかし、その雑誌が幕を閉じる。鍼灸界や他の領域の人々の「思い」の場に空白を生じてしまうことに危惧を抱く。

　鍼灸界は、「医道の日本」に代わる新たな言論の場としてのメディアを生み出せるであろうか。鍼灸界の「思い」を体現する媒体を育てられるであろうか。

　「これからの鍼灸」が、闊達な意見交換ができる新たな「思い」の場で育まれることを期待する。

月刊最終号に寄せて、理想の実現を思う

首藤鍼灸院院長　**首藤傳明**（しゅとう・でんめい）

1959年、首藤鍼灸院を開業。2000〜2009年、日本伝統鍼灸学会会長。著書に『経絡治療のすすめ』『首藤傳明症例集―鍼灸臨床50年の物語―』DVD『首藤傳明の刺鍼テクニック―超旋刺と刺入鍼―』（以上、医道の日本社）などがある。

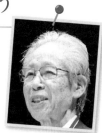

　かつて大病を患い一命をとりとめた。為すべき使命があるのでは！　患家や業界のために何かをなそうと決めた。現在88歳、PCに事績を打ち込む。開業、閑古鳥が鳴く。無理もない。度胸、技術、話術、学問すべてなし。が、一心とは恐ろしい、ぼちぼち生活できるようになり、業界への貢献を目指しているうちに県の会長に推し出された。リーダーとしての資質はない。が、こと成った。

　手に入れた「忘己利他」という言葉。「己を忘れて他を利するは慈悲の極みなり」（最澄『山家学生式』より）。これで進む。

　県の役員の次、日本伝統鍼灸学会の会長に推し出された。夢中で務めた9年間、こと成った。

　若い者に懇願されて弦躋塾を立ち上げて31年間、塾生と汗を流した。教育でもこと成った。

　全国に講演行脚、教師でない野人ができた。国を越えて米欧でもセミナーを持ち、評価を得、こと成った。すべて多くの方々のご協力があっての結果である。何をいいたいか。忘己利他で進めば、最後はうまくいく、ということだ。これは真理であって、誰でも、どの業界でも、どこの国でも通用する。

　鍼灸医学は中国に始まる。朝鮮半島を経て日本で花開く。それぞれの伝統医学として存在する。中国は親、韓国は兄という認識を日本人は忘れているのではないか。

　両国の伝統医学を俯瞰すると、日本とはかなり異なる。政府の後ろ盾がある。精神的にも財政面でも力強い。比較して日本は心許ない。足立信也参議院議員が厚生政務次官の頃、厚生労働省に呼ばれたことがある。日本の伝統医学にもっと応援をという私の説を技官に説明してほしいと。後藤修司全日本鍼灸学会会長（当時）をわずらわして、説明を試みたが、かえってきた言葉は「エビデンスが！」。エビデンスは中韓でも同じこと。では何が進まないのか。役人を、政治家を、医師を納得させるだけの実績を示していないからではないか。少数の名人だけではいかんともしがたい。多くの鍼灸師のレベルが上がったとき、流れる水のごとくに自然と治まる。

　保険治療の道を広めようとする、それも一つの方法だが、外からは鍼灸師が生活できる方途を探しているように映る。

　中韓の治療家をみる。中医、韓医師、かなりレベルが高い。これらを参考に日本の鍼灸師のレベルを上げることである。高卒後、6年の大学制度とする。内容も西洋医学と同時に東洋医学、特に古典の理論実技も豊富にする。学と技を修めた鍼灸師が多くなれば、市民も鍼灸院の門を叩くようになる、政治家も応援する。医師から協力を請われるようになる。

　制度だけで道を開こうとするのは自分の首を絞めるようなもの。業界学会教育界一丸となって理想を実現してほしい。

これからの鍼灸を考える──❺

これからの鍼灸を考えるための
情報源

　鍼灸マッサージのさらなる発展のためには、多くの治療家による継続的な情報収集や意見交換が不可欠である。ここでは、鍼灸マッサージ・東洋医学についての情報を発信しているメディアの一部を紹介する。多様な情報に触れることは、現在直面する問題を解決し、未来を切り拓くきっかけになると信じている。

・・・・・

鍼灸Osaka

　1985年、森秀太郎（学校法人森ノ宮医療学園初代理事長）の発案により創刊。現在までに発行した冊子は通巻137号である（2020年7月現在）。初代編集長は米山義が務めた（同2代目理事長）。創刊当初からの理念「鍼灸師の卒後教育を目的に、現代医学と東洋医学の両軸から臨床に即した内容を提供する」は、現在の編集スタッフにも脈々と受け継がれている。①専門性と一般性を兼ね備えた内容であること、②臨床（医療現場）に資すること、③医療上の協働を促進すること、④鍼灸医学の歴史的な変遷と発展の追究（古典の正しい理解）の4点を重視し、企画が練られている。

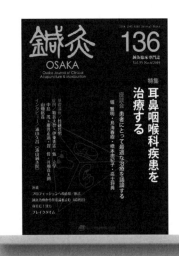

DATA

発行元	学校法人森ノ宮医療学園　森ノ宮医療学園出版部
発行回数	2020年度より年3回（6月、10月、2月）
発行部数	2,000部
価格	2,310円＋税
購入方法	公式ホームページ、書店、オンライン書店など

担当者に聞く！ 今後の展望

他分野も含めた多くの先生方のご協力を仰ぎ、鍼灸の個別性のみならず、医療としての普遍性を追求したいと思っています。また、得てして医療は自己完結しがちのように感じますので、患者（一般の方）への展開を視野に入れた誌面づくりを目指したいと考えています。

中医臨床

中医学の専門誌として、中国の鍼灸・漢方についての翻訳記事や、日本国内で活躍する臨床家や研究者による中医学・漢方・鍼灸の記事を掲載している『中医臨床』。1980年、中国の伝統医学情報を翻訳して発信する場として、また日本と中国の学術交流の場として創刊。創刊時、アメリカ合衆国大統領ニクソン訪中時に報道された「鍼麻酔」への世界的な注目や、日本国内の公害や薬害の社会問題化によって、東洋医学や中国伝統医学への関心が高まっていた。現在も引き続き「弁証論治」を核に置き、現代中医学だけでなく、伝統的な古典の裏付けも大切にしながら中国伝統医学の魅力を伝えている。

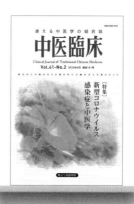

 担当者に聞く！今後の展望

中医学は数千年に及ぶ歴史の積み重ねによって形づくられてきました。その臨床経験は普遍的な価値を持ち、理論研究の深化によって再現性を高める努力が続けられてきました。しかし単に伝統を守るだけでなく、新しいものを創造していく点を持つのが中医学の魅力の一つです。積み重ねられてきた伝統を大切にしながら、健康や治療のヒントになる新しい視点も積極的に紹介していきたいと考えています。

DATA

発行元	東洋学術出版社
発行回数	年4回（3月、6月、9月、12月）
発行部数	2,000部
価格	1,600円＋税
購入方法	公式ホームページ、書店、オンライン書店など

漢方の臨床

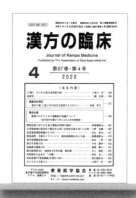

1934年、医師・薬剤師・鍼灸師が設立した日本漢方医学会の機関誌として、『漢方と臨床』の前身である月刊『漢方と漢薬』が創刊。1935年、漢方医学講習会を運営する「偕行学苑」が発足し、拓殖大学にて漢方講習会が開かれた。この講習会はのちに拓殖大学漢方講座に昇格し、大塚敬節、矢数道明らの主唱によって講座を母体とした東亜医学協会が結成された。1954年より月刊誌『漢方の臨床』の発行を開始。「日本の伝統医学の普及につとめ、文化の向上と人類の福祉に寄与」という信念のもと、速報性を重視した漢方治療の記事を掲載している。

DATA

発行元	東亜医学協会
発行回数	年12回（毎月）
発行部数	2,500部
購入方法	会員配布（年会費10,000円）入会案内は公式ホームページ

 担当者に聞く！今後の展望

日本漢方の精神を尊重し、永続を期待しています。今後は鍼灸関連の記事掲載も企画していきたいです。

季刊 あとはとき

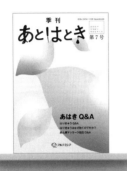

2018年、「あはき（あん摩マッサージ指圧・はり・きゅう）の業界団体が一緒につくる雑誌」として創刊。あはきが国民にとって必要かつ重要な医療であることを浸透させていくための話題提供ツールとなることを目標に制作を行っている。スローガンは「あはきの今を知り、未来を考える」。毎号、あはきを取り巻く社会制度・経済・国際関係などを中心にいくつかのトピックを設定。それぞれのトピックは短時間で読み切れるよう構成されている。専門的な内容を平易な言葉で表現したり、患者側からの視点も掲載しているなど、あはき師に限らない幅広い読者層を想定している。

DATA

発行元	アルテミシア
発行回数	年4回
発行部数	1,300部
価格	908円＋税／注文フォームからの定期購読、セット購読は4冊3,520円
購入方法	公式Facebook、書店、オンライン書店など

 担当者に聞く！ 今後の展望

本誌の理想は、施術所の待合室に置かれる「テーブルブック」です。現在約80の国公立図書館に献本していますが、さらに一般の人の目に触れる機会を増やしてゆきたいです。紙媒体の売れにくい時代ですが、持ち歩きやすい軽さで紙媒体ならではの便利さを追求していきます。

東洋鍼灸医学 経絡治療

1970年、経絡治療研究会（現・経絡治療学会）の機関誌として創刊。創刊時は、編集長を竹山晋一郎、編集者は井上恵理、岡部素道、丸山昌朗らが務めた。主な内容は、経絡治療に関する連載を中心に、経絡治療学術大会の講演録や、テーマ座談会など。経絡治療の学術向上を担い、会員相互の理解を深める役割を果たしている。バックナンバーは、昭和や平成の経絡治療を振り返るための重要な資料ととらえることができる。

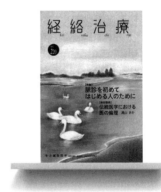

 担当者に聞く！ 今後の展望

今後も経絡治療の「いま」を保存し、経絡治療の歴史をつなぐ、価値ある記事を残したいと考えています。機関誌として経絡治療学会の活動を伝えることを継続しつつ、名人へのインタビューなど、令和の経絡治療を保存することも継続していきます。また、学術に関する議論を行うなど、新しい会員が興味のある内容を心がけ、時代に即した企画を行っていきます。

DATA

発行元	経絡治療学会
発行回数	年4回（2月、5月、8月、11月）
発行部数	約2,000部
価格	2,000円 ※送料別
購入方法	経絡治療学会へ問合せ

経絡鍼療

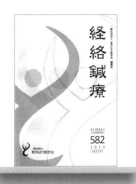

一般社団法人東洋はり医学会が発行する経絡治療の専門誌。1961年、点字版と録音版を創刊し、1969年に普通文字（墨字）版の発行も開始した。会員向けの情報を掲載するとともに、臨床の現場で活躍する経絡治療家たちによる症例研究論文や講義録などの記事を掲載している。「経絡治療の専門誌」というコンセプトに則し、開業鍼灸師が必要とする、臨床に活用できる記事づくりがされている。

DATA

発行元	一般社団法人 東洋はり医学会・出版部
発行回数	年6回（1月、3月、5月、7月、9月、11月）
発行部数	600部
価格	2,200円　※送料込
購入方法	東洋はり医学会公式ホームページ

担当者に聞く！今後の展望

東洋はり医学会初代会長の福島弘道には、経絡治療を世界に広めようという展望がありました。現在、東洋はり医学会は全国各地に支部を展開するとともに、世界各地に14の支部が設置されています。それに伴い本誌の購読者も世界に広がりつつあります。経絡治療を世界に広めるという展望と共に、本誌もさらに世界に広めたいと考えています。

全日本鍼灸学会雑誌

社団法人全日本鍼灸学会（現・公益社団法人）の学会誌として1980年に創刊。鍼灸学に関する基礎研究、臨床研究、社会医学研究などの研究成果を公表する場を提供すること、鍼灸研究に関する会員相互のコミュニケーションの場を提供することで、鍼灸学の発展と国民の健康に寄与することを目的としている。内容は投稿論文（原著論文、症例報告）が主体で、学術大会における特別講演、教育講演、シンポジウム、鍼灸に関する総説、解説、国際的な学術情報なども掲載している。優秀な論文が円滑に掲載されるように、2019年度から電子投稿システムを採用し、掲載までの時間短縮、投稿者や査読者の負担軽減に努めている。

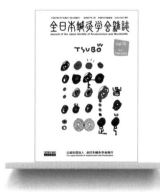

担当者に聞く！今後の展望

今後さらに学会誌としてのレベルアップを図り、国内だけでなく、グローバルに日本鍼灸に関する優秀な研究論文を紹介するとともに、鍼灸研究を継続的に発展させることができる人材育成を目標にしています。

DATA

発行元	公益社団法人 全日本鍼灸学会
発行回数	年4回（2月、5月、8月、11月）
発行部数	5,000部（学生会員を含む）
購入方法	会員配布のみ

公益社団法人 東洋療法学校協会学会誌

　東洋療法学校協会主催の学術大会で発表を行った学生および講演を行った演者から、内容の投稿を集め、まとめた1冊。創刊当初は、資質向上を目的として、主に鍼灸マッサージ学校の教員と学生が学術大会で発表を行った内容を掲載していた。現在の学術大会は、学生が発表を行うことで、在学中に科学的思考を身につける端緒になることと、著名な講師による講演を学生が聴講することで学生の教育環境の向上を目的としており、学会誌はその成果物として発行されている。創刊は1972年。第2号は7年後の1979年に発行され、以後は学術大会開催後に発行されている。

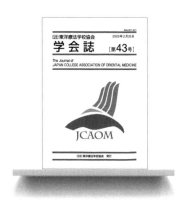

担当者に聞く！ 今後の展望

会員校の増加並びに、激動する社会の変化に適応することができるような誌面づくりを心がけていきます。

DATA

発行元	公益社団法人 東洋療法学校協会
発行回数	年1回（2月）
発行部数	約3,000部（会員校から注文を取っているので毎年差がある）
価格	会員価格400円＋税／一般販売価格1,000円＋税　※送料別
購入方法	東洋療法学校協会に問い合わせ

砭石

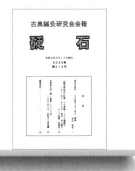

DATA

発行元	古典鍼灸研究会（付脈学会）
発行回数	年11回（8月を除く毎月発行）
発行部数	80部
価格	年間6,000円　※送料込
購入方法	古典鍼灸研究会（付脈学会）へ問い合わせ

　1972年、当時副会長であった井上雅文から「古典鍼灸研究会の会報を出したい」という提案があり、毎月行う例会での研究発表を記録に残す必要性から発刊する運びとなった。そのため、創刊当初は掲載する内容は月例会での講義や発表に限定したものであった。現在は、月例会報告を中心に、会員による古医籍などの研究発表や井上脈状診による症例報告を掲載している。「伝統医学（古典）的疾病観から逸脱しない」という理念で編集されている。タイトルの『砭石』は『素問』『霊枢』より、井上雅文によって名付けられた。

担当者に聞く！ 今後の展望

2020年6月をもって520号となった『砭石』は、いわば当会の歴史そのものです。経験と知識が詰まったこの会報は、今日の臨床・研究において重要なツールとなっています。未来の会員がこれからの『砭石』を読んだときにも参考となるよう今後も編集に力を入れていきたいです。

鍼灸柔整新聞

1963年に創刊した『日本鍼灸マッサージ新聞』と、1993年に創刊した同新聞の柔道整復版が統合し、2008年より現在の『鍼灸柔整新聞』の発行を開始。ニュース性の高さ、情報の鮮度を大切にした記事が特徴で、通巻1000号以上の発行を行っている。特に療養費（健康保険）やあはき関連の法令（免許制や広告関係など）の改正のニュースは、治療院の経営に影響を与える分野のため、取りこぼしなく発信するよう努めている。一般的な新聞の半分のサイズのタブロイド判の判型で、毎号8ページ構成。限られたスペース内に治療家に役に立つ情報が詰め込まれている。

 担当者に聞く！今後の展望

2019年末にホームページをリニューアルしました。業界のニュースサイトとして、Web上での発信を積極的に進めています。速報記事のほか、これまで少なかった業界メーカーや企業に関する情報も取り上げていく予定です。

DATA

発行元	日本医療福祉新聞社
発行回数	毎月2回（10日、25日発行／年24回）
価格	年間3,600円 ※税・送料込
購入方法	公式ホームページから申し込み（銀行振込、郵便払込み、paypay払い）

点字毎日／点字毎日・活字版／点字毎日・音声版

1922年、「視覚障害者が自ら読みうる新聞」として、点字を使って書かれた新聞『点字毎日』が創刊。視覚障害者の社会生活や、文化活動に寄り添った記事が掲載されている。1998年からは『点字毎日』の内容を大きめの活字で書いた『点字毎日・活字版』（タブロイド判）の発行も開始。点字が読めない弱視者や、目が見える人にも愛読され、視覚障害に関する情報がより広く共有されるようになった。2005年からは主に中途視覚障害者を対象に、点字毎日の紙面内容を音声で伝えるデイジー形式のCD『点字毎日・音声版』の発行も行っている。

 担当者に聞く！今後の展望

今の時代、速報性では他メディアと勝負になりません。じっくりと読んでもらえる内容を目指し、視覚障害者を取り巻く社会の動きを記録していけるよう意識しています。点字版は7月末に通巻5000号、2022年5月に創刊100周年となります。大きな節目に到達できるよう、毎号の発行を地道に続けてまいります。

DATA

発行元	毎日新聞社
発行回数	点字毎日（週刊・毎日曜日付発行）活字版（週刊・毎木曜日付発行）音声版（隔週刊）
価格	点字毎日10,000円（半年）／活字版6,547円（半年）／音声版31,428円（1年）
購入方法	毎日新聞ホームページから申し込み、他（購読者に直接郵送）

【Webサイト】

鍼灸net
運営：国民のための鍼灸医療推進機構（AcuPOPJ）
https://shinkyu-net.jp/

公益社団法人 日本鍼灸師会
運営：公益社団法人 日本鍼灸師会
https://www.harikyu.or.jp/

AMSnet安心・安全・効果的なあん摩マッサージ指圧ネット
運営：マッサージ等将来研究会
http://www.amsnet.me/

鍼灸文献データベース
運営：公益社団法人 日本鍼灸師会
http://jaclid.jsam.jp/dspace/

森ノ宮医療大学 鍼灸情報センター（MUMSAIC）
運営：森ノ宮医療大学
https://www.mumsaic.jp/

しんきゅう新聞
運営：ダイヤ工業株式会社
https://www.daiyak.co.jp/shinkyu/index.html#

2種類の灸を自在に組み合わせる!

DVD 越石式 灸テクニック

熱くなく、気持ちよい灸法で、どんな患者にも対応できる!

33年にわたって灸のみで治療する越石まつ江氏。その灸法は、安藤譲一氏（元・日本鍼灸理療専門学校副校長、元・埼玉県鍼灸師会会長）が考案した隔物灸である「紫雲膏灸」を、越石氏が継承・発展させたもの。慢性疾患に対応しツボにすえる「多壮灸」と、身体の広い範囲に熱を浸透させ急性疾患に対応する「糸状灸」の2種類の灸を自在に組み合わせて、多様な疾患・患者層に柔軟に対応。このDVDでは多壮灸・糸状灸それぞれの特徴やつくり方、施灸のコツ、実際の臨床の流れなどを詳しく解説。明日の臨床から実践ができる。

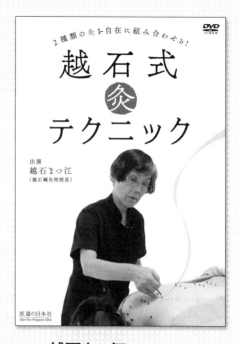

出演：**越石まつ江**
約85分　価格（本体 8,800 円＋税）

お灸を、どのツボに、どのように、どのくらい、なぜすえるのかが分かる温灸入門書

温灸読本

治療のコツを盛り込みながらイラストと写真を使って楽しく解説!

「ツボとは一体、何なのか」「鍼と灸は、何が違うのか」「透熱灸と温灸は、どこが違うのか」「お灸の壮数は、何を目安にすればよいのか」。今まで曖昧だったそれらの疑問に応えてくれるのが、本書だ。基礎になる考え方と温灸（知熱灸・八分灸・灸頭鍼）の実際の運用までをイラストと写真、そして宮川氏の長年の臨床のコツを盛り込みながら解説した一冊。

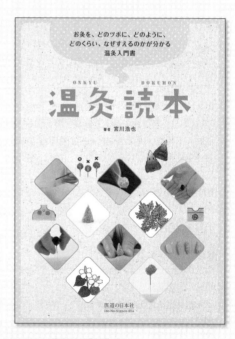

著者：**宮川浩也**
B5判116頁　定価（本体 3,600 円＋税）

医道の日本社　フリーダイヤル 0120-2161-02　Tel.046-865-2161　ご注文FAX.046-865-2707
1回のご注文 1万円（税込）以上で梱包送料無料〈1万円未満：梱包送料880円（税込）〉

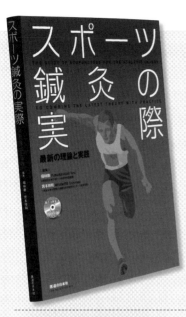

鍼灸マッサージ師がスポーツに関わるために知っておきたいこと

本書は筑波大学スポーツクリニックで、トップアスリートの治療にあたった医師と鍼灸師が中心となり執筆。総論ではスポーツ外傷・障害を診るうえで必要な知識や考え方を、各論では障害を早期に発見し、的確な治療を行い、さらには再発を予防するために必要な情報を、分かりやすい図やイラスト、X線画像を用いて解説している。

スポーツ鍼灸の実際
最新の理論と実践（鍼灸治療実演DVD付）

編集：福林徹、宮本俊和
定価（本体 4,100円＋税）B5判 277頁
DVD約20分

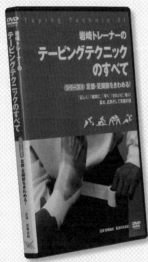

トップアスリートが絶大な信頼を寄せるテーピングテクニック

日本におけるアスレティックトレーナーの第一人者・岩崎由純氏が「正しく」「早く」「きれい」に巻くためのテーピング技術を伝授する。テーピングの種類や扱い方などの基礎知識から、捻挫や肉離れの多い足部・足関節への基本テクニックやアスリート向けの応用テクニック、さらにはセルフテーピングの技術まで、この1本で網羅。

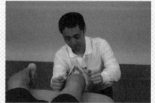

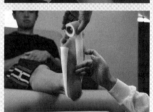

【DVD】
テーピングテクニックのすべて
足部・足関節をきわめる！

出演：岩崎由純
価格（本体8,000円＋税）約88分

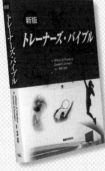

アメリカで最も権威のあるトレーナーの教科書

スポーツ大国アメリカでトレーナーの教科書として採用されていた本書は、スポーツ現場で知っておきたい傷害の予防法や傷害を最小限に抑えるテクニックを紹介するとともに、効果的なスポーツ健康管理システムを確立するためにするべきことを解説。治療家はもちろん、指導者やトレーナーを目指す学生にも役立つ1冊。

トレーナーズ・バイブル

著者：William E.Prentice、Daniel D.Arnheim
監訳：岩崎由純
定価（本体 6,600円＋税）B5判 613頁

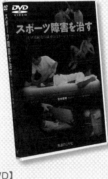
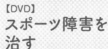

早期回復の鍼療法とリハビリテーション

障害の発症機序を説明した後、疾患ごとに疼痛部位、疼痛の誘発動作、理学的検査所見を解説し、疾患に応じた鍼通電療法、雀啄術、運動鍼、棒灸などの治療法を紹介。リハビリについては、アスリート自身が行う運動法を段階的に解説しており、アスリート以外の腰痛や肩関節痛を訴える患者にも応用できる。

【DVD】
スポーツ障害を治す

出演：宮本俊和
価格（本体 12,000円＋税）約149分

日本代表の躍進を支えたトレーナー

ラグビーワールドカップ2019を振り返る

井澤秀典氏（男子15人制ラグビー日本代表ヘッドトレーナー）

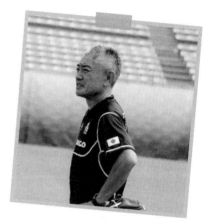

大会期間中の練習会場、秩父宮
ラグビー場での井澤氏

2019年9月20日から11月2日まで、日本で行われたラグビーワールドカップ2019は、予想以上の盛り上がりを見せた。日本代表はベスト8に進出し、ラグビーというスポーツの魅力を存分に示した。チームスローガンの「ONE TEAM（ワンチーム）」は「2019ユーキャン新語・流行語大賞」の年間大賞に選ばれ、一種の社会現象にもなった。日本代表に帯同していたヘッドトレーナーの井澤秀典氏の姿を、テレビを通して観ていた読者もいるだろう。井澤氏は大会前に本誌2019年9月号のインタビューで「ぶれずに『いつもどおり』をいつも、心がけている」と語っていたが、実際はどうだったのだろうか。井澤氏に大会を振り返ってもらった。

写真提供：井澤秀典氏　聞き手：本誌 由井和美

鍼治療の手ごたえと出場メンバーの活躍

――まず、ラグビーワールドカップ2019の大会前と大会中、井澤先生はどのような心境で過ごしていたのかを教えてください。

井澤　大会前は、一言でいえばワクワクしていました。観客が来るのか少し不安なところもありましたが、いざ大会が始まると、世界中からたくさんの人が来て非常に盛り上がっているこ

とが分かり、「本当にこんなふうになるんだ」とびっくりしました。大会中は、毎日毎日がどんどん過ぎていきました。

――ホームで、しかも大勢の観客がいるなかで、「いつもどおり」は保てましたか。

井澤　自国開催だったので、逆にいつもどおりにできました。例えば、滞在先のホテルの周りに何があるのかすぐに分かりますし、どこへ行っても言葉が通じます（笑）。東京にいればときどき家族にも会えます。ただ、基本的に私

たちはずっとチームのなかにいるので、外の様子があまり伝わってきません。試合を重ねるうちに選手の宿泊先ホテルへ予想以上の数のファンが集まってきてしまい、警察が出動するほどでした。少し選手のストレスになったのかもしれません。セキュリティに気を使いましたね。それが自国開催で経験した大きな変化でした。

—— 大会中の施術についてお聞きします。鍼が効いたと実感した瞬間があったそうですね。詳しく教えていただけますか。

井澤　大会前に肉離れを起こした選手がいました。3試合目のサモア戦には何とか復帰できるだろうとプランを立て、リハビリと治療を行ってきました。彼のことはニュージーランド人のフィジオがみていたので、私は彼を直接みていませんでした。あるときフィジオが私のところに来て、「彼の治療をしてみてくれ」と言ってきたので、みてみたら、肉離れのあとによく出現する硬結がありました。出血のあとが瘢痕化している感じだったので、そこにちょっと鍼を打ってみようかと彼に話しました。鍼はいやだという選手もいるので、事前に必ず確認をします。彼も「やってみます」と言うので鍼を打ってみたところ、刺鍼した瞬間に「ツン！」という得気があり、「これは効いたんじゃないかな」と手ごたえを感じました。本人にフィーリングを尋ねたところ、「すごく緩みました」と答え、そこからよくなっていったと彼自身も感じていた印象があります。

—— 肉離れを発症した選手といえば、今大会でブレイクした福岡堅樹選手ですね。ワールドカップ前の9月6日に行われたラグビーリポビタンDチャレンジカップ2019の南アフリカ戦に出場し、下腿三頭筋に肉離れを発症したと伝えられていました。ワールドカップでは2試合目のアイルランド戦後半から出場して劇的なトライを決め、その後も大活躍して計4トライを奪い、日本代表の8強入りに貢献しました。そ

の活躍の裏に鍼治療があったというのは感慨深いお話です。硬結に対して何本の鍼を、何分間行いましたか。

井澤　硬結部位とその周囲に単刺をしました。時間にして数分です。1回やってよくなって、動かすと少し張りが出るので、張りが強く出た日に鍼を入れて、パルスを使いました。

—— 選手からの要望ですか。それとも先生がみて鍼をしたのですか。

井澤　両方です。私が触って、「今日は結構張りが出ているね」と言うと、本人も「そうなんです」と応える。彼のほうから「鍼を打ってください」と言ってきたこともありましたし、私から「今日は鍼を打とうか」と提案をしたときもありました。詳しくは覚えていませんが、一方通行ではなく、あくまでも選手と話をしながら、確認をして行いました。

—— 大会中、ほかの選手にも鍼治療は行いましたか。

井澤　はい、何人かに鍼治療をしました。筋肉の張りが強い選手が多かったですね。ラグビー選手は筋肉量が多いので、手技だけではどうしても深部まで刺激が届かない。そういうとき、選手に「鍼をやってみない？」と聞いて、鍼を使いました。ちなみにこの大会で初めて鍼を受けた選手はいません。新しいことをしてネガティブな反応が出てしまうのもいやなので、これまで鍼治療を受けた経験のある選手にのみ行いました。

—— 4試合目のスコットランド戦では、フッカーを務める堀江翔太選手が相手選手と衝突し、流血した場面がありました。脳震盪を心配しましたが、井澤先生が素早く駆け寄り、対処するシーンがテレビでも大きく映し出されました。どのような手当てをしたのですか。

井澤　あのときは脳震盪の症状は全くありませんでした。流血はラグビーでは珍しいことではなく、素早く止血をして選手を試合に戻すこと

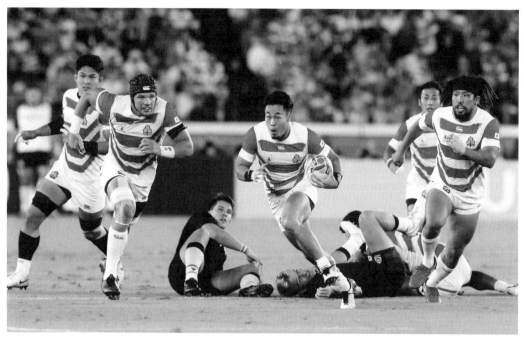

▲スコットランド戦でトライに向かって激走する福岡堅樹選手（中央）とドレッドヘアが目印の堀江翔太選手
（写真：朝日新聞社／ゲッティ）

が肝心です。じつはあの衝突で堀江選手は左耳の上を切傷したのですが、血液が頭部に付着していたので、その前のサモア戦で切傷した頭部の傷口が開いたのかと思い、私は堀江選手の頭部を押さえながらテーピングをしました。堀江選手には「同じところだよ」と伝えましたが、ハーフタイムの間にロッカールームでテープを外してチェックしてみたら、左耳の上が切れていた。あとで衝突の場面を映像で確認したところ、相手選手は側面からガンッと入っていた。試合後にチームドクターが4針縫いました。ピッチで私は傷口ではないところを押さえているので、あの映像は恥ずかしいです。

ナイトゲームの影響

——鍼以外のマッサージや試合後のケアは、1人の選手に対して何分間行いますか。

井澤　20分から30分です。ケアを行う部屋は夜10時に閉めるので、選手全員に毎日施術を

することはまずないです。とはいえ、やはり全員に治療やケアを担保してあげたいので、週に2日、多いときは3日、全員にマッサージをする日を設けました。私たちスタッフ3人と外部のセラピスト5人、合計8人で手分けをして、「よーい、ドン！」で。部屋にベッドを8台並べて、第1グループは夜7時から7時半、第2グループは夜7時半から8時というように分けてセラピスト1人当たり5グループで行いました。

　外部のセラピストは以前から協力をお願いしている人たちなので、選手たちもよく知っています。それも自国開催の大きなメリットでしたね。前回のイングランド大会では外国人セラピストに依頼しましたが、力加減が分からないようでしたし、選手も初めて会うセラピストに身体を任せられないと感じているようなところがありました。

——外国人のセラピストは、日本人の体形だから力加減が分からないのでしょうか。

井澤　日本の指圧のような強めの刺激をほしが

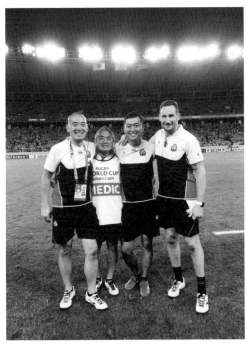

▲日本代表に帯同したメディカルチーム。左から青野淳之介トレーナー、井澤秀典ヘッドトレーナー、高森草平チームドクター、カール・マクドナルドパフォーマンスコーディネーター

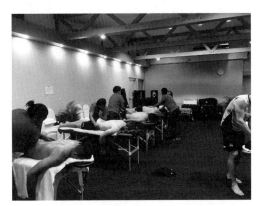

▲2019年8月6日、遠征先フィジーでの外国人セラピストによるマッサージセッションの様子

る選手がいて、私たちが依頼している日本人の先生方はしっかりと刺激を入れるので選手の要望に応えることができます。ヨーロッパはオイルマッサージが主流なので、外国人セラピストはおそらく、指圧のような強い刺激を入れるやり方はあまりしないのでしょう。でも、なかには選手の要望に応えてくれるセラピストもいましたし、すばらしい技術を持っている方も多くいました。

　また、大会期間中は出場国の多くが日本人セラピストに依頼して同様のマッサージセッションを実施しており、日本人セラピストの評価が高かったことを伝え聞いています。
── 今回の大会で発見したことや、あはき師として大きな大会に出たときに知っておいたほうがいいことなどはありますか。
井澤　大会期間中、基本的に私たちは、午前は練習、午後は休みというスケジュールでしたが、

午前と午後に練習をする日もありました。しかし今大会は予選4試合のうち3試合がナイトゲームで、昼と夜が逆転していました。ナイトゲームがあるときは、その当日や翌日以降の過ごし方が大切です。ナイトゲームが多い野球の選手は、試合後なかなか寝付けないという話を聞いたことがありますが、ラグビーも同じで、夜に試合が終わると興奮してなかなか眠れないんです。しかしチームのスケジュールでは、大会期間中は基本的に翌朝7時には起きて、リカバリーをしたりミーティングをしたり、練習に行ったり、場合によっては次の試合地へ移動しなければなりません。そうすると、どうしても睡眠時間が短くなってしまう。試合翌日に睡眠不足の選手が結構いました。睡眠は疲労回復にも影響するので、ナイトゲームがメインなら夜にあえて練習をしたり、ナイトゲームにあわせてスケジュールを立てて1週間を過ごすような調整も必要かと思います。
── 試合が終わって興奮している状態から落ち着くまでに時間が必要ですね。
井澤　だいたい夜7時半にゲーム開始で、ホテルに帰ってくるのが12時近くになります。それから食事をとると、午前2時、場合によっては午前3時に就寝する選手もいたと思います。選手個人でクールダウンの工夫はしています。

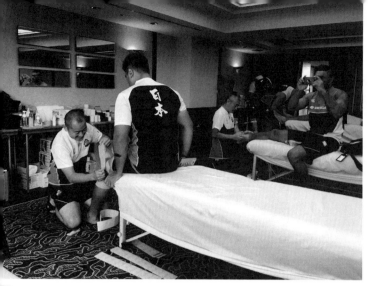

▲大会中の滞在ホテルでのケア。奥のテーブルで選手にテーピングをする井澤氏

例えば、スリープウェアを個人で購入している選手もいましたし、入浴法を工夫している選手もいました。ホテルによってはジャグジーバスが付いているところもあります。選手は2人部屋です。大浴場を利用している選手もいました。それでも翌朝9時からリカバリーとなると、睡眠時間は4時間、多くて5時間、少ない選手は2、3時間しか睡眠がとれません。

コンディショニングコーチと、睡眠のとらせ方や翌日のスケジュールを相談しながらチームとして選手に提案はしますが、指示はしません。選手は皆、大人ですから。

▌首都高が大渋滞

——今大会の舞台裏で、井澤先生が経験した珍事はありましたか？

井澤　珍事というほどでもないですが……あえて挙げるなら9月20日の、開幕戦の移動です。通常、試合当日はキックオフ80〜90分前に会場へ着くスケジュールを組んでいて、移動時間は30分以内です。しかし今大会の開会式後の初戦であるロシア戦は、40分前倒しで午後5時20分に出発したにもかかわらず、予想以上に到着が遅れました。午後6時30分から始まる開会式に各国のVIPが来るということで、会場まで

の首都高速道路が大渋滞していたんです。移動時間は1時間以上、午後7時45分キックオフの予定でしたが、試合会場の東京スタジアムに着いたのは午後6時35分、試合開始70分前でした。

通常のテストマッチのときは、試合会場へ向かうバスに乗るタイミングで選手もスタッフも全員、携帯電話の電源を切り、外との接触をシャットアウトします。バスの中では、選手は皆、集中してピリピリしているんです。車中では誰もしゃべりませんし、音楽だけは聴いていいことになっているのでヘッドフォンから音が漏れてくることはあります。しかし、今大会の初戦の前はバスの中に1時間以上いたので、しびれを切らして選手がしゃべり出してしまいました。私語厳禁といったルールは一切ないのですが、集中が切れたような状態で試合会場に着きました。

私は私で、試合会場に着いてからやることがたくさんあるので、「これは間に合わないな、どうしよう」と思いながら対応していました。あれよあれよという間に試合が始まり、結果的に30対10で日本は勝利しましたが、到着が遅れたことが試合内容に多少反映したのではないかと思います。加えて、開幕戦の緊張からか、序盤は選手の動きに硬さが見られました。

もう一つは、10月20日、準々決勝の南アフリカ戦のときです。試合の出場メンバーに登録

表1 ラグビーワールドカップ**2019　日本代表チームの戦績**

予選	9月20日（金）	19：45	日本 vs. ロシア	30対10（勝利）
	9月28日（土）	16：15	日本 vs. アイルランド	19対12（勝利）
	10月5日（土）	19：30	日本 vs. サモア	38対19（勝利）
	10月13日（日）	19：45	日本 vs. スコットランド	28対21（勝利、ベスト8進出）
決勝トーナメント 準々決勝	10月20日（日）	19：15	日本 vs. 南アフリカ	3対26（敗退）

されたら、出発前に10分から15分ほど必ずケアをする選手が2人います。動かして、ストレッチをするだけですが、その日は急遽スケジュールが前倒しになって出発が少し早くなりました。それが影響して、1人の選手しかケアできなかった。もう1人の選手には「少し待っていて」と伝えたのですが、試合前で少しピリピリしていたところもあって、待ちたくなかったようで、「今日はいいです」とそのまま試合会場へ行くことになりました。私がいつものように接してあげられなかったため、選手のルーティーンを崩してしまった。スケジュールが前倒しになったタイミングで、「じゃあ、何時からね」と2人に伝えればよかったのですが、対応できなかった。選手にはそれぞれのルーティーンがあって、今まではそれをきっちりやってあげられていたのに、準々決勝の前はそれができなかった。あのときもっと配慮していれば、彼はもっとよいパフォーマンスを発揮できたかもしれない。それが心残りですね。選手本人に今それを聞いたところで「そんなの、関係ないですよ」と言うでしょうが、何年後かに本人に聞いてみようと思っています。

新しい環境での新しいチャレンジ

── 今後の抱負を。

井澤　ワールドカップ2019が閉幕し、私としては一区切りついたので代表帯同はやめてもいいかなと考えていました。しかし、ジェイミー・ジョセフヘッドコーチの続投が決まり、引き続き帯同のオファーがありました。これを機に、11年間務めたドームアスリートハウスを2020年2月に退職し、日本ラグビーフットボール協会と個人契約を結ぶことにしました。新しいことにも目を向けながら、これまでやってきたことを粛々と継続していきたいですね。

また、2020年4月からは母校である順天堂大学の非常勤講師になりました。前ラグビー日本代表のチームドクターが順天堂大学の先生というご縁で、順天堂大学スポーツ健康科学部の「アスレティック・トレーニングルーム」という施設での仕事を紹介していただきました。順天堂大には（公財）日本スポーツ協会公認アスレティック・トレーナーを養成するカリキュラムがあり、アスレティック・トレーニングルームは学生選手をサポートしつつトレーナー志望の学生を教育する施設です。順天堂大があって今の私がある、という思いも持っているので、恩返しができればと思っています。ありふれた言い方をすると「後進を育てる」という言葉になると思いますが、今まで選手やチームのためにやってきたこととは別に、トレーナーを目指す学生たちに私が学んできたことや経験してきたことを還元したいです。

YNSA on DVD

63ページから座談会を掲載!

日本人医師の山元敏勝氏が考案し、世界で実践されている山元式新頭鍼療法、通称YNSA。さまざまな疾患に優れた効果を発揮するこの治療法が、2本のDVDで基礎から学べます! 第1弾は初学者向けに、YNSA診断と治療の流れを解説。第2弾はYNSA診断の方法をより掘り下げつつ、症状別治療を充実させた内容となっています。両方とも、創始者である山元氏による実技を豊富に収録。ぜひ、日々の臨床にお役立てください。

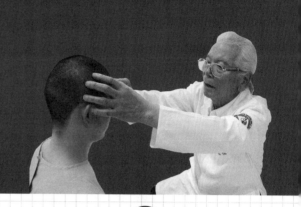

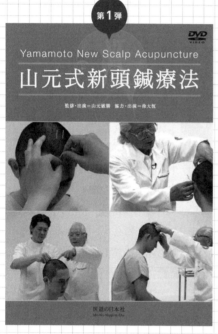

山元式新頭鍼療法

監修・出演：山元敏勝
協力：徐大恆・徐園子
収録時間：約58分　価格：本体 12,000円＋税

【主な内容】
山元式新頭鍼療法とは／診断法（合谷診、首診、肘診、腹診）と治療法（素地を整える治療、症状・疾患別治療）※症状別治療は、腰痛、肩こり、膝関節痛、脳血管障害、耳鳴り、足のしびれなど8例

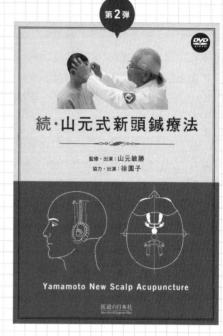

続・山元式新頭鍼療法

監修・出演：山元敏勝
協力：徐園子
収録時間：約59分　価格：本体 12,000円＋税

【主な内容】
山元式新頭鍼療法の特徴／診断から素地を整える治療までの流れ／症状・疾患別治療／手軽にできる山元式頭皮マッサージ等　※症状別治療は、顔面神経麻痺、坐骨神経痛、関節リウマチ、花粉症など11例

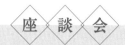
難治性麻痺や疼痛への
頭鍼療法のこれから

◆◆◆

　山元式新頭鍼療法（YNSA）は医師の山元敏勝氏により創始され、慢性疼痛だけでなく脳神経疾患など難治性の症例に対して世界で活用されている。今回の座談会では、山元敏勝氏を迎え、叔父である山元氏の臨床を小さい頃から見てきたという脳神経内科の山元敏正氏、慢性疼痛に対する鍼の鎮痛機序を研究する皆川陽一氏、難治性頭痛やパーキンソン病への鍼治療を実践する菊池友和氏とともに、頭鍼療法の可能性についてディスカッションを行った。

山元敏勝（山元リハビリテーション病院理事長、YNSA学会会長）
やまもととしかつ
山元敏正（埼玉医科大学脳神経内科・脳卒中内科教授）
やまもととしまさ
皆川陽一（帝京平成大学ヒューマンケア学部鍼灸学科講師）
みなかわよういち
菊池友和（埼玉医科大学東洋医学科）
きくちともかず
山口　智（埼玉医科大学東洋医学科講師）【司会】
やまぐちさとる

photo：編集部

それぞれの立場での痛み治療と
臨床研究

山口　中国医学でも古くから頭部へ刺鍼することが確認され、頭鍼療法という名称がついています。医師の山元敏勝先生が提唱されている「山元式新頭鍼療法」は、日本はもとよりドイツ、アメリカなど欧米を中心に広く活用されています。そこで本日は、神経疾患を中心として、これに起因する疼痛や麻痺、さまざまな症状に対しての頭鍼療法についてディスカッションしたいと思います。

　山元敏勝先生はなぜ鍼治療に関心を持ち、研究を進めたのでしょうか。

山元敏勝　1966年、ドイツより帰国した私は、行く場所がなかったので宮崎県で開業をしました。あるとき腰痛の患者さんが来院して、私は局所に注射をしました。局所に鍼をするのは初めてだったので、どういう結果が出るかは分かりませんでした。翌日患者さんが来院して「先生、昨日は何をされたのですか」と尋ねてきました。クレームだと思いビクビクしていたところ、患者さんは「痛みがとれた」と言いました。キロカインではなく蒸留水を注射したのですが、蒸留水を注射するとものすごい痛みがあることさえ私は知りませんでした。しかし患者さんは痛みがとれたという。同じような疼痛症状の患者さんに同じようにやってみると、やはり痛みがとれました。それから鍼による疼痛治療を本格的に始めました。患者さんの頭部に圧痛

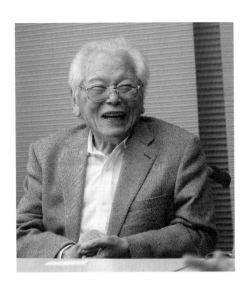

◆ **山元敏勝**（やまもと・としかつ）

1956年、日本医科大学卒業。1957年、米ニュージャージー州立病院インターン。1958年、米コロンビア大学聖ルカ病院（ニューヨーク）麻酔科助手。1960年、ドイツ　ケルン大学産婦人科助手。1966年に帰国、宮崎県日南市に山元医院開院。1975年、医療法人　愛鍼会　山元病院開院。1991年、医学博士（宮崎医科大学）。1995年、社会福祉法人愛鍼福祉会を開設。1998年、宮崎市に山元リハビリテーションクリニックを開院。1992年にバッハマン賞（ドイツ）、1995年にポーランド学士院賞、セーリン賞（ドイツ）、1996年にアルバート・シュバイツァー賞金賞（ポーランド）を受賞。国際医師針治療学会（ICMART）元会長、英国医師針治療学会名誉会員、イタリア医師針治療学会名誉会員、ロシア針治療学会名誉会員など。

点があることに気づき、頭部への鍼に興味を持ち、実際に研究を進めました。

山口　そのような経緯があったのですね。山元敏正先生は脳神経内科の専門医で、自律神経系をはじめ頭痛などについても専門性の高い診療と研究を推進されています。埼玉医科大学では東洋医学科との連携を深めていただき、東洋医学科の外来の紹介患者の半分は神経内科から紹介いただいています。脳神経内科・脳卒中内科で実際に診る疾患について、ご説明をお願いします。

山元敏正　脳神経内科は変性疾患、機能性頭痛、感染症、中枢・末梢の脱髄など多くの疾患を診ますが、疼痛に関係する疾患としては片頭痛、緊張型頭痛、まれに群発頭痛があります。その他、パーキンソン病や脳卒中、頻度は少ないですが三叉神経痛による強い顔面痛もあります。治療としては薬物療法を行いますが、東洋医学科に鍼灸治療を依頼する症例も多くあります。痛みとは直接関係ありませんが、末梢性顔面神経麻痺もあります。治療は、プレドニンだけでは十分な効果がみられないことがあるので、東洋医学科に鍼治療を依頼します。

山口　皆川先生はトリガーポイントの基礎臨床研究を精力的に進める傍ら、慢性疼痛の研究も推進されています。

皆川　私は明治鍼灸大学（現・明治国際医療大学）を卒業し、大学院を修了しました。現在も痛みと鍼灸治療に精通している明治国際医療大学の伊藤和憲先生とともにトリガーポイントをはじめとした痛みの基礎研究そして全身の痛みに加え、こわばりや疲労感などさまざまな不定愁訴を伴う線維筋痛症を対象とした臨床試験を行っています。線維筋痛症に対する鍼治療は、さまざまな文献を見ると効果がありそうですが（線維筋痛症ガイドライン推奨度B）、いざ臨床現場において文献と同じように治療をしてもなかなか効果が認められないことも経験します。その原因の一つに脳を中心とした中枢神経系の感作により、鎮痛機構が正常に働いていないのではないかと推察し、頭部へ鍼刺激を加えることで効果が認められるか臨床研究を進めています。

山口　埼玉医科大学東洋医学科は漢方と鍼灸を用います。菊池先生は鍼灸治療に携わっています。

菊池　当科で一番多いのは末梢性の顔面神経麻痺、ベル麻痺、ハント症候群です。発症1週間

以内の早期から依頼があり、治療に携わることができるのが大学病院における鍼灸治療の特徴だと考えています。鍼治療は、急性期、回復期、維持期（後遺症やこわばり）などの病期と神経の変性の程度により分類し、病期、病態に合わせた鍼治療を行い、神経の再生の時期における鍼治療のかかわり方も含めて研究を進めています。

　山口先生のご専門である慢性頭痛については、鍼治療は慢性頭痛の診療ガイドライン2013でも推奨されています。緊張型性頭痛、片頭痛の予防、とくに薬物療法で期待すべき効果が得られなかった患者さんや、妊娠や授乳中の患者さん、薬物を希望されない患者さん、慢性の腎臓病のように非ステロイド性抗炎症薬（NSAIDs）などが用いづらい患者さんも診療しています。慢性片頭痛は予防薬を服用し、NSAIDs、トリプタン、吐き気止め、就寝前の抗うつ薬を服用する患者さんも多く、多剤併用となる方もいますので、薬が増えないように鍼治療で補完できればと考えています。また、薬物療法に鍼治療を併用することで頭痛日数が軽減し、主治医の指示下で減薬している症例も多く経験しています。神経難病の患者さんでは、パーキンソン病の腰痛や便秘などにも対応しています。

パーキンソン病、脳卒中へのYNSA

山口　山元敏勝先生、「山元式新頭鍼療法」の概略をご説明いただけますか。

山元敏勝　何を根拠として圧痛や不快感が発生するのか、刺激がどの経路を通って発しているのかを研究したら面白いと思い、鍼治療を始めました。産婦人科では、経絡に鍼をして分娩痛がやわらぐことを経験し、無痛分娩を始めました。帝王切開、盲腸の手術にも効果があると聞き、鍼麻酔だけで痛みをやわらげ、手術もでき、

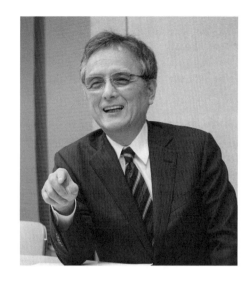

◆ 山元敏正（やまもと・としまさ）

1982年、埼玉医科大学卒業。1987年、同大学神経内科大学院卒業（医学博士）。1991年、米国NIH留学。2012年、神経内科（現・脳神経内科）教授。専門領域は、パーキンソン病、自律神経疾患、頭痛、認知症。日本自律神経学会、日本頭痛学会理事。2012年度日本自律神経学会賞

有頂天になっていた時代もありました。人によって変化があることに気づき、頭部に鍼をすることによる変化を研究したのが次の段階です。鍼をして患者さんの反応を見ながら、どこに硬結や圧痛が出るのかを見ると非常に面白い。現在では左右の合谷を刺激して反応をみることができるようになりました。これを「合谷診」と呼んでいます。合谷診なしで治療するのは、私には不向きです※1。

　山元式新頭鍼療法、通称YNSAを初めて世に発表したのは1973年、44歳のときです。

山口　四指末端の反応点を用いて診断的治療をされているのは非常に興味深いですね。

菊池　合谷は実際の臨床で使われ、一般の人もよく知る経穴です。頭部の刺鍼部位を選択する場合、片頭痛などでは側頭筋など反応点が出やすい部位に刺鍼をすることはよく行いますし、

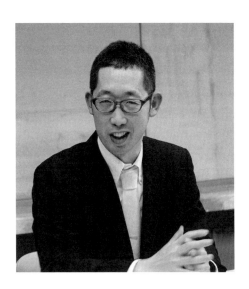

◆ 皆川陽一（みなかわ・よういち）

2006年、明治鍼灸大学（現・明治国際医療大学）鍼灸学部鍼灸学科卒業。2011年、明治国際医療大学大学院鍼灸学研究 博士後期（博士）課程修了。帝京平成大学ヒューマンケア学部鍼灸学科助教。2018年、帝京平成大学ヒューマンケア学部鍼灸学科講師。

頭部は頸神経、三叉神経の支配領域ですので、脳循環へ及ぼす影響を考えますと、四肢と頭部、顔面部の関係は興味深いです。

皆川　YNSAは学校において習う機会が少な

いので、私たちが修得できるようなものなのか興味があります。また、脳の感覚野・運動野は四肢が大きな範囲を占めていることから、反応が合谷に出るというのも興味深いです。

山口　線維筋痛症の治療においても、四指末端と頭部に刺鍼しますか。

皆川　線維筋痛症に対する鍼灸治療の文献では置鍼より鍼通電の方が効果的との報告が多いため、私たちは手三里―合谷、足三里―陽陵泉といった四肢末端に鍼通電刺激を行うことが多いです。また、頭部への刺鍼は、現在、薬物療法でなかなか効果が認められない治療抵抗性線維筋痛症患者に対して、前頭前野賦活を目的に刺激を行っていますが、詳細なデータはまだ収集中です。

山口　頭鍼療法で効果が期待できる神経疾患を挙げていただけますでしょうか、

山元敏勝　パーキンソン病の振戦は頭鍼療法によって改善する症例をよく経験しています。最近では後頭部から前頭部にかけての憂鬱さ、うつ症状、不快感の訴えが多くなった気がしますが、合谷診を行うと、同側に圧痛点がある症例をよく見かけます。

山口　山元敏正先生はパーキンソン病がご専門ですが、臨床での現状と課題、鍼に期待することはありますでしょうか。

山元敏正　パーキンソン病は運動症状から非運動症状まで広範囲に認められ、痛みを訴えることが非常に多いです。腰曲がりなど骨格の変形による痛みが多くみられます。経過が長くなると、Lドパによる薬物療法で運動合併症が出てきます。つまり、薬が効いている時間（オン）と効いていない時間（オフ）が現れます。ドパミン神経は疼痛の抑制に関係しているといわれており、Lドパがオフのとき、患者さんは痛みやしびれを特に強く感じます。

　うつ、やる気がなくなる、不安が強くなると

いった精神症状はLドパで改善することもありますし、効果が不十分なこともあります。

　振戦が鍼で改善できるとすると、非常に面白いですね。パーキンソン病の振戦の原因は不明であり、Lドパが効くタイプと効かないタイプがあります。効かないタイプは振戦が小脳系の機能亢進によって生じているとする説です。大脳基底核回路内の障害による振戦であれば、Lドパで改善します。パーキンソン病に特徴的なのは安静時振戦ですが、どの患者さんに薬が効くのかは分かりません。いずれも原因は中枢なので、もし鍼治療が有効ならその治効メカニズムは非常に面白いと思います。

山口　パーキンソン病の振戦や痛みについても、頭部の反応点と合谷診を用いるのでしょうか。

山元敏勝　反応点を見つけながら行うわけですが、最近は特に頸部痛、肩の痛みは、YNSAではA点とC点を操作することが有効だと感じます（図1）。とくに前頭部において、頸部の反応点を見つけ、1カ所に4本から5本、集中的に刺鍼すると、手のしびれが軽快することは経験しています。

山口　今のお話を聞いて、菊池先生、いかがで

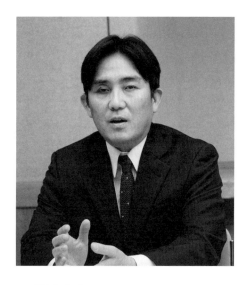

◆ 菊池友和（きくち・ともかず）

埼玉県立盲学校専攻科理療科卒業。埼玉医科大学東洋医学科研修生。埼玉医科大学東洋医学科非常勤。2006年より埼玉医科大学東洋医学科常勤。埼玉医科大学総合医療センター麻酔科ペインクリニック（兼担）。埼玉医科精神神経センター神経内科（非常勤）。パークヒルクリニックリウマチ膠原病科。

しょうか。

菊池　鍼で自分たちが貢献できると感じるのは、痛みや便秘などの非運動症状に対してです。

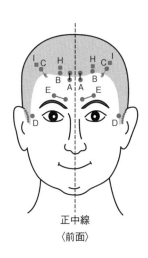 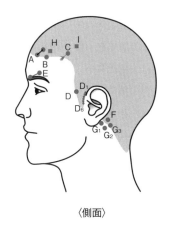

正中線　〈前面〉　　　〈側面〉

各点の適応
A：頭部、頸椎、肩
B：頸椎、肩、肩関節
C：肩甲関節、肩関節、上肢
D：腰椎
E：胸椎
F：坐骨点
G：膝
H：下肢、特に膝
I：下肢全般

図1　基本点（「医道の日本」2017年5月号「YNSAの診断」より転載）

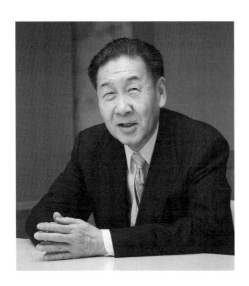

◆ 山口 智 (やまぐち・さとる)【司会】

埼玉医科大学大学院専攻生課程修了、医学博士。
東洋医学技術研修センター研究員・筑波大学講師
(兼任)を経て、埼玉医科大学第二内科東洋医学部門、
同東洋医学科主任を経て埼玉医科大学医学部講師。
東京有明医療大学客員教授。全日本鍼灸学会理事、
日本東洋医学系物理療法学会副会長、日本頭痛学
会・自律神経学会・神経治療学会・温泉気候物理
医学会各評議員および専門委員。

便秘に対しては進行が進めば進むほど、四肢の
経穴より腹部や体幹、背中への刺鍼のほうが効
果があるような印象を持っています。ジストニ
アの腰曲がりは、少し効果が鈍い印象ですが、
痛みの軽減には寄与できるイメージがありま
す。振戦に関しては、鍼治療の直後は劇的に改
善する患者さんもいますが、長期的な改善は難
しい例も多いです。振戦がある場合は末梢の経
穴を使っているので、山本敏勝先生の頭鍼療法
の臨床を拝見したいと思っています。たしかに
頭部には圧痛点がありますが、合谷との関係で
頭部の圧痛点を意識していなかったので、臨床
で追試してみようと思います。

山口 脳卒中もよく診られるとのことですが、
治療のポイントはどこでしょうか？

山元敏勝 前頭葉と、下肢であればC点やA

点など、場所によって反応は違います。脳卒中
による半身不随と麻痺には、前頭部の反応点に
鍼をすることにより改善することはよくありま
す。できるだけ早く処置したほうがよいのです
が、最近は残念なことに、一開業医として鍼治
療を開始する時期が遅すぎると思っています。
1、2カ月入院したあとでの鍼治療になると、
効果はあまり期待できません。私は、昔は脳卒
中や半身不随や麻痺が発症したその日からよく
鍼をしていました。運動麻痺が改善され、可動
域も全く違ってきます。脳への刺激によって脳
幹部の血流量がよくなるのだと考えられます。

山口 早期からの鍼治療がよいというのは私た
ちも痛感しています。その場合も合谷診を行い
ますか。

山元敏勝 合谷を利用すると全く違うという印
象があります。

山元敏正 リハビリはなるべく早期から行うほ
うがよい、といわれていることに通じますね。
脳梗塞では、梗塞の中心部の脳神経細胞（コア）
は治療によって救えませんが、その周囲のまだ
生存している脳神経細胞（ペナンブラ）は早期
に治療することによって、救えると考えられて
います。早期の治療により脳血流量が増加して、
通常は死んでしまうような脳神経細胞が生き残
る、ということが早期治療の重要性を示してい
ます。

菊池 末梢のツボを使って刺激をすると、脳血
管障害の脳血流量の低い人ほど血流量がよく上
がり、高い人は下がるという研究もあります[1]。
私たちは、痛みのためにリハビリができない回
復期や維持期の患者さんに、痛みを軽減させる

1) Maruki Y, Shlmazu K, Okubo T, Yamagtlchi S.
Effect of acupuncture on cerebral bl∞d low in
paients with CVD J Cereb Bl∞d Flow Metab
1989（suppl l）: 695.

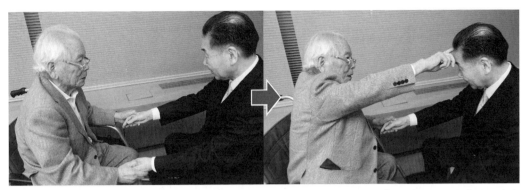

真っすぐに向き合い、左右の合谷を触る。強く押したり軽く押したりして左右差を診る。「この痛みと、この痛みは？」と山元敏勝氏。「右が痛いです」と山口氏。右合谷の痛みをとるには、頭部のＡ点を触る（本来は鍼を行う）。磁石の関係があり、合谷の硬結がとれる。

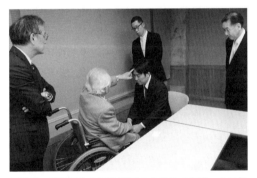

菊池氏、皆川氏も山元敏勝氏の合谷診を体験。山元敏勝氏の手はとてもやわらかい

ために鍼を使っています。嚥下障害、痙縮の患者さんにも喜ばれます。

山口 脳卒中で顔面部や腕などに痛みを訴える患者さんには、鍼である程度効果は得ていますが、痛みの研究をされている皆川先生、中枢性系の痛みについてはいかがでしょうか。

皆川 患者さんが訴えている痛みが急性なのか慢性なのかで治療法が大きく変わると思います。急性は、原因である組織をメインに治療をすればいいと思いますが、慢性痛の場合は原因を探せないことやそもそも鎮痛機構が減弱していることが考えられます。そのため、さまざまなアプローチが必要であると考えています。

山口 慢性痛では、皆川先生のところではよく側頭部に刺激をしていますよね。

皆川 慢性痛はそもそも鎮痛機構が減弱している可能性があるので、鎮痛目的に鍼を行ったとしても効果が認めらないことがあります。そこで、鎮痛機構減弱の原因の一つであり痛みの認知にかかわる前頭前野賦活注目し、現在、反復経頭蓋磁気刺激（rTMS）や頭皮直流電気刺激（tDCS）の報告を参考に左右頭維を結んだ鍼通電刺激を行っています。しかし、まだこの刺激がrTMSやtDCSと同様に脳血量に変化を与えるかは検討中です。

医療者に不可欠な２つの観点

山口 山元先生、そのほかの症例はありますか。

山元敏勝 一例を挙げれば、ブラジルの医師が、自動車事故で右脳を摘出した半身不随の患者さんをYNSAで左頭部に鍼をしたところ、自分である程度まで寝起きができるようになった例があります。そのメカニズムをどう説明するか、私には分かりません。

山元敏正 脳の障害された部位と患者さんの状態をもう少し詳しく知りたいところです。手足へ行く神経は延髄で交差していますが、体幹の筋肉を支配する神経は交差せず同側を下降する

ともいわれています。したがって、左の脳を鍼で刺激することにより、左の麻痺側の体幹の筋力がアップした、とも考えられます。理論的に説明するのは難しく、そこが面白いところでもありますよね。

私は鍼治療に関して素人なのですが、合谷に4点も5点も圧痛点を見つけて、そこを細かく刺激をしながら患者さんの反応を見るのは非常に面白いと思います。ツボに機能局在があり、刺す場所、刺し方、刺す深さを変えることによって今まで明らかにされていない治療効果がある可能性も感じました。

山口 おっしゃるとおり、鍼灸の臨床では合谷の部位、刺鍼する深さも病態によって違います。山元先生も細かく触診をされているのではないでしょうか。臨床では、病態によって経穴も動いていると考えられます。皆川先生、菊池先生、山元敏勝先生にお聞きしたいことがありましたら、お願いします。

皆川 医師であり鍼治療にもご造詣が深い山元先生は、鍼灸師にどういったことを望まれますか。

山元敏勝 患者さんの立場からみれば、いかにして痛みを軽減してくれるか一番ではないでしょうか。学問的な理論も大切ですが、あまりとらわれず、患者の満足度を上げること、快方に向けることが大切だと思います。

菊池 合谷診において一番大切にしている反応は何でしょうか。

山元敏勝 硬結です。合谷診のあと頭部を触診して、異常な反応が出ている部位に気づくことです。それは「ここを突いてほしい」という信号ではないかと思っています。また、鍼治療の前にその疾患になった原因を見るのが大切です。要するに早く診断をつけることが非常に重要です。慢性頭痛、運動障害がある人は、痛み

のために積極的な治療ができないので、痛みをとることが前提ではないかと思います。

山口 患者さんにとって満足度の高い医療を提供していこうとするスタンスは、東洋医学も同じだと思います。敏正先生、鍼灸に期待することは何でしょうか。

山元敏正 私は西洋医学しか知らないのですが、いろいろな病気の患者さんを診ていると、薬物療法の限界を感じます。患者さんが高齢化し、十分な薬剤を使えない、副作用の心配もあります。それ以外にも、例えば片頭痛の一部の症例は難治性になります。その場合、頭痛の予防にカルシウムブロッカーや抗うつ薬、抗てんかん薬を使用します。しかし、薬物療法はその選択肢は限られています。私は漢方や理学療法も非常に大事だと思っています。片頭痛の患者さんで発作が多い人は、頸部から肩部の筋肉をストレッチでほぐしてもらうと、頭痛発作の回数も減り、発作時の頭痛の程度も軽減します。理学療法に加えて鍼治療で筋肉の緊張を軽減することが中枢に影響して、病態自体も改善するのではないかと思います。

私は子どもの頃から山元敏勝先生の臨床を見て、影響を受けました。私たち医療者に一番大事なのは、とにかく患者さんの訴えをよく聴くこと、もう一つはリサーチマインドです。山元敏勝先生はそれを実践されてきたのだと、今日のお話を聞いて改めて認識しました。患者さんから学んだことがその後の臨床に一番役立つと、最近、強く感じます。

山口 日本では鍼灸はそれほど普及していないのが現状です。とくに病院ではあまり使われていません。山元先生のYNSAは、診察によって得られた情報から個々の病態に応じて診療を進め、発展してきたことを本日のお話から垣間見ました。ありがとうございました。

（取材・撮影：本誌 由井和美）

経絡治療オンライン座談会

ONLINE DISCUSSION

2020

後編

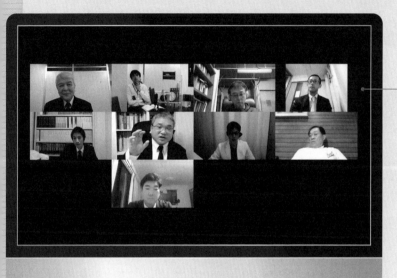

動画も観れます！

- 馬場道啓
- 大上勝行
- 山口誓己
- 中川俊之
- 吉岡広記
- 岡田明三
- 篠原孝市
- 橋本巌〔司会〕

　日本鍼灸の多様性を改めて俎上に載せた、月刊「医道の日本」2020年1月号と2月号の連動企画「ツボの選び方」。小誌編集部が提示した患者の症例に対して、どのように診察を行い、どんな配穴をして、どのような施術を行うのか、各研究会および学会に執筆してもらった。加えて、2020年6月号では「ツボの選び方の向こう側」と題して、一歩踏み込んだ巻頭企画を組み、特別座談会として、経絡治療学会と日本鍼灸研究会のメンバーにオンライン上で集まってもらった。今回は、その後編をお送りする。

　前編では、経絡治療学会の歴史を振り返りながら、「岡部系」と「井上系」に分かれていった経緯や、それぞれの治療の特徴などについて話してもらった。後編では、さらに具体的に治療法としてどのように違うのか、また、その治療を決定づける診察、とりわけ、重要となる脈診について、喧々諤々の議論が展開されることとなった。座談会中も挙がった通り、経絡治療を軸に置く学会および研究会は、両会だけではない。この座談会を契機にさらに議論の輪が広がり、共通の基盤づくりへとつなげてもらえればと思う。

　なお、この座談会が行われた2020年4月22日時点では、新型コロナウイルス感染症の拡大防止の対策として全国に外出自粛要請が出されていた。そのため、zoomオンライン会議システムを用いての座談会となったことを、前編同様に付記しておく。

▶MEMBER

［ 経路治療学会 ］

馬場道啓

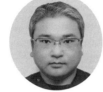
橋本巌〔司会〕

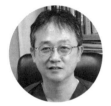
大上勝行

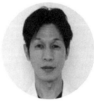
山口誓己

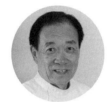
岡田明三

［ 日本鍼灸研究会 ］

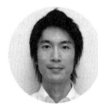
吉岡広記

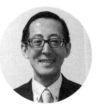
中川俊之

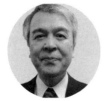
篠原孝市

治療スタイルにどんな違いがあるか

橋本　吉岡先生が「ツボの選び方」(「医道の日本」2020年1月号)の「Ⅳ.選んだツボへの施術方法」で書かれているように、少ないツボに対して、捻鍼による接触鍼でアプローチするところに、日本鍼灸研究会の特徴があると思います。

　一方で、経絡治療学会の施術としては、私と馬場先生が「ツボの選び方」(「医道の日本」2020年2月号)で紹介したように、ツボ数が比較的多く、置鍼も用います。さらに、私は「弾入法の刺鍼」と記載しました。これは私の施術法で、同じ経絡治療学会でも異なってくるところです。

　この座談会の前編(2020年6月号)で話した通り、経絡治療学会には、私が含まれる岡田明祐先生、岡田明三先生の流れを汲んでいる系統と、馬場道敬先生や馬場道啓先生の流れを汲んでいる系統、池田政一先生の流れを汲む系統、そして、接触鍼の樋口秀吉先生など、ほかにもいくつかの系統があります。

　それぞれの系統で、どんな違いがあるのか。2014年の第29回経絡治療学会学術大会九州大会でのシンポジウム「伝統を守る鍼灸治療」で議論したことがあります。私と大上先生が司会を務めました。置鍼を用いないで単刺術を行う馬場道啓先生、置鍼を比較的長い時間行う戸田隆史先生、その折衷として単刺と置鍼を同じくらいのウエイトで行う山口誓己先生の3人をシンポジストとして、それぞれの施術スタイルについて議論しました。

　山口先生は、やはり師匠である大上先生の治療スタイルを引き継いでいるのですか。
山口　はい。本治法は基本的に単刺で行い、背臥位では置鍼を行います。あとは病証・病理に基づき、置鍼をしなければ効きにくいような、瘀血や湿が原因となる症状に対しては、本治法

でも置鍼を行います。置鍼時間は約30分です。

大上 現在は、山口先生が研修生として在籍していた頃と少し変化していて、置鍼は10分ですね。本治法を単刺で行い、背部だけ置鍼しています。灸も行うので、治療時間は全体で約40分です。私が師事した池田先生も時代時代で多少変化が見られて、今は30分も置鍼していないと思います。ただ「気が経絡を1周するのが約30分なので、置鍼時間は30分」という話は、修行時代に聞いたことがあります。

橋本 私は岡田先生のもとで修行していたので、治療もそれに準じたものです。1人1時間くらいかけて行います。

岡田 着替えや置鍼の時間を入れた、トータルの治療時間は約1時間ですが、鍼を刺している時間でいえば、おそらく10分くらいだと思います。

橋本 吉岡先生は、治療にどれくらいの時間をかけますか。

吉岡 初診だと問診も込みで約30〜40分です。2回目以降は約15〜30分です。内訳は、簡単な問診が3〜4分、脈診が10〜20秒ほど、手足の要穴への鍼が約1分、腹部への知熱灸が1分、肩の散鍼と知熱灸が3〜4分、腰背部の散鍼と知熱灸が3〜4分、確認の脈診が10〜20秒、簡単な説明が3〜4分となります。もちろん、問診は治療中も断続的にする場合もあります。そのほか点灸や運動鍼、皮内鍼など必要な治療があれば5〜10分ほど追加となりますが、長くても30分以内で着替えまで終わります。

ただ、「ツボの選び方」の症例のように、20年前のぎっくり腰のことまで持ち出すような、たくさん話をされる患者さんでしたら、全体に話が長くなるのが常ですから、それだけ治療室に留まっている時間も伸びます。聞くことも治療のうちなので、その点は患者さんに合わせて対応しています。それでも治療自体は15分程度で終わっています。

中川 私も同じぐらいですね。特に初診時の治療は少なくしています。正直なところ、初診の患者さんほど怖いものはありません。どんな背景があり、どんな反応をするか分かりませんからね。治療を重ね、患者さんの反応を把握するに従って治療時間を加減しています。ただ、治療時間が増えたとしても、鍼と灸を合わせて15分程度です。来院から治療が終わり、着替えまでで30分ほどです。

橋本 やはり井上系は治療時間が短いですね。

中川 長時間の治療は失敗につながるという臨床上の実感があります。患者さんの消耗が激しいほど、鍼の時間は短く、穴数も少なくするべきと思います。本治だけでも十分なことがあります。選穴や補瀉が的確であっても、消耗や病勢に応じない治療は失敗すると戒めています。

吉岡 本当に気をつけないといけませんよね。講座の実技でも、「やりすぎ」による失敗を目にすることが時々あります。受講生は、初めてのことですから、どうしても一本一本がゆっくり、かつ、丁寧になるため、肩や腰背部の散鍼練習で本数こそ少ないものの、気がめぐりすぎて被験者が汗だくになり、気が散じて青ざめて気分が悪くなってしまうのです。

接触鍼は、陽表で勝負をするため、気がめぐりやすく、それだけ散じやすくもあります。手足の要穴は、陽の陽たる部位にあり、また経絡を調整して陰虚を補う目的で用いるため、気をもらさぬよう慎重かつ丁寧な鍼でなければなりません。一方、肩や背、腰などの広い面に行う散鍼は、陰虚を補うという目的は一緒でも、軽く気をめぐらせることが主になるため、手早く、かつ、やや雑にするくらいがちょうどよいです。

加えて、病状が重くなる、つまり、気の消耗が進むにしたがって、気がめぐり過ぎないよう量を減らす必要があります。それから、証を誤

るという失敗がありますね。文字通り「誤治」となりますから、この場合にはもはや時間や量の問題ではなくなります。もちろん、「誤治」をしないための診察であり、きちんと診察していれば「誤治」はそう起こるものでもありません。

馬場　私も、問診を除けば、鍼の治療自体は約5〜10分です。そこに透熱灸の時間が約5〜10分加わります。ただ、灸は患者によって反応の差が大きいので、灸だけで20分以上かかっている人もいますけどね。父（編集部注：馬場道敬氏）や祖父（編集部注：馬場白光氏）も大きく違いはありません。

橋本　岡田明三先生が1996（平成8）年の第24回日本経絡学会関西大会で、「鍼を手から離す治療と鍼を手から離さない治療」という演題で公開臨床実技を行いました。そのときに「ベッド数など、治療する環境によって治療に置鍼を使うか使わないかが変わってくる」と発表されています。経絡治療学会の長い歴史のなかで、施術者のパーソナリティやどの師匠についたかなどの環境によって、治療にバリエーションが出てきたのでしょうね。

脈診のとらえ方はどう違うのか

橋本　治療の違いは、診察の違いともいえます。例えば、この座談会の前編（2020年6月号）で大上先生と吉岡先生に議論していただいたように、蔵象をどのように扱うか。そして、日本鍼灸研究会で特に重視されている病因をどのように診察するか。そこでも治療に違いが出てきます。一方で、バリエーションに富む経絡治療においても、診察については、大きな共通点があります。それは「脈診を重視している」という点です。

　経絡治療の理論構築において、脈診は非常に重要な課題です。弥生会で最初に提唱された脈診が、六部定位脈診です。六部で診て沈めて、陰経・臓を浮かべて陽経・腑を診る。そこから変化していきますが、岡部素道先生に弟子入りをした馬場白光先生が福岡に治療を持ち帰った段階では、「脈診は十二経の虚実を診るもの」という認識で馬場先生、よろしいでしょうか。

馬場　はい。私たちの脈診の特徴は「形ではなく力を見る」ものです。いわゆる祖脈の浮沈を診るとき、いきなり脈拍を診るのではなく、指を当てるだけのところから始めます。ただ、それはあくまで祖脈を診るときです。虚実を診るときは、あくまでも力を診ます。そのため、脈拍を診ないと始まりません。祖脈として浮脈であろうと沈脈であろうと、どちらにしても脈拍を診ているということです。

　そのときに脈拍を診るなかで「沈めて浮かべて」と表現すると、イメージが難しいかもしれません。脈が打っているものに対して、それを浮中沈で「脈拍」をざっくりと3等分するイメージといえば分かりやすいでしょうか。「血管を3等分する」という言い方もできます。いわゆる「脈の上っ面と下っ面で診る」ことで、陰と陽を分けています。

　ですから「指を置いただけで陽を診ている」という意味ではなく「脈が打っている上の部分で陽経を診て、下の部分で陰経を診る」ことになります。その中間に「中脈」と呼ぶ大きな拍動があります。これを「胃の気の脈」と表現してもよいかもしれませんが、比較脈診では、その真ん中の部分を省いて、上と下で診ていきます。

橋本　今、馬場先生に説明してもらった脈診法を、1939（昭和14）年に、馬場白光先生が岡部素道先生から教わって、福岡に持ち帰ったわけですね。その後、前編（2020年6月号）で中川先生から説明があったように、経絡的治療から経絡治療へ集約していきます。

　その段階で脈診が少し変わっていったように

思うのです。まずは、本間祥白先生が脈図をつくります。篠原孝市先生が監修された『現代語訳 脈論口訣―原文・注釈・解説付き』（医道の日本社）にも脈図が掲載されてきています。脈を解釈するために、イメージを重視するか、理屈を重視するかで、二派に分かれていたのではないでしょうか。

　日本鍼灸研究会では、陽経と陰経を診るような脈診は採用していないわけですよね。

中川　「陽経と陰経を同時に診る」という意味では、六部定位脈診は対応していないですね。脈は各部位で一つですから、同時に陰経と陽経を診ません。井上系では、まず六部定位脈診により陰経を決め、その結果から陽経を選経します。例えば、肺経虚証では、その陽経の大腸経、相剋経の胆経か小腸経を選びます。六部定位脈診は陰経の選経を中心とする脈診です。

　岡部先生の1941（昭和16）年までの治験例や取穴法（選経選穴法）では、6カ所の浮沈で十二経の虚実証（陰経の虚実証、陽経の虚実証）を診ています。各部の強弱をそのまま虚実証とする方法であり、陰経と陽経は同列です。対して井上先生は、1941年5月の「脊椎カリエスの鍼治験」（『東邦医学』第8巻第5号）以降、各部の強弱を五行的に比較する虚実証（陰経の虚［相剋陰経の実を含む］＋陽経の実）を打ち出しました。

　『東邦医学』の経絡治療治験例（1942年4月〜1944年3月）では、初めて「肝経虚証」「肺経虚証」というふうに陰経虚証を中心証とし、6カ所の強弱比較を証決定法としています。井上先生の方法をもとに本間先生が展開したものですが、彼は証決定を示すために、各部位に脈が一つの脈図を考案しました。さらに、「証決定の原則」（『東邦医学』第10巻第12号・1943年）にて、六部定位脈診は各部位一つの脈を相互比較し、その決定は五行関係によることを明示しま

す。例えば、金経（肺経）虚証の場合は、右寸口（肺）と右関上（脾）の虚、左寸口（心）と左関上（肝）の実といった具合にです。この記述は戦後、『経絡治療講話』（1949年、医道の日本社）の「第6講・診察編」に掲載され、六部定位脈診における証決定の定式となりました。

篠原　本間先生は、戦前戦後の論文や著書の中の六部定位脈診の虚脈の脈図で、六部それぞれを丸一つで表現しています。丸が一つということは、各部で診られる脈は一つだということですよね。つまり、六部定位脈診の場合、脈が浮沈どこの位置で打っていようが、問題となるのは、各部の最もはっきり脈が分かる深さ、その1点ということになります。

　私が業界に入った頃に接した古い先生方は、虚脈を診て、例えば「肺経虚証」とは表現しないんですよ。「金経虚証」と言うわけです。「肝経虚証」は「木経虚証」と言うんですね。なぜそんな不自然な言い方をするんだろう、と不思議に思っていたら、そもそも右寸口を虚と診ても、それが肺経、大腸経どちらの虚証であるかは、六部定位脈診では区別がつかないわけです。だから、「金経虚証」としか言えない。しかし、その「金経虚証」は、戦中から戦後の本間先生の論文の中で、「肺経虚証」へと変わっていく。つまり、虚脈は陰の経絡の虚証、すなわち経絡治療的な意味での「陰虚」に一元化される。この変化の理由は今のところ不明ですが、経絡治療において特に強く意識されていた精気の虚としての「陰虚」と関係があるのかもしれません。

　もちろん、浮沈に絶対的な実脈が加われば、陽経の実、陰経の実の判定はできます。しかし、患者の多くを占める虚脈の場合、六部定位脈診の構造に規定されて、陰経と陽経の区別はできない。金経、木経というように五行経しか分からない。その五行の虚証が陰経の虚証とされることで、陽の経絡の虚証、つまり経絡治療的な

意味での「陽虚」が診察の枠外に置かれてしまう、というのが、戦中から戦後にかけての経絡治療の問題意識ではないでしょうか。

橋本 明祐先生も臨床で脈診のあとに、「水虚証」などと表現されていましたね。脈については、本間先生の脈図を見ても、脈は中心にあったまま、大きいか小さいかという表記が最初だったと思います。そうなると、本間先生と井上先生が提唱している脈診と、岡部素道先生が馬場白光先生に伝えた十二経の虚実の脈診とでは、発展の仕方が異なってくることになりますね。そこが私たちの脈診法と決定的に違う気がするのですが、馬場先生、いかがでしょうか。

馬場 いいえ、脈は私も一つと思っていますよ。二本流れているわけではないので（笑）。ただ、脈は一つなのですが、脈一つの中から情報を得るという意味合いです。例えば、円が一つあって、そこから陽経と陰経の差を診ているということです。

岡田 ここは、すごく重要なところです。私が最初に経絡治療夏期大学に行ったときは、馬場道啓先生の説明のように「浮かべて陽経、沈めて陰経」と習いました。これには脈状は入っていないんですよね。岡部素明先生の時代から、初めて診察に脈状診が入ってくる。

脈状診を診察に入れることは、経絡の虚実だけではなく、大上先生が盛んに言及している病証や蔵象などを背景に、脈の形がある病気を表現することです。ただの経絡の虚実ではなく、「どういう病がどこに存在するか」は脈状診でないと分かりませんから。

篠原 方法論がいろいろあるのは分かるのですが、経絡治療家にとって六部定位脈診は、経絡の虚実を決めるためのほとんど唯一の方法です。したがって、誰もが検討できるように、図なり文章なりで具体的かつ詳細に書かれるべきです。しかし、経絡治療の初期の頃から「十二経の虚実」といいながら、いつの間にか「四陰経の虚」に変わってしまった。しかし、その経緯も、方法も、陰脈や陽脈の定義もほとんど説明されたことがない。これまでの経絡治療学会の先生方の論文を見ても、そういう肝心なところは全然書いてくれていませんね。

私自身は井上雅文先生から六部定位脈診の方法を教わりました。ただ、それは『脈状診の研究 ―脈状及びその臨床的応用』（自然社、現在は医道の日本社でオンデマンド版）の第2章の「六部定位脈診法と脈図」に書かれているものとは大きく異なります。それは、つまり井上恵理、本間祥白両先生から井上雅文先生に継承された問題意識、いわば「秘伝」みたいなものですが、1979年5月以前は、古典鍼灸研究会の中ですら誰とも共有されていませんでした。その方法は、本間先生の戦前の論文や戦後の『経絡治療講話』にあるように、六部では各部一つの情報しか診られないことが前提となっています。虚脈、つまり陰虚を診る方法が重要で、まず最も脈がはっきり感じる深さで各部の強さを診て強弱を判定する。それで分からなければ、脈が分かりやすい深さまでグッと押し込んで、深いところで診る。しかしそれは「陰脈を診る」ということではありません。そして、押さえて消える脈ではなく、押さえて脈が見えなくなったあと、指を上げたときに最初に脈が現れた部が強く、すぐに脈が現れない部を弱いと診る。あとは実脈、つまり陽実と陰実を診るための方法がありますが、これは井上先生の本に出ている通りです。

私は井上系の六部定位脈診しか知りませんが、それとは別に岡部素道先生の「十二経絡虚実診」が伝えられているのであれば、やはり私たちも勉強するべきだと思っています。当時の資料などあれば見たいですね。

橋本 口伝や秘伝の話が出ましたが、馬場先生

や大上先生を中心に『日本鍼灸医学』で経絡治療の検討をしたときも、この話になりました。基本証を4パターンに分けるとき、二経の虚でとっていくと、わりと広く判断できます。ところが、馬場先生の方法を、私が真似してみると十二経の虚と実と組み合わせが無限にあり、情報処理が難しいです。

馬場　いや、そんなに難しくはないですよ。パターンにこだわらず、十二経の力の差を素直に診るように心がけると、簡単とはいえませんが習得できると思います。また、経絡の虚実という観点からも、まずは陰経陽経にかかわらず一番弱いところ、一番強いところを診て、選経、選穴、補寫を行うところから始めるとよいと思います。

篠原　私たち井上系の六部定位脈診の手順と証決定の原則は、私が連載「臨床に活かす古典」の第24回（「医道の日本」2014年4月号）で公にしてしまったので、いまや秘伝でも口伝でもありません。十二経の虚実の決め方も、言葉や図で表していくとよいと思います。

　その場合、例えば、極端に沈んでいる極めて細い脈の六部の比較をどうするのか。これは非常にリアルな問題だと思います。経脈の虚実を六部定位診で決められるということであれば、従来の証の枠組みが根本的に大きく変わる可能性もあります。

橋本　私たちで検討したときには、大上先生を中心に脈状の解説をしました。例えば、馬場先生が「右寸口の大腸経の実と肺経の虚」といった場合には、大上先生が「脈状は浮で実、浮大」と表現を変えながら議論しました。また、馬場先生は、脈状診として情報処理をされないだけで、非常に高度に細かく脈を診ているのではないか、と考えました。

篠原　六部定位診の診かたはあくまでも、絶対的および相対的な「虚実」そして「浮沈」。この二要素しかありません。この二要素だけで十二経の虚実が決まるとすれば、それは、やはり文章として残してもらわなければ、私たちは学びたくても検討できません。これは批判しているわけではなく、非常に重要な問題だと思うのですね。例えば、陽経の虚証がとらえられないために、四陰経の虚にとどまっていることもあり得るわけです。だからぜひ検討してほしいです。

馬場　私だけでは決められない部分がありますが、理論化は必要だと考えています。

橋本　継続的に議論をしていきましょう。

脈診で何を診ようとしているのか

橋本　経絡治療学会夏期大学では、3日間で脈診を教えなければなりません。脈診の情報量も絞れば絞るほど理解は深まります。私が1994年や1995年に熱海の夏期大学に参加したときは、みんなで円になって100人くらいの脈を一気に診ることをやっていました。大上先生もやられませんでしたか。

大上　岡田先生の講義を受けたときに、そういう実技をやったことがあります。

橋本　脈を徹底的に診ることをやりましたよね。

岡田　どこにどういう鍼をするのか。経絡に基づいて考えていくことが前提です。経絡がどういう働きをし、どの経絡を使うことで身体の調節ができるのか。それを知るために、脈診、切経、問診などで分類していく。どこの経絡がどういう反応をしているかが脈だけで分かれば、最短で治療できますが、すべてを脈で把握しようとするのか、それとも脈である程度の病態を把握してから、ほかの方法でさらに詰めていくのか。脈診の位置づけと目的が、施術家によっても異なりますし、経絡治療の発展のなかでも変遷しています。

　というのも、経絡治療は、最初の頃は「陰経と陽経さえ分かれば、そこに鍼を刺せばよい」という単純な論法でやっていたわけですよね。そこには、病因も何も関係ない。「どこのツボを使えば気血の調節ができるか」という単純なプロセスです。その最も基本的かつ単純な方法を、馬場白光先生は岡部先生からマスターして帰られて、馬場道啓先生のところでは、今でもその方法が受け継がれている。ただ、経絡治療学会ではそこから、この座談会の前編で話したような中医学などからの影響を経て、病証学のようなものを入れないとおかしいという話になってきたのだと思います。

　ですから、脈に限っていえば、この脈は何を診ているのか。身体が今熱いのか、冷たいのかをとりあえず診るのか。それとも、脈診の情報から経絡の虚実、そして、ツボの選択までを把握できるようになるのか。自分の脈診の方法で何を診ているのかをはっきりさせないと、脈診の位置づけが見えてこないのではないでしょうか。

馬場　私が大上先生たちと検討会で勉強させてもらって分かったのが、まさにその脈診の位置づけです。経絡治療学会では、病気のメカニズムという形で「精気の虚から病証まで」の図を『日本鍼灸医学』にも掲載しています（図参照）。「ツボの選び方」の誌面にも図と解説が載っています（2020年2月号のp.79参照）。

　篠原先生がいう「四虚証」は、この図では最初の「精気の虚」の部分にあたると思います。そして、私が行う六部定位脈診では、あくまでも病証の一つ手前の臓腑経絡に波及している部分を診ています。今、どういう状態になっているのか。出口の部分を診ているわけです。臓腑経絡に波及した虚実や寒熱が、補寫によって改善すれば、少なくともこの現れている病証はとれると思うんです。

　反省も込めていうと、私たちのところでは「脈を診て鍼灸を施し、患者が治っている」という事実と経験をもとに、延々ときているんですよね。大上先生たちと勉強させてもらって、この図を知って「自分たちが診ている部分はここだったんだ」という認識を持ちました。ただ、養生が目的の患者さんの場合は、大きな病証は現れていません。ということは、精気の虚の部分も自然に診ていたことになると思うんです。

　私たちからすれば、逆に「いきなり精気の虚まで見つけられるのか？」というのが、最初の大きな疑問だったんです。今、現れているものを診るのが精いっぱいではないのかと。それを治療して改善していくなかで、肝虚証タイプや腎虚証タイプといった、患者の体質や素因が見えてくると考えています。ですので、私の場合は、この図の矢印を病証から追いかけてみるようになったときに理解が深まったんですね。

　岡田先生からの「何を診ているのか」という点でいうと、私たちが基本的に診ているのは臓

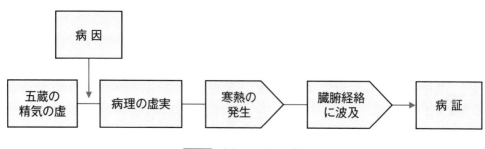

図1　病気のメカニズム

病因

五蔵の精気の虚 → 病理の虚実 → 寒熱の発生 → 臓腑経絡に波及 → 病証

腑経絡に波及した部分をメインで診ていると、ご理解いただければと思います。

橋本　この図に書いてある病因は、中川先生や吉岡先生がおっしゃっている病因とは違うところですね。私たちは「外因」「内因」「不内外因」を病因といっています。日本鍼灸研究会の先生方がおっしゃる「風」「熱」「湿」の分け方とは少し異なるところですね。

　また、馬場先生は「臓腑経絡に波及する部分を診ている」という話でしたが、今回、精気の虚はあえて「経絡をめぐる存在である」という表記にしています。つまり、五臓の精気の虚だけでなく、それが経絡にまで影響を及ぼしているわけです。

　ですから、精気というものを五臓の中だけに留めずに経絡のほうにも巡るという設定にしてあります。馬場先生は病証に近いところの情報を診ているということですが、馬場白光先生がいうところの「経絡のほうが主であって臓腑のほうが従である」という主従関係で診察から治療までをされています。大上先生がこだわられた蔵象についても、五臓の精気の虚から病証までの流れを、臓腑経絡のまさに精気の虚のレベルで本質まで変えようという治療法だったのではないかと思うのですね。脈診と選穴と治療は、それぞれレベルが分かれるため、経絡治療学会内で統一されているわけではありません。ただ、「皆さんが標準的に行っていることはこのように理解できます」と提示したのが、『日本鍼灸医学』であり、2020年2月号の「ツボの選び方」の原稿だと私は考えています。

　私たちからすると、馬場先生の十二経の組み合わせも非常に難しいくらいですから、日本鍼灸研究会で行われているような、患者さんを診て瞬間的に32に分けるのはなかなか難しい。治療が10〜15分で終わるとなるとなおさらで、このあたりは継続して勉強させていただければと思います。

吉岡　外から見ていると難しく感じるかもしれませんが、実際には単純な基準や方法に従って決めているだけのことなんです。もちろん、診脈自体の慣れも大切ですし、井上脈状診の構造（陰虚の段階や推移を示す虚遅・虚数・実遅・実数、内部の順逆など）の理解も欠かせません。

　最初は、気口と人迎の左右差（相対的な虚実）を決めてカルテに書く、次に気口の浮沈を決めてまた書く、次に滑渋を決め……というように、一つひとつやっていきます。一気に全部の脈状表記を頭の中に書き記し、選経選穴までこぎつけられるようになるためには、まずは一つずつ着実に書いていく作業が重要になります。

　最終的には、座談会の前編で申し上げたように、脈診が「あらかじめ病証から構想した脈状と患者の脈状との一致不一致を確認する作業」であることを念頭に診脈できるかどうかが分かれ道となると思うんです。「患者の脈状を感じ取る作業」として脈を診ていないからこそ、脈診の時間が極めて短くなり、瞬時に証、そして選経選穴までを「決める」ことができるわけです。それは、証を誤ることによる「誤治」が起きなくなることにもつながっていますので、一連のことに馴染む必要があります。

　繰り返しになりますが、「ツボの選び方」の原稿では、どのようなプロセスを経て病態を把握して脈診し、選経選穴に至っているのかを、明解に提示できたと思っています。

経絡治療ほど古典との付き合い方が明確に分かるものはない

橋本　今回は、岡部系の経絡治療学会と井上系の日本鍼灸研究会にどのような違いがあるのか、議論してきました。問題点と今後の課題が明確になってきたかと思います。最後に一言ずつ、お願いします。

馬場 あくまでも病証に近いところを最初に診て、今のリアルな状態に脈診を行い、それに対して補寫をしていく。そういう治療を私は心がけています。これからは、篠原先生からアドバイスいただいたように、文章にしたり言葉にしたりして、皆さんにご理解いただけるように、門下生を含めて検討して勉強させていただきたいと思います。

山口 脈診に関してはこのように話し合う機会があったらぜひ、もっと詰めて議論していきたいです。大上先生が『よくわかる経絡治療 脈診ワークブック』(医道の日本社)を出版していますが、私たちが今行おうとしているのは、六部位それぞれの脈状を診ていくところに落とし込み、病因病理を明らかにし、それを六十九難以外の選穴につなげていくことです。同じ脈状でも、人迎気口の脈状と六部位それぞれの脈状を診てという点では一致するところもあれば、一致しない部分もあると思います。そういう部分を今後は議論していきたいですね。

大上 私は東洋医学の本質を知りたい。そのための一番ふさわしい、向いている道具が経絡治療だと考えています。しかし、今の経絡治療の考え方だけでは、古典から読み取れない部分がまだあります。もっと経絡治療に落とし込む努力をしていかないといけません。それには、私たちだけの勉強ではなくて、やはり中川先生がおっしゃった歴史の継承も必要ですし、後進を育てて伝えていくことが大切です。例えば、私が80歳まで生きたとしても、古典の研究は終えられません。40代、30代、20代の人材を育てていく場をもっとつくらなければなりません。

吉岡 もう22年も前になるでしょうか、大学2年のときに日本鍼灸研究会の短期集中講座を初めて受講しました。それまで「脈診は感覚するもの」とばかり思っていたので、どう感じているのだろうと頭の中で一生懸命に想像していました。しかし、実際は違っていました。「脈診は言葉の勉強」、そう教わった瞬間に衝撃を受けるとともに世界が一変し、すぐに脈診ができるようになりました。

何も大げさな話でも、特別なことでもないのです。ただ単純明快な「言葉」で厳密に規定された「枠組」「基準」「方法」が提示されているだけのことなのですが、もう何も迷わず診れるわけです。要諦は「基準に則り自ら判断すること」なので、感覚の鋭敏さの追求や人との答合わせは不要です。「自分が分かる」ことは「他人が分かる」ことであり、それは「言葉」を介して実現すること、そして拠るところの「言葉」は「古典」に基づいていなければならないこと、そうしたことも同時に理解しました。

なので、岡田先生がおっしゃっていた「脈診によって何を診ているのか」という問いが、核心だと私は思います。まずは、経絡治療の根幹である六部定位診の共通理解と方法の確定が不可欠です。岡部系であれ井上系であれ、六部定位診を外すことはできませんし、六部定位診あっての経絡治療ですから。そのうえで、それぞれが六部定位診の上に脈状診をどう加えて、どのように行っているのか、また今後さらに古典をどうつなげていけるのかという、より先へ進むための検討に入っていくことになるのではないでしょうか。そういう意味で、馬場先生の発表が非常に楽しみです。

中川 大上先生のおっしゃるように、古典をどう読んでいくのかが大切です。経絡治療ほど古典との付き合い方が明確に分かるものはありません。どのような目的で、どんな古典を読んだのかがはっきり分かっています。古典マニアでもなく、また東洋趣味でもなく、診察のある鍼灸治療の構築のため、必要に迫られて古典を読んだのです。経絡治療の検討は、古典の読み方を豊かにすると思います。

脈診についてですが、六部定位脈診を改めて検討する必要があります。先ほど、議論した通り、六部定位脈診には、陰経虚証を中心に診る方法と、十二経の虚実を診る方法が併存しています。また、証決定にも、各部の強弱を五行的関係から決定する方法と、強弱をそのまま虚実証とする方法があります。しかし、現在までの議論は十分とはいえません。単純に白黒をつけるのでなく、それぞれの診法の得失まで検討できれば、かなり有益な研究になると思います。

脈状診については、脈をどの部位で診るか、その情報をいかに処理して選穴に結ぶのかという点が、脈状診活用の糸口だと思います。脈状は左右で違いますし、さらに、左右寸関尺の脈状は各部で違うのが一般です。それら情報を一つの診察（病態、内外傷、予後判定）に落とし込むには、詳細な検討を行う必要があります。経験では超えられないものです。

経絡治療は、近代で初めて体系化に成功した鍼灸治療です。成立過程が明らかなうえに、80年の積み重ねがあります。きちんと段階を踏まえて勉強すれば、短期間に習得できる治療法です。秘伝、口伝、専売特許は何もありません。また、いい加減な治療と思われる風潮があるとすれば、それは曖昧な伝聞、不十分な検討に因るに過ぎません。経絡治療の研究は、100年後に鍼灸が残るか否かにかかわるとすら感じています。真剣な議論の継続を強く願います。

最後に、経絡治療の創成に大きな貢献をした月刊「医道の日本」に深く感謝します。その一応の区切りにおいて、経絡治療の検討が新しく始まることをうれしく思います。座談会に参加させていただき、大変ありがとうございました。

篠原 今回の「ツボの選び方」の寄稿集について、発刊後に42本の記事をすべてチェックしました。しかし、たとえ経絡治療を標榜していても、オーソドックスな経絡治療を行っているところもあれば、経絡治療を『難経』のほうに引っぱるところもあれば、また、『素問』の運気論の方向にもっていくところもあります。そして、経絡治療から現代医学や中医学に大きくかじを切っている研究会ももちろんあります。

それぞれ意見も違えば、方法も違うわけですが、それでも私は、経絡治療の臨床家が集まって、一定の手順で検討を進めれば、共通の基盤はつくれると思っています。そうしなければ、今後もずっとお互いに好き勝手なことをいっているだけで終わってしまう。だからこそ、議論することをあきらめずに、共通の土台をつくっていかなくてはならない。今回の座談会を、その一つのきっかけにしたいですね。

岡田 経絡が存在するという共通の前提に立って、脈診や病証学で、どう証を定めていくのか。篠原先生がいうように、ベースとなる共通認識を深めていく。「何のための経絡治療なのか」というのを改めて考えていくために、今回のような議論を積み重ねていきましょう。

橋本 日本伝統鍼灸学会の学術大会では、鍼灸病証学の確立に向けて、たくさんのシンポジウムがあったと思います。しかし、それは篠原先生が連載「臨床に活かす古典」で書いているように、完全に頓挫している状況です。やはり、博覧会的にそれぞれの存在を認めるという方向では何も生まれません。

学生は、どのようにツボを選んで、どのような治療法で治療を施していけばよいのかという、すごくシンプルなことを知りたがっています。共通のベースをつくり、教育現場に落とし込んでいくことで、初学者も含めて経絡治療はどんどん発展を遂げていくのではないでしょうか。今回の座談会を新たなスタートとして、継続的に議論していきましょう。　　　　（了）

（聞き手・構成：本誌 山口智史）

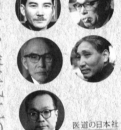
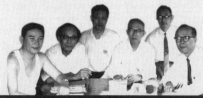

新型コロナウイルス感染症と鍼灸治療

第3弾

　4月には感染の拡大が深刻化していた新型コロナウイルスだが、その後、新規感染者数が全国的に減少。5月21日に関西圏の2府1県が、25日には、残された首都圏1都3県と北海道の緊急事態宣言が解除された。これで、日本政府が4月7日に発令した緊急事態宣言は、すべての都道府県で解除された格好になる。

　緊急事態の終了を受けて、第2波、第3波に警戒しつつも、社会経済活動を再開する取り組みが各地でみられている。休校が長期化していた学校は、各都道府県について、分散登校という段階を経て、通常登校へと切り替わってきた。

　休校の間、鍼灸師やあん摩マッサージ指圧師の養成施設は、感染予防対策や学生へのフォローなどについて、どのような取り組みを行っていたのだろうか。アンケート調査をした結果をまとめてみた。各学校ともオンライン授業の可能性を探ったり、家での課題を工夫したりするなど、それぞれの項目の回答からは、教員の方々の苦労が伝わってくる。

　また、新型コロナウイルスの海外への影響についても、在住中の鍼灸マッサージの治療家にアンケート調査を実施。感染の拡大状況も違えば、そもそもの資格制度も日本とは異なる国々において、どのような対策を行ってきたのか。これから海外で活躍したいと考えている治療家の方々も含めて、ご参考にしていただければ幸いである。

　合わせて、前回同様、新型コロナウイルス感染症の流行に関する世界の動きや業界の動きもまとめたほか、編集部員によるPCR検査レポートも掲載した。

　ウイズコロナの世界はどのように変わりゆくのか――。未来をイメージしながら、ご一読いただければ幸いである。

新型コロナウイルス感染症に対する
養成施設での取り組み

4月7日には7都道府県、4月16日には全都道府県を対象とした、新型コロナウイルス感染症の感染拡大に伴う緊急事態宣言が発出された。それを受け、全国の小中高等学校、大学などの教育機関の大多数が休講となった。一方、あん摩マッサージ指圧師、はり師、きゅう師、柔道整復師の養成コースを擁する施設ではどういった措置が取られたのか。今回、休講措置の有無や、対面が必須となる実技や実習の予定、オンライン授業に関するアンケートを全国の養成施設133校へ送付。そのうち、回答のあった54校の状況を報告する。

実施方法：電子メールもしくは郵送
アンケート回答期間：5月20日（水）～6月5日（金）
対象：全国のあん摩マッサージ指圧師、はり師、きゅう師、柔道整復師の養成コースを有する施設133校
回答数：54校

Q1. 休講※の措置を取っていますか

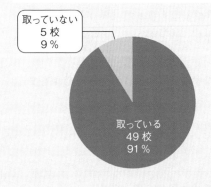

取っていない
5校
9％

取っている
49校
91％

※この場合の「休講」とは、学生の通学および対面
　での授業は休止しているものの、職員などによる
　業務は継続している状態を指している。

Q2. Q1.で「休講の措置を取っている」を選んだ場合、以下の質問にご回答をお願いします

●現時点での休講の期間を教えてください

A2 4月14日～5月29日。　　　（北海道鍼灸専門学校）
A2 4月6日～5月24日。　　　（東日本医療専門学校）
A2 4月9日～5月30日。　　　　　　（浦和専門学校）
A2 4月6日～6月6日。　　　　　（呉竹医療専門学校）
A2 4月1日～5月31日。　　　　（新宿医療専門学校）
A2 4月1日～7月11日（5月11日～7月11日の間
　　で正規授業をオンラインで実施中）。
　　　　　　　　　　（日本医学柔整鍼灸専門学校）
A2 4月1日～5月31日。（お茶の水はりきゅう専門学校）
A2 4月1日～6月25日。
　　　　　　　　　（帝京科学大学〈東京西キャンパス〉）

Ⓐ2 4月13日〜5月9日：休業。
5月11日〜5月30日：オンライン授業。
（専門学校白寿医療学院）

Ⓐ2 4月より2カ月弱。　（静岡医療学園専門学校）

Ⓐ2 4月8日〜5月29日。　（中和医療専門学校）

Ⓐ2 4月1日〜5月31日。　（鈴鹿医療科学大学）

Ⓐ2 4月1日〜5月31日。　（京都医健専門学校）

Ⓐ2 4月8日より課題による自宅学習を行っている。また、5月19日からは分散登校を開始し、対面での授業開始は6月1日からを予定している。　（明治東洋医学院専門学校）

Ⓐ2 4月8日〜5月29日（5月13日〜5月29日はオンライン授業）。　（神戸東洋医療学院）

Ⓐ2 4月15日〜5月1日。　（四国医療専門学校）

Ⓐ2 4月6日〜5月31日。　（河原医療福祉専門学校）

Ⓐ2 5月11日からオンラインによる授業を開始。6月1日からはオンラインの授業に加え、分散登校を実施している。
（福岡医健・スポーツ専門学校）

〈そのほかの回答〉

Ⓐ2 3月2日〜5月29日を予定。

Ⓐ2 3月4日〜3月28日、4月18日〜5月2日。

Ⓐ2 4月から現在も継続中。

Ⓐ2 4月から当面の間。

Ⓐ2 4月開始〜5月7日。

Ⓐ2 4月1日〜5月6日。

Ⓐ2 4月1日〜5月30日の期間は課題学習またはオンライン授業。6月1日からは対面式授業を開始。

Ⓐ2 4月1日〜5月31日。

Ⓐ2 4月6日〜4月18日、5月7日〜5月30日。
※4月20日〜5月2日まで休校（授業を行わず、職員などによる学校業務も行わない状態）。

Ⓐ2 4月7日〜5月9日。

Ⓐ2 4月8日〜5月24日。

Ⓐ2 4月9日〜5月30日。

Ⓐ2 4月11日〜5月23日。

Ⓐ2 4月20日〜5月30日。

Ⓐ2 4月21日〜5月8日。

Ⓐ2 5月10日まで。

Ⓐ2 5月11日より遠隔授業開始。

Ⓐ2 5月20日まで。

Ⓐ2 5月31日まで。

Ⓐ2 5月31日まで（職員は時短・交代で出勤。出勤なしの日は自宅待機）。

Ⓐ2 6月12日まで。

Ⓐ2 未定。

Ⓐ2 ほぼ2カ月間。

●休講について、学生への案内方法（電子メール、郵送など）を教えてください

Ⓠ2 4月13日に登校した際、説明を行った。その後の休講の延長は一斉メールなどで案内した。　（北海道鍼灸専門学校）

Ⓐ2 電子メール、電話、ホームページへの告示。
（東日本医療専門学校）

Ⓐ2 電子メール、郵送、電話。　（浦和専門学校）

Ⓐ2 電子メール、郵送、ホームページで公開。
（呉竹医療専門学校）

Ⓐ2 電子メール、郵送、ホームページ。
（新宿医療専門学校）

Ⓠ2 郵送および一斉連絡ツールを用いて告知。
※併せて学生にオンライン授業の受講環境の調査を実施。　（日本医学柔整鍼灸専門学校）

Ⓐ2 電子メール、ハガキの両方。
（お茶の水はりきゅう専門学校）

Ⓐ2 電子メール、大学のホームページ。
（帝京科学大学〈東京西キャンパス〉）

Ⓐ2 電子メール、ホームページ、郵送。
（専門学校白寿医療学院）

Ⓐ2 電子メール、LINE、郵送。（静岡医療学園専門学校）

Ⓐ2 学校ホームページ、電子メール、郵送。
（中和医療専門学校）

Ⓐ2 大学ポータルサイト、電子メール、オンライン面談。　（鈴鹿医療科学大学）

Ⓐ2 学校配信の電子掲示板、電子メール、郵送。
（京都医健専門学校）

Ⓐ2 電子メール、ホームページへの掲載、郵送。
（明治東洋医学院専門学校）

Ⓐ2電子メール。学生ホームページ掲載、休講前に授業内で告知。　　　　（神戸東洋医療学院）

Ⓐ2電子メール。　　　　　　（四国医療専門学校）

Ⓐ2学生本人に対してはコミュなび、LINEなどの電子メール。コロナ対策などのご理解について保護者には電話、郵送。
（河原医療福祉専門学校）

Ⓐ2LINE、郵送など。
（福岡医健・スポーツ専門学校）

〈そのほかの回答〉

Ⓐ2担任からLINEで連絡。

Ⓐ24月20日に登校した際、オリエンテーション時に周知。

Ⓐ2在校生、保護者への郵送物、在校生への電子メール、学内学生支援システム、ホームページなど。

Ⓐ2郵送。

Ⓐ2Zoomのクラスルーム、メール、ホームページ、電話。

Ⓐ2LINE、電子メール、学校ホームページ、公式SNS、および文書郵送など。

Ⓐ2在校生には電子メール、新入生には電話ならびに郵送にて連絡し、メールアドレス取得後は電子メール。

Ⓐ2ムードル（学校と学生間をつなぐ通信システム）で連絡。また、重要な通知は郵送した。

Ⓐ2代表者へ電話、メールし、クラスLINEで連絡。

Ⓐ2学生へは非公開型SNSなど、保護者には文書郵送。

Ⓐ2緊急連絡網および文章。

Ⓐ2前日のホームルームにて案内。

Ⓐ2一斉メールにて配信。郵送、学校ホームページにも掲載。

●休講期間内の学生へ指導している自主学習の方法について教えてください

Ⓐ2オンライン教材を利用した学習と電子メール、Zoomを用いた質疑応答を行っている。
（北海道鍼灸専門学校）

Ⓐ2電子メールでの課題資料の送付。
※電子メール不可の生徒には郵送。
（東日本医療専門学校）

Ⓐ2動画資料の個別送信、学習スケジュールの指示、課題プリント（教科ごと）。（浦和専門学校）

Ⓐ2課題作成。　　　　　　　（呉竹医療専門学校）

Ⓐ2オンライン授業。　　　　（新宿医療専門学校）

Ⓐ2対面授業は実施していないが、講義の授業科目についてはオンラインで実施している。
（お茶の水はりきゅう専門学校）

Ⓐ2課題学修。（帝京科学大学〈東京西キャンパス〉）

Ⓐ2課題学習。　　　　　（専門学校白寿医療学院）

Ⓐ2ビデオ撮影による遠隔授業を実施、課題配布。
（静岡医療学園専門学校）

Ⓐ2（1）各学年の学習経過に合わせた課題を郵送して、学習させている。
（2）休校期間中に、オンラインによるホームルームを頻回に行っている。
（中和医療専門学校）

Ⓐ25月31日までオンライン授業、6月1日より対面授業。　　　　　　　（鈴鹿医療科学大学）

Ⓐ2Microsoft Teamsを用いて課題提出、またそれを用いたオンライン授業。
（京都医健専門学校）

Ⓐ2教科書・資料をもとに課題を作成するとともに、課題に対する解説動画を視聴できるようにしている。　　（明治東洋医学院専門学校）

Ⓐ2授業資料、復習用プリント、課題の送付、学生ホームページに問題の掲載を行った。
（神戸東洋医療学院）

Ⓐ2科目ごとにA4用紙1枚程度の課題を学生に郵送し、休講明けに提出。（四国医療専門学校）

Ⓐ2遠隔授業を実施し、内容をレポートにまとめ、課題として提出してもらっている。
（河原医療福祉専門学校）

Ⓐ2オンデマンド学習（動画配信＋課題郵送）。
ライブ配信授業（Microsoft Teamsを使った双方向通信型授業）。
（福岡医健・スポーツ専門学校）

〈そのほかの回答〉

ⓐ学習プリント、演習問題を配布。質問はLINEで受付。

ⓐ1年生、2年生には課題を郵送し、返送してもらい指導を行っている。3年生はオンラインで補習授業、パソコンなどを持っていない学生は来校してもらい、補習指示。

ⓐ5月7日よりオンラインにてガイダンスおよび授業開始。

ⓐオンライン授業や課題を学生一人ひとりに送付して自主学習をうながす。また、動画の視聴。

ⓐ課題などの配信。適宜学習指導の動画なども配信。

ⓐ遠隔授業、プリント。

ⓐWeb上に設定した限定公開サイト（YouTube連携）にて、自習用資料および動画の配信。また、電話による学生からの質問対応。

ⓐ教科書・課題の送付、オンラインでの配信授業。

ⓐ(1) 授業資料および学習指示書を郵送し、課題を提出させる。
(2) 授業資料を音声解説付きで配信。
(3) 実技の動画を作成し配信。
以上により、遠隔授業を実施。

ⓐ課題配布とオンラインでの授業（テスト配信を目的として）。

ⓐ在宅で学習できる課題、オンライン授業を実施。

ⓐ教科書学習、問題配布、授業動画視聴。

ⓐ遠隔授業による自宅学修（同時双方向型、オンデマンド型、課題学修型）。

ⓐ履修済みの科目の復習をメインに課題を出し、提出。

ⓐ早急に学生の通信環境をアンケート調査したうえで、オンラインでのオリエンテーションを実施。4月13日から双方向型での課題学習を開始。
4月16日以降は順次、行政が示した方法に則った遠隔授業を開始。
具体的には非公開型のオンライン掲示板、チャット、テレビ会議アプリ、動画配信、Web課題アプリなどのICTツールと教科書および紙媒体の配布資料を組み合わせて、解剖学や経絡経穴学などの予習や復習を行った。

ⓐプリントによる課題および遠隔授業。

ⓐオンライン授業、課題提出。

ⓐ5月よりWeb授業を行っている。

ⓐオンラインによるインターネット学習（オンデマンド講義）。

ⓐ休講中の科目およびコマ数相当分の課題。

ⓐ4択問題の課題、学習アプリを使って問題の配信、記述の穴埋め課題。

ⓐWebページを利用しての動画配信による復習。課題プリントの送付および回収。

ⓐ(1) Zoomを用いた遠隔授業。
(2) 記述式課題。

●対面が必須となる実技や実習については、どのように進める予定か教えてください

ⓐ6月1日以降、順次開始する。教員、学生ともにマスク、フェイスシールドなどを使用して感染防御に努める。　（北海道鍼灸専門学校）

ⓐ6月中は座学授業のみにして、7月から実技、実習を開始。10月までには実技と実習の7割を終了予定で進行する。
授業中はフェイスシールドの使用、消毒法の徹底をして進行する。　（東日本医療専門学校）

ⓐ予備日、夏休み、冬休み、春休みを返上。
（浦和専門学校）

ⓐ座学形式でできる範囲は実施し、時期を見つつ、フェイスガードの利用などを含めた感染対策を行い、対面授業に移行していく。
（呉竹医療専門学校）

ⓐ前後期のカリキュラム入れ替え。夏季休業の短縮など、年間日程の変更。
（新宿医療専門学校）

ⓐ実技科目を1期→2期（7月21日〜）以降に後ろ倒しして実施する予定。実技後ろ倒しに伴い、一部の講義科目を1期に移し再編成。
※科目の関連性を考慮しながら、1期に難関

科目が集中しないよう調整。

（日本医学柔整鍼灸専門学校）

A2 数回分を課題提出で行い、6月から対面授業で実施する予定。

（お茶の水はりきゅう専門学校）

A2 感染対策を行い、時差登校や学年分け登校、またオンライン授業における動画配信。

（帝京科学大学〈東京西キャンパス〉）

A2 6月1日～学校再開時から従来通り。少人数での実施、手指・物品消毒など衛生管理は徹底する。 （専門学校白寿医療学院）

A2 今後の課題。 （静岡医療学園専門学校）

A2（1）当面は、非接触の方法で行う。

（2）当面は、頸部から上の施術は行わない。

（3）消毒済みの術野以外に触れた場合は、エタノールによる手指消毒を必ず行わせる。

（4）飲み物を携帯して、20分おきに口に含ませて飲み込ませる。 （中和医療専門学校）

A2 未定。 （鈴鹿医療科学大学）

A2 現状は延期。6月以降、少人数制で行っていく予定。 （京都医健専門学校）

A2（1）実技の導入やデモは動画やWebを使用。

（2）マスク、グローブを着用し、通常よりもさらに少人数で実施を検討。

（3）対面授業が可能になるまで延期する（夏期休暇中に実施予定）。（明治東洋医学院専門学校）

A2 休講明けに実技、実習の授業時間を確保するため、座学の科目は主にオンライン授業とした。 （神戸東洋医療学院）

A2 6月1日より再開予定。不足分は土日祝、夏季休業中などに実施の予定。（四国医療専門学校）

A2 遠隔授業では、新入生には実技を行う前の心得をしっかり説明して、実際に対面で実技ができる日に備える。

2、3年生には再度基本をカメラの前で実演し、自宅で反復、確認させる（対面が始まれば、ソーシャルディスタンス・消毒・換気・ペアの交替などについて気を配る）。

（河原医療福祉専門学校）

A2 ライブ配信による座学授業を前倒しで実施し、

対面授業の開始後に詰めて行う予定。

（福岡医健・スポーツ専門学校）

〈そのほかの回答〉

A2 5月18日より分散登校を開始。分散登校期間は実技科目の授業を中心に実施。授業は密になる状況を極力避け、マスク着用、換気、手洗いを徹底。

A2 手指消毒の徹底、換気、マスク、フェイスシールド着用のもと、実技や実習を行う予定。

A2 理論を中心に進め、ロールプレイを利用する。

A2 オンラインでは座学中心で開講、実技・実習は、対面授業開始時期より導入。

A2 未定。

A2 感染予防対策と、健康状態の確認とを十分に行う。

A2 登校できる状態になり次第進めていく予定。そのため、時間割などは変則になる。

実技の一部最初のガイダンスなどオンラインで可能な内容は一部オンラインにて進めている。

A2 遠隔（できる範囲で）、通学再開後。

A2 学校再開の6月1日以降に時間割調整をしつつ、必要時間数を網羅すべく実施する。

A2 手洗い、消毒、換気の徹底。人数の多いクラスを分割して少人数にて実技・演習授業を実施。

A2 生徒間での間隔を空けられる大部屋にて、窓を開放し、マスク着用、手指消毒、私語を慎み実施する。

講師の手技はスクリーンに映像を大写しし、学生が視聴しやすくする。

同時に実技授業を動画撮影し、登校不可の学生には、オンデマンド配信にて見てもらい、課題を提出してもらうことにより、授業出席を認める。

A2 今まで以上の手洗いと消毒に加え、ベッド面、まくらの消毒（一人が使用するごと）、マスク、フェイスシールドの着用。

A2 感染防止対策（手指消毒、検温、マスク着用、フェイスガードなど）を行ったうえで、実技・

実習を行っている。

Ⓐ2 学校再開後、長期休暇の短縮や集中講義などで実施予定。

Ⓐ2 事前に動画や同時双方向型により実施方法などの説明を行い、対面授業再開後に実技授業を行う。

Ⓐ2 慎重に状況に合わせ、段階的にできること、密にならないような遠隔操作などから進めて行く予定。

Ⓐ2 6月1日以降に実施。

Ⓐ2 今後の社会情勢や行政からの指導に応じた授業提供を前提としているが、専門職の養成施設として、今後は鍼灸師により一層の感染予防策が求められると予想しているので、学科としての標準予防策を見直して実技・実習を行う予定。

具体的には、下記を検討および準備中。

(1) 時差登校、分散登校の実施。校内の導線や教室内でのソーシャルディスタンスの確保。

(2) 施術練習に先行して専門職として感染予防に関する正しい知識と感染予防行動を習得。

(3) 学生や保護者の不安の解消に努め、必要であれば実技・実習を受講することの同意を得たうえで、鍼灸施術の実技・実習を開始。

Ⓐ2 マスク、フェイスガードを用い、実技・実習の人数を分散させ実施。

Ⓐ2 検討中。

Ⓐ2 後期より諸条件をクリアできる範囲で開始する。

Ⓐ2 学外実習は実施時期の変更（前期→後期中心に実施）。

校内実技・実習においては感染予防対策の徹底（次亜塩素酸水による加湿器設置など）。

Ⓐ2 後期に。

Ⓐ2 政府の指示に合わせて分散登校時に行うか、夏休みなどを利用して補習を行うつもりである。

Ⓐ2 夏期休暇期間に充当。

Ⓐ2 1クラス2班に分かれ行う。

Ⓐ2 4〜5月中に座学を中心にオンライン授業動画を配信し、6月からは実技、実習を多くとって

遅れを取り戻す予定。

Ⓐ2 対面授業再開後に当初予定していた授業回数を実施。

Ⓐ2 当校がある県での発生状況を鑑みて、6月15日より段階的に再開予定。

Ⓐ2 新型コロナウイルス感染症の状況を見て自粛。

●そのほか、休講を行ったことによる懸念事項などがあれば教えてください

Ⓐ2 学生一人ひとりの表情や態度が分からない状況のため、学生の状況（学業や経済面、体調などの不安）を把握することが困難な状況である。　　　　（北海道鍼灸専門学校）

Ⓐ2 学習計画の遅延。　　　（呉竹医療専門学校）

Ⓐ2 実技科目のブランクを懸念したが、換気や消毒などの対策を講じ人数を制限したうえで、6月4日より実技室の開放を実施。また、専任教員が付き添い、実技の練習を行う。
　　　　（日本医学柔整鍼灸専門学校）

Ⓐ2 はじめはオンライン授業の対応が大変だったが、現在は落ち着いてきている。
　　　　（お茶の水はりきゅう専門学校）

Ⓐ2 学力低下、実技、実習での修得力低下。
　　　　（帝京科学大学〈東京西キャンパス〉）

Ⓐ2 年間カリキュラムの見直しが生じた点。
　　　　（専門学校白寿医療学院）

Ⓐ2 個別の細かい対応ができておらず、進み具合がバラバラである。1年生はクラスメイトとコミュニケーションがとれていなく不安。
　　　　（静岡医療学園専門学校）

Ⓐ2 (1) 学生の健康状態。
(2) 3年生の学習の遅れ。
(3) 新入生の学校への帰属意識の低下。
　　　　（中和医療専門学校）

Ⓐ2 学生の理解度、到達度が不安である。
　　　　（明治東洋医学院専門学校）

Ⓐ2 オンライン授業による学生の理解度や満足度。
　　　　（神戸東洋医療学院）

Ⓐ2 授業時間数は同じでも、例年と比べややタイトなスケジュールで授業を実施する予定のた

め、学生の学習および技能到達レベルが例年通りに上昇するか懸念される。

また、学生間の親睦を深める目的で実施される学校行事の多くが中止となったため、特に新入生が円滑に学生生活を過ごせているか懸念される。　　　　　（四国医療専門学校）

Ⓐ2一番は学力の低下（学力の差）が心配。
　　　　　（河原医療福祉専門学校）

Ⓐ2臨床実習が期間内に終了できるのかは不安に思う。　　　（福岡医健・スポーツ専門学校）

〈そのほかの回答〉

Ⓐ2学習プリントなどを配布して自主学習できるようにしているが、やるかやらないかはあくまで学生の意志に任せているので、学習の進捗に差が出る。授業内容の進行も当然遅れているので、休講明けは多少急ぎ足での授業の進行になってしまう。

また、分散登校により実技の授業を行えているが、密になる状況を避けるために実施できることが限られる。

Ⓐ2年間の学事日程の順調な実施。

また、国家試験の日程を従来どおり行うこと（2週間以上の延期を望む）。

Ⓐ2学生のモチベーションや教育内容の担保。

Ⓐ2学習の遅れ（特に3年生）。カリキュラムの消化が年度内に可能であるかどうか。授業がないための学生の生活習慣の乱れ。

Ⓐ2授業の進捗、実技・実習、国家試験。

Ⓐ2自宅待機が長かったことによる「外へ出ることに対する不安・ストレス」への対応。学費などの返還請求の存在。学習内容が満たされないのではないかという不満に対する対応。

Ⓐ2夏休みなどの長期休暇がほぼなくなること。4〜5月に予定されていた学校行事の後ろ倒し。3年生の国家試験対策。

Ⓐ22人組の実技となるので、マスク着用・手指消毒の徹底はさせるが、感染リスクはゼロにはならない点。

密接を避けることにより、手から手への技術

の伝承が困難。また、学生の技能習得の機会が奪われ、結果として技術力の低下が心配。

Ⓐ2これ以上、緊急事態宣言が出て、再度休校になり、年度内にカリキュラムの消化が不可能になること。

Ⓐ2学校再開後、長期休暇の短縮や集中講義などで実施予定。

Ⓐ2課題提示による自習学修についていけない学生への対応。

Ⓐ2非常勤講師の担当科目への対応。学生のネットワーク環境の把握。

Ⓐ2年度内の授業が修了できるか否か。台風などにより休講になると余裕がなくなる。

Ⓐ2学生の学習状況の把握が難しい。

Ⓐ2学生の身体面、精神面の健康状態の低下。

学生の学習機会の逸失、学習意欲の低下、学力の低下。

学校（教員）ー学生間、学校（教員）ー保護者間のコミュニケーション不足と、それに起因する諸問題の発生など。

Ⓐ2再々試験の実施日の確保、および国家試験対策の実施日数が不足する点。

Ⓐ2Web授業が対面授業のような成果をもたらすか。

Ⓐ2学生の勉学に対するモチベーション維持。教職員間および学生同士の連携に問題はないか。新しい生活様式への順応。

Ⓐ2学習の遅れが学生ごとに異なり、特に学力があまり高くない学生が、今後講義再開後について行けるか心配している。

Ⓐ23年生の国試に対するモチベーションの低下。新入生の講義が遅れている点。

Ⓐ2学習の遅れ（特に3年生）。

Ⓐ2新1年生の学習意欲や能力の把握が困難。

Ⓐ2学外機関と連携した学習機会の喪失が発生してしまった。

Ⓐ2現時点ではぎりぎり期内に終了できる予定だが、第2波が発生した際には終了できない可能性が高い。

Ⓐ2学習の遅れをどのように取り戻すことができるのか懸念。また、非常勤講師の授業の対応。

Q3. Q1.で「休講の措置を取っていない」を選んだ場合、以下の質問にご回答をお願いします

● 休講の措置を取らない理由を教えてください

❸ 4月20日から5月6日まで休講としていた。本校においては実技を伴う演習があるため、国から提示されている指針を遵守し、講義室の変更やオンライン講義の整備をしつつ、最大限配慮しながら講義を実施した。
その後、当校の所在地では緊急事態宣言解除の発出があったため、引き続き上記の対応を継続している。

❸ 周辺地域で感染者が確認されていないため、感染予防策を講じて授業を実施している。現時点では遠隔授業と比較して、対面授業のほうが学習効果を得ることができ、学生にとって有益であると判断したため。

Q4. オンラインでの授業について教えてください

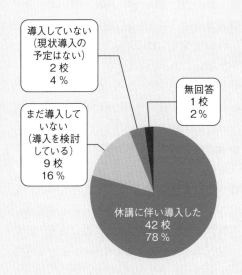

導入していない（現状導入の予定はない）2校 4%

無回答 1校 2%

まだ導入していない（導入を検討している）9校 16%

休講に伴い導入した 42校 78%

Q5. Q4.で「以前から導入していた」「休講に伴い導入した」を選んだ場合、オンライン授業のやり方と内容について教えてください

❺ オンラインでの動画配信、電子メール、Zoomでの質疑応答を行っている。
（北海道鍼灸専門学校）

❺ ビデオ通話を利用した、リアルタイムのオンライン授業。（東日本医療専門学校）

❺ オンデマンド形式による授業配信と課題提出の双方向型授業。（呉竹医療専門学校）

❺ 授業時間に合わせて動画を配信およびオンデマンドでの視聴。
予習ののち聴講前にプレテストに回答、送信し、視聴。聴講後にポストテストに回答、送信、課題提出など。（新宿医療専門学校）

❺ Zoomを利用し、5月11日～7月11日までの期間でオンライン授業を実施。
【方法と内容は以下の通り】
（1）正規授業の内容を縮減せず、1コマ90分で実施。
（2）授業ごとに共同ホスト（補助教員）を設置。
※学生の入室許可や通信環境トラブルなどに対応できるような体制を整備。
（3）出欠確認にはGoogle Formを活用。
（4）授業資料の配布にはGoogle Driveを活用。
また、事前準備として以下を行った。
（5）学生に受講環境の調査を実施。
（6）Zoomを使った模擬授業を教職員間で実施。
（7）トライアル期間を約2週間設け、専任教員が学生にZoomを用いて模擬授業を実施。
（8）非常勤講師向けにZoomを用いて、勉強会を実施。（日本医学柔整鍼灸専門学校）

❺ Microsoft Teamsのソフトを使用して、授業科目ごとに録画をアップしている。出席確認については、課題を与えてそれをオンライン

上で提出することで出席と見なす。

(お茶の水はりきゅう専門学校)

Ⓐ5 大学のCampusSquareやZoomなどを使ったオンライン授業。

(帝京科学大学〈東京西キャンパス〉)

Ⓐ5 教員は基本的に学内で授業を行い、学生は自身のパソコン、タブレット、スマートフォンで参加する。

学生の通信環境を事前に調査し、Wi-Fi環境を持たない（通信費従量制も含む）学生には、モバイルルーターを貸出し対応した。

(専門学校白寿医療学院)

Ⓐ5 授業をビデオ撮影し学生へ資料とともに提供。

(静岡医療学園専門学校)

Ⓐ5 (1) Web会議用アプリを用い、原則双方向講義を行う。

(2) コマシラバスを作成し、1回の講義で評価も同時に行う。 (中和医療専門学校)

Ⓐ5 学生の傾聴姿勢の確認など問題はあるが、大学ポータルサイト・電子メールなども活用しながら教員各自工夫して対応している。

(鈴鹿医療科学大学)

Ⓐ5 Microsoft Teamsを用いたオンライン授業。通常の授業内容と相違なし。

(京都医健専門学校)

Ⓐ5 双方向性授業およびオンデマンド方式を採用し、科目の特性および学生のWi-Fi環境を考慮して実施している。

(明治東洋医学院専門学校)

Ⓐ5 授業資料を事前に送付し、予習を終わらせて授業に臨むよう指導。授業内で質疑応答の時間を設け、その時間のみ双方向でのやり取り可とした。また、不足時間数は課題（レポート）で補った。 (神戸東洋医療学院)

Ⓐ5 学生側のWeb環境について、個人差があったことから、同時双方向型授業は断念し、オンデマンド型授業を整備した。方法はGoogle Driveを活用した映像配信と、課題解答を課した。同時にblog、LINE、電子メールを用いることで、学びの双方向性を確保した。

幸いにも4月21日以降、県内での感染者が出ていないことや、早々に専修学校に対する休業要請が解除されたため、結果的に遠隔授業の需要はなかった。

なお、2週間の臨時休業、5月に実施した間引き登校の埋め合わせをするべく、授業の5%程度を遠隔授業とし、学生の休日登校や夏季休業などの短縮回避に利用している。

(四国医療専門学校)

Ⓐ5 Microsoft Teamsを利用し、当初の授業カリキュラムに沿って授業を行っている。事前に授業分の資料を配布し、加えてWord、Excel、Power Pointなどのソフトを活用し、個人所有の端末にて授業を実施している。

(河原医療福祉専門学校)

Ⓐ5 時間割を渡し、LINEの無料通話で行った。資料は学校の教員が作成し、ホームページを活用して、学生がダウンロードした。

(鹿児島第一医療リハビリ専門学校)

〈そのほかの回答〉

Ⓐ5 Microsoft Teams、Zoomおよび学園グループ独自のポータルサイトにて実施。

Ⓐ5 学生のパソコンおよびケータイ、通常授業の内容。

Ⓐ5 テストの送付→動画の視聴ののち、課題の提出および質問の受付、回答。

Ⓐ5 通常授業に相当する内容の動画を授業時間に合わせ配信。Google Classroom機能およびYouTubeを利用しています。

また双方向とするため、動画視聴後は配信された課題に解答することで出席を認めることとしている。

Ⓐ5 対面授業形式（カメラ使用）。パワーポイント中心。

Ⓐ5 専門業者と契約し、学生一人ひとりにIDとパスワードを付与してセキュリティを高めて実施。学生が自分の自由な時間に何度も授業を見返すことができるよう、オンデマンド型にて実施。通信量削減のため、パワーポイント

に音声を入れたものを配信。

Ⓐ5当面は授業資料に開設の音声および動画を添えて配信し、通信システムを通じて質問を受け付ける遠隔授業を行っている。
今後は授業をリアルタイムで配信し、少人数分散登校の上、学校と自宅双方向でのオンライン授業としていく。

Ⓐ5Zoomを用いて、あらかじめ製作した授業動画を配信し、配信前後に出欠のやりとりをする。

Ⓐ5科目ごとに授業内容を収録した動画を配信する形式（オンデマンド）で、オンライン授業を行っている。

Ⓐ5対面式の講義を避けるため、原則として学生は登校させ、講義室に設置しているパソコンと遠方にいる講師のパソコンをオンライン授業用のソフトウェアを介して接続し配信。

Ⓐ5オンデマンド型授業。グループウェアを活用した学習問題配信。

Ⓐ5課題をネットワーク上の学生専用の掲示板・メールで配布し、ホームページ上の専用ソフトにて質疑応答をする。

Ⓐ5非公開型のオンライン掲示板、チャット、テレビ会議アプリ、動画配信、Web課題アプリなどのICTツールと教科書および紙媒体の配布資料を組み合わせて基礎分野、専門基礎分野、専門分野の講義形式の科目を実施。

Ⓐ5VODまたはオンラインでの授業を実施。ZoomまたはGoogle Meetにて出席を確認し、授業内で講義を行い課題を提出させたのち授業終了時に再度、出席確認を行う。
出席確認、講義＋課題、小テスト、出席確認で90分。

Ⓐ5教員の作成した動画を観る。

Ⓐ5Google ClassroomとGoogle Meetを使用して行っている。

Ⓐ5録画を配信、またZoomなどを利用したリアルタイムの講義を行っている。

Ⓐ5授業をビデオで撮影したり、パソコン画面を動画としてYouTubeに配信（限定公開）。

Ⓐ5本校のWebページ内で動画授業を配信し、

あらかじめ郵送した課題を返送させている。

Ⓐ5事前に使用する課題を送付し、Zoomを用いて遠隔授業を行った。実施にあたってはPPT（パワーポイント）を中心に使用し、復習や基礎を主なの内容とした。

Q6. 学生から、新型コロナウイルス感染症に関連して休学、もしくは退学といった相談を受けたことはありますか

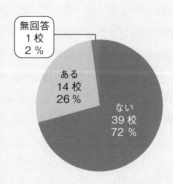

無回答
1校
2％

ある
14校
26％

ない
39校
72％

●「ある」を選んだ場合、その内容や対応策について、可能であれば教えてください

Ⓐ6行動自粛によりアルバイトや仕事ができず、経済状況が安定していない。そのため学業に専念することができなくなっていることや、オンライン授業で本当に知識が定着しているか不安になっている。

Ⓐ6新入生だったが、学生の意向を受け入れた。

Ⓐ6対面で学生対応を行えない状況下で、授業時間外にZoomを活用し、以下のことを実施。
（1）コミュニケーションルーム
授業に対する質問・学習方法、進路や悩み相談など（学年を問わず誰でも参加が可能）。
（2）オンライン個別面談
学科ごとに担任面談を実施。
（3）学費納入期限の延長
学生の希望・状況に応じて柔軟に対応。

Ⓐ6経済的な問題が主なので、奨学金などを含め

公的な支援制度を紹介したり、授業料の分納制度などの活用を勧めたりしている。

Ⓐ6 妊婦だったため。

Ⓐ6 (1) 高齢者と同居しており、自分が感染源となるのが不安なので休学したいという申し出。
→学内での感染防止対応について説明、通学経路上の感染防止は本人でがんばるしかない。休学では学費請求を免除することができないことなどを伝え、納得してもらった。
(2) 感染した場合、学校の保険でカバーされるのかという質問。
→明らかに学校内または実習先での感染は契約上カバーできるが、通学経路上での感染か否か不明となることが考えられ、その際は個別に検討する必要があると回答。

Ⓐ6 (1) 自身が抱える健康問題から通学への不安。
(2) 家族の経済状況の変化。
(3) 高齢の家族を抱えた状態で通学することの葛藤。

Ⓐ6 夜間部の学生で、職場の命令で「県をまたいでの通学は認めない」と言われたため、休学を考えていたが、遠隔授業・オンデマンド配信による授業参加であれば可能ということで、休学せずに済みそうな見込み。
また、本年入学予定であったが、休講が長引くため、あるいは、ダブルスクール予定であったが、大学の授業時間が延長となったため、当校入学を1年延期することにした者が2人いる。

Ⓐ6 経済的な理由。

Ⓐ6 入学の次年度への延期。

Ⓐ6 当校のある県では感染者数が多く怖いとのことで、ご両親とも相談した結果、1年間休学することが決まった。

Ⓐ6 自宅に長期間いることで、精神的にまいっている。

Ⓐ6 収入減少により、学費の支払いが困難になった。

Q7. 実施している感染拡大防止の取り組みや教育面・資金面などでの学生への支援、また、学生へ向けたメッセージがありましたら、ご記入ください

Ⓐ7 (1) 受付にビニールシートを貼り、学生と事務員のやりとりの際の飛沫を防ぐ。
(2) 教員は授業中、マスクやフェイスシールドを使用し、大声にならないようマイクを使用して授業を行う。
(3) 学校主催、同窓会主催の給付型奨学金を用いて学生に支援を行っている。
(北海道鍼灸専門学校)

Ⓐ7 感染拡大対策として、入校時の検温と体調確認、校内消毒、生徒への指導など。
(東日本医療専門学校)

Ⓐ7 安全管理委員を設置し、校内を徹底して衛生的に保っている。また、学生向けWi-Fiの設置など、施設支援を実施し、Web授業をサポートしている。
(呉竹医療専門学校)

Ⓐ7 新型コロナウイルス感染症による環境変化に関するアンケートを実施。結果をホームページに公開するとともに、各種情報を提供。また、個別相談に応じている。 (新宿医療専門学校)

Ⓐ7 【現時点で行っている感染拡大防止の取り組み】
(1) 消毒液・石鹸・マスクの確保。
(2) 2期に備え、事務局の窓口に飛沫シートを設置。
【教育面・資金面などの取り組み】
(1) Zoomを活用した学生対応、学生相談は引き続き実施をしていく。
(2) 学習支援金についてはオンライン授業にかかわる通信費、また印刷費の負担軽減のため、学生に1人あたり1万円を支給。
(日本医学柔整鍼灸専門学校)

Ⓐ7 各教室に消毒液を設置している。朝と夕方には、各教室を教職員で消毒することにしてい

る。また、新しい奨学金や給付金制度を随時紹介し対応している。
（お茶の水はりきゅう専門学校）

A7 現在は非対面授業を行っているが、実技・実習を含めた対面授業が行われるようになった場合は3つの密を徹底。マスク・アルコール消毒・ビニール製手袋・防護シートなどを用意し、感染拡大防止を徹底する（現在これらは用意している）。

また、資金面では大学として学生全員に一律助成金が支給され、授業料や奨学金など、資金面の環境整備を支援している。

教育面では、オンライン授業のパソコン貸与や通信環境に支援をし、助言教員が学生と連絡を取って、教育面、精神面までフォローしている。
（帝京科学大学〈東京西キャンパス〉）

A7 （1）マスク着用、登校後手洗い、うがい、検温の実施。
（2）定期的な換気、教室、図書室、食堂の使用においては座席の距離を取る。
（3）学科毎に時差登校を行う。
（4）学費の納入猶予を受けつける（年度末まで）。
（専門学校白寿医療学院）

A7 検温、消毒の徹底。マスク着用、換気、机の間隔を最大限とることなどを実施予定。
（静岡医療学園専門学校）

A7 （1）学生生活支援金として、全生徒に一律2万円の現金を給付。
（2）原則として、2方向解放（窓など）ができない教室の使用禁止。
（3）広い特別教室での講義。
（4）第2波、第3波が来るとの仮定で準備を行っています。安心してください。一緒に学習していきましょう。
（中和医療専門学校）

A7 経済的被害に遭われた学生・保護者への大学独自の支援、在宅学修のストレスによるこころのケアのため、担任によるオンライン面談を随時実施している。
（鈴鹿医療科学大学）

A7 マスク全員着用、アルコールでの消毒徹底、3つの密が発生しない環境づくり。今後の対

面授業とオンライン授業の両立。
コロナの影響で不安に思うことがたくさんあると思いますが、教職員一丸となって皆さんをサポートしますので、一緒にがんばっていきましょう！
（京都医健専門学校）

A7 感染拡大防止については体調管理表の記入・マスク着用・手指消毒・使用した机・椅子の消毒を実施。学生への支援については、通信環境等整備支援金として一律3万円を給付する。
（明治東洋医学院専門学校）

A7 入校時間の制限、登校時の検温、入校・入室時の手指消毒、マスク着用の義務化、教員のフェイスシールド、アクリルパーテーションの設置、学生入れ替わり時の施設・設備消毒。
（神戸東洋医療学院）

A7 一般的な感染症拡大防止の取り組みとして、注意喚起（各所にポスター掲示）、不要不急の外出自粛を要請、マスク着用の原則義務化、換気励行（窓や扉の常時開放）、教室レイアウトの工夫（机の間隔を空ける）、手指消毒や机などの除菌を徹底（消毒用エタノールや次亜塩素酸ナトリウム液を配置）、毎日の体温測定（教職員含む）、発熱を伴う体調不良での欠席の公休化（経過観察期間を含む）を実施している。

また、当校学生への経済的支援策として、学生1人当たり一律3万円の学生生活支援金を給付した。
（四国医療専門学校）

A7 検温表、行動記録表の配布による体調管理と自粛の意識を醸成。教育面では資料の配布、課題の作成などで学力の維持。資金面では助成金の案内など。
遠隔授業も長くなるとモチベーションの低下が見られるので、気分転換を行い、がんばってほしい。
（河原医療福祉専門学校）

A7 厳しい状況がまだまだ続くと思いますが、夢を諦めずにがんばってほしいです。
（福岡医健・スポーツ専門学校）

A7 （1）マスク着用で授業。
（2）授業の開始前に石鹸で手洗い。

（3）授業終了後、接触がある机や窓、手洗いなど消毒した。

（4）玄関などにアルコール手指消毒器を置いた。

（5）机の間隔を空けた。

（6）窓を開け通気をよくした。

（鹿児島第一医療リハビリ専門学校）

〈そのほかの回答〉

A7 学修支援金の給付として在校生に一律5万円を給付。経済的理由により学業継続が困難な学生に対し学園独自の奨学金制度を用意。

A7 教育面では、オリエンテーションを実施し、感染予防に対する正しい知識を身につけ、学校での新型コロナウイルス感染症拡大防止対応の理解を深めた。
資金面では、日本学生支援機構の奨学金と学生支援緊急給付金を学生に周知した。

A7 来校・登校のとき体温を測り、手指の石鹸による手洗いまたは消毒液で消毒。3つの密にならないように教育を工夫、不要・不急な箇所にはいかないこと、またアルバイト先にも注意を図ることなど。

A7 学内に、安全衛生委員会を設置し、検温（学生、教職員、講師）、消毒（校内入校時および教室も含む）、健康状態チェック（学生、教職員、講師）、マスク着用、対面式授業ではフェイスシールド着用やオンライン授業でのWi-Fi環境に対する支援。

A7 （1）拡大防止に関しては、通常授業になった場合、登校時の体温測定、マスク、消毒などの徹底、未定だが授業時間を考える。
（2）体温計や消毒剤関連の準備は一般企業や他校と変わらないと思われる。清掃業者による定期消毒のほか、教員や学生自身による教室内清拭も呼びかけている。
（3）マスクなど消耗品については各自で準備するよう呼びかけているが、フェイスシールドだけは教職員、学生に全員配布することを決定している。

（4）校長名での学生、保護者、非常勤講師に対する学校再開のメッセージのなかで、考え方の違いによる差別やスティグマなど、「第3の感染」を起こさないよう注意喚起している。
（5）オンライン授業の実施可否は、学生調査の結果、自宅にWi-Fi環境のない学生、さらに契約データ容量が小さい学生が全体の4分の1を占めたため、現在保留としている。
（6）金銭的支援については、数多い公的支援を分かりやすく一覧にして配布するほか、学費の延分納を受けつけている。ただしそれ以外の学費変換などの要求には応じていない。

A7 学費の納期を延期。学校カウンセラーのリモートによるカウンセリング。

A7 未曽有の状況となり、学生の皆さんも多くの不安を抱えていると思いますが、最善を尽くしていきますので、一丸となってこの難局を乗り越えていきましょう。

A7 （1）アルバイトを打ち切られたり、収入減となったため、オンライン化に対応できないでいる学生もいる。それゆえ、全員に一律5万円の支援金を支給することにした。
（2）当面オンライン化への対応が間に合っていない学生には、口内にて視聴できるように配慮している。

A7 国から提示されている指針の遵守。学生および教職員の日々の検温を徹底。県内外への不要不急の外出の禁止。マスク着用の義務化など。

A7 修学支援法に基づく学生支援の情報提供。

A7 登校時の検温、健康管理シートの確認、手指消毒、マスク着用。施設では教室使用時、ドアノブ、机、椅子、備品などの消毒を実施。また、常時換気し、手指消毒薬を各フロアに設置。

A7【感染拡大防止の取り組み】
校舎内の消毒の徹底、時差登校・分散登校（予定）など。
【学生へのメッセージ】
こういった困難な状況が学校・教員と家庭・

学生の団結力を高めていると実感しています。前向きに積極的に学習に取り組んで、明るい未来を一緒に切り開きましょう。

🅐7 学生支援金3万円の支給。

🅐7 大変な時期ですが、学校としてもできる限りの取り組みを行っているので、しっかりとやっていきましょう。会えるのを楽しみにしています。

🅐7 学費納入期間の延長。

🅐7【資金面】
公的な奨学金制度、「学びの継続」のための学生支援緊急給付金の申請などを行っている。
【学内における教育活動の配慮事項】
校舎入口、各教室入口に手指消毒剤を設置。学生、教職員、非常勤講師全員のマスク着用。学生個々に健康観察カードによる毎日の体温・体調チェック。換気の徹底（廊下、教室の扉と窓の開放）。机間は可能な限り広げる。
実技・実習ではベッドなど触れる部分の消毒。バスタオルの交換・洗濯。白衣の洗濯指導。
【学外における教育活動（臨床実習など）の配慮事項】
臨床実習は学内附属鍼灸院にて実施中。施術所入口、受付付近に手指消毒剤を設置。施術者・実習生はマスクを着用。患者にはマスクの着用、着替えやスリッパの持参をお願い。施術ブース内へは立入りさせない。患者への触診・刺鍼・施灸はさせない。手洗い・手指消毒の頻回指導。白衣の洗濯指導。換気の徹底（換気扇の常時使用／窓開放時間の設定）。施術予約の時間を空け、清掃消毒時間（1日4回）を設定。
清掃消毒時間では患者が触れる部分を中心に、施術室・待合室・受付・階段手すりなどの消毒、バスタオルの交換と洗濯を実施。

【そのほか（県外旅行歴のある学生への対応など）】
県外旅行の報告があった学生に対しては、滞在地と期間を把握したうえで、上記健康観察カードの提出だけでなく、毎朝対面にて口頭・目視によるチェックを実施（4月13日まで）。また、家族などにも体調の変化がないか確認。

🅐7（1）対面授業再開に向けて、アクリルのパーテーションを学生同士の間に設置予定。
（2）授業終了時刻をずらし、下校時に混み合わないように工夫する。

🅐7 3つの密を避け、常時換気された条件で授業を行っている。人と人が接する実技授業は当面行わない。登校時は全学生の検温を実施している。
また、通信環境を整備してもらうため、全学生に返還不要の奨学金として2万円を給付した。
特に1年生については5月下旬まで一度も登校の機会がないという不安な状況のなかで、すべての学生さんが感染拡大防止への協力を行っていただいたことに、本校教職員一同、心より感謝しております。

🅐7【感染拡大防止の取り組み】
（1）登校時の検温の実施、教室などの消毒の徹底、マスクの着用、受付・職員室のシールド設置。
（2）熱発者についてのフォローなど。資金面での援助は学校独自のものはなく、行政および奨学金機構などの制度を周知し、活用するようにしている。

🅐7 登校が可能となり、毎朝の体温チェック、行動を把握し、安心・安全に授業へ取り組めるように対応している。

緊急レポート

PCR検査を受けたら、こうだった！

本誌 編集部　山口智史

「え、これ、陽性じゃない？」

ひょんなことから、新型コロナウイルスの抗体検査を受けたところ、何とも怪しげな結果に声を上げた。検査法はカンタンで、指の先をパチンと挟めば、わずかに出血するので、それを検査キットに数滴入れるだけ。反応がなければ陰性、「1」に反応があれば「以前かかっていたが、今はかかっていない」、そして「2」が「今まさにかかっている」。どうもおかしいのは30分後に出るはずの反応が、即時に出たことだ。

「これは間違いじゃないかなあ」

そうは思ったが、検査キットに予備はなく、受け直すことはできない。私はただちに自室にこもらなければならなくなった。6月6日（土）の夕方のことである。

6月8日（月）に近隣の医院で紹介状をもらい、6月9日（火）で大学病院にてPCR検査を受けることになった。こうして書くとわずか数行だが、すでに丸2日間は自室での生活を余儀なくされている。「経絡治療オンライン座談会」の先生方とのやり取りも佳境に差し掛かっているため、仕事をしながら、時折スクワットをして気持ちを紛らわしていた。食事は妻に部屋の前まで持ってきてもらう。3人の子どもたちがドアの下から、代わる代わるに「おとうさん、がんばって！」と手紙をくれるが、その返事を書いて渡すことも許されない。部屋でじっとするだけ。つらい。

PCR検査のために、久々の外出。車で病院に着くと、隔離された部屋へ。予約は14時からである。まずは看護師さんが来て、検温と酸素飽和度の測定を受ける。いずれも異常がなかった

ようだ。1時間ほど待つと、医師が来て問診が行われた。ここ最近について「通勤はしているのか」「海外には行っていないか」「銭湯には行っていないか」などを尋ねられた。そこから、採血と尿検査を行い、検査結果を待っている間、CTスキャンと胸部レントゲンの検査を受ける。

結局、PCR検査を受けたのは、到着から2時間後の16時。さきほどとは違う女性の医師がやってきて、上記の検査結果としては、コロナウイルスに感染している所見はない、とのことだった。ただ若干、尿から糖が出ているそうだが、とりあえず今は、そのことはさておくことにする。

待ちに待ったPCR検査は、綿棒のようなものを一方の鼻の穴に突っ込まれて、数秒で終了。

「……終わりですか？」「はい、終わりです」

なぜか、2人でくすくすと笑ってしまった。結果は2日後、ないしは、3日後のこと。

帰宅して自室での生活が再び。子どもたちはずっと学校に行っていない。妻も家にこもりきりで疲労困憊の様子。私ももはや限界に近い。

11日（木）、昼過ぎに電話がかかってきた。「陰性でした」。ああ、よかったあ。こうして自室での軟禁生活は、終わりを迎えた。

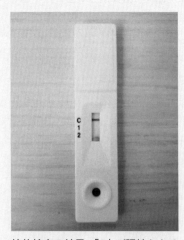

抗体検査の結果。「2」が陽性となる

新型コロナウイルス感染症の影響と考え方、あはき師にできること

6月中旬現在、新型コロナウイルス感染症（COVID-19）に関連する世界の動きを見てみると、アジアやヨーロッパ、アメリカの一部では、すでに都市封鎖や入国規制の緩和が始まり、アフターコロナの新たな日常を見据えているように思われる。一方で南米やアフリカなど、感染者・死者数ともに増加し、経済活動の再開をいまだ模索している国や地域も少なくない。本誌では2020年5月20日から6月7日にわたり、海外を拠点とする治療家たちへ緊急アンケートを実施。今、海外ではどのような方策が取られているのか。そして、鍼灸をはじめとする東洋医学が世界で果たす役割とは。寄せられた回答とともに考えていきたい。

回答者（治療院のある国と地域、所属）

小川波郎　Haro Ogawa（アメリカ合衆国・カリフォルニア州、AIMC Berkeley〔鍼統合医療大学バークレー校〕/MLBサンフランシスコ・ジャイアンツ）

小渡良博　Yoshihiro Odo（ブラジル・サンパウロ市、Espaço Shinkyu）

金子道庵　DoAnn T. Kaneko（アメリカ合衆国・カリフォルニア州パシフィックパリセーズ、加州鍼灸師会顧問役）

斎藤健泉　Kensen Saito（カナダ・オンタリオ州、College of Massage Therapists of Ontario）

崔 昇勲　Choi Seung-hoon（大韓民国・京畿道龍仁市、壇国大学校教授）

椿山清秀　Kiyohide Tsubakiyama（アメリカ合衆国・カリフォルニア州サンタモニカ〔在住はロサンゼルス〕、椿山鍼灸院）

日暮浩実　Hiromi Higurashi（シンガポール、シンガポール日本人会クリニック）

藤田康介　Kosuke Fujita（中華人民共和国・上海市、上海東和クリニック）

マイク橋本　Mike Hashimoto（アメリカ合衆国・ハワイ州、ハワイ統合医療学会副会長）

水谷潤治　Junji Mizutani（カナダ・ブリティッシュコロンビア州バンクーバー、北米東洋医学誌）

八巻晴夫　Haruo Yamaki（ニカラグア共和国〔中米〕、日本ニカラグア東洋医学大学付属鍼灸クリニック、指圧クリニック）

※五十音順

Q1. 鍼灸治療に対して行政からの通達や支援（助成金など）があった場合はその内容を教えてください。

A1 COVID-19集団感染による都市封鎖から2カ月弱が経とうとしている。カリフォルニア州でいち早く都市封鎖を行ったサンフランシスコ市は、南の大都市に比べてやや早めに市内に人出が戻って来ている。しかし、カリフォルニア州は依然としてマッサージ治療は禁止措置が続いている。一方で、鍼灸漢方薬処方治療は、米国厚生局（DHCS/Department of Health Care Service）とカリフォルニア州公共厚生局（CDPH/CA Department of Public Health）、米国厚生管理局（DMHC/Department of Managed Health Care）の3つの機関が監視をしながら医療として行う鍼灸治療および漢方薬剤処方に関しては治療を認めている。これは、カリフォルニア州では鍼灸漢方薬剤治療がプライマリー

ケアー（第一医療）の一つとしての社会的位置付けを持っており、国・州の予防医療としても確立されているためで、COVID-19の経済政策の中でも閉鎖制限を受けることなく治療を続けることができている。　　　　　　（小川波郎）

A1 サンパウロ市では3月19日に緊急事態宣言を発布しました。学校、映画館、サッカー場、食堂、ショッピングセンターなど、人の集まる場所の営業は禁止、食堂は持ち帰りおよび宅配サービスのみ、スーパーなどは入店人数の制限、マスク着用などの規制を開始。しかしながら幸い、医療機関、診療所などの営業は継続できています。助成金はありません。なお本日（5月28日）、州政府では6月1日から徐々に"責任ある緩和"を段階的に行うことを発表していますが、連日、1,000人前後の死者数が続いていますので、終息まではほど遠いと思われます。

（小渡良博）

A1 自主的な対応策として、
・Webサイト「Acupuncture Board」(https://www.acupuncture.ca.gov/)に、ライセンシーによる新型コロナウイルス（COVID-19）についてのよくある質問を掲載。
・疾病予防管理センターから感染予防法。
・カリフォルニア州保健局から新型コロナウイルス（COVID-19）の新情報。
・ロサンゼルス郡から新型コロナウイルス（COVID-19）について、情報、安全管理指導。
・アメリカ合衆国から1,200ドルの支援金。

（金子道庵）

A1 緊急事態宣言により3月23日から6月9日まで、不要な職種として営業停止。（斎藤健泉）

A1 現在、新型コロナウイルスに感染した患者を対象とした鍼灸治療についての標準指針や支援はありません。韓国内の感染者は徹底して隔離されており、隔離状態にある環境での鍼治療

は現在行われていません。陰性と判定されて隔離が解除された患者が望む場合、漢方医療機関で残存症状を治療する目的として鍼灸治療を受けることができます。この場合、国民健康保険が適用されます。　　　　　　　　（崔 昇勲）

A1 ・Emergency stimulus grant
年の収入が75,000ドル以下の場合、政府から1,200ドルの補助金を受け取ることができる。これは3月末には決まり、すぐに受け取ることができた。
・Disaster Loan
コロナのために閉業したり収入が減ったりした事業所への援助。年3.5％の利子で、返済期間は30年以内。
・PPP（Paycheck Protection Program）
過去8週間のうちに支払った給料と家賃の一部は返済しなくてよい制度。従業員が職場に復帰せずに残ったお金はローンとなる。年1％の利子で、返済期間は2年。返済猶予は最初の6カ月。全従業員の給料の合計×2.5倍を申し込むことが可能。これは早い者勝ちのようなところがあり、予算が追加されなければあきらめるしかない。開始からすぐに申し込んだ人はこの救済策を受けられた。すべてオンラインで申請を行う。
・銀行や家のローン
申請すれば、1～3カ月間、支払いを罰金なしで一時的に止められる。
・EDD（Employment Development Department）
日本の失業保険にあたるもの。新型コロナの影響でオフィスが閉められた場合や、一時的な解雇状態となった場合の従業員がもらうことができる。後に、雇用者自身もコロナの影響があれば、受けられるようになった。PPPをもらうと、この支援を受けることはできない。2019年の収入により、最低600ドル～最高1,000ドルまで支払われる。今現在、7月25日まで支払いを受けることができる。雇用主のEDDへの支払い

が将来増えることになる。パートの従業員は今までの給料額以上をもらえるため、オフィスが再開しても、職場に戻らない人がいる。そのため、復帰を命じられた場合には、戻らなければならない。EDDの支払いもその時点で止まるが、職場復帰せずにEDDをもらっている人も結構多い。
・そのほか、地域行政の一時的な援助金

ロサンゼルスの分の援助金は一日でなくなった。Facebookなど大きな会社も援助金を出している。上記を含め、すべてオンラインで申し込む。一度に多くの人が申し込んだため、なかなか申請画面にアクセスができなかった。援助金などが必要ならば、一日でも一時間でも早く申し込むことが大切。そのほか、援助金や支援制度は上記以外にもありそうだが、アメリカは政府の援助のスピード感がとても早い。まあまあの額のお金を受けとり、助かっている人も多い。

（椿山清秀）

Ⓐ1 シンガポール政府は今回のコロナパンデミックに対する対策として、日本円に換算して総額約8,000億円相当の追加予算を組みました（ちなみに、シンガポールの居住人口は日本の約20分の1、国家予算額は日本の16分の1です）。

特別に鍼灸に対してというわけではありませんが、さまざまな援助があります。例えば、業種や影響の程度により異なりますが、各労働者に10カ月にわたり給与の一定額の25％〜75％までを援助、必要に応じ、オフィスの家賃も1〜2カ月分を政府が肩代わり、さらに最長5カ月までは一部補助をするなどの制度があります。

（日暮浩実）

Ⓐ1 感染拡大期の診察停止通知。支援はなし。当局の検査後、条件を満たしたら再開しました。約1カ月停止しました。　　　（藤田康介）

Ⓐ1 2018年にアメリカ本土でインフルエンザが大流行したとき、新聞（ホノルル・スターアドバタイザー日刊紙 2018/1/20）の健康欄に「Flu

can be spread just by breathing, study finds」と題し掲載されたサン・ノゼ大学、メリーランド大学による研究の結果によると、インフルエンザはただ呼吸しているだけでも感染することが判明したとのこと。ミクロン（マイクロメーター）単位のウイルス（1万分の1ミリ）は微飛沫感染なのでどうにも防ぎ難い、感染しないのは幸運だったと感謝せざるを得ないのである。

ハワイ州での新型コロナウイルス感染者数の合計は675人、死亡者は17人、回復した患者数は617人、入院中の患者数は84人（2020年6月7日時点）となっている。しかし潜伏感染者は感染者数の約55倍いるだろうという推計が出ているので、自分も含め3万人ぐらいの無症状感染者がいるかもしれない恐ろしい状態である。ちなみに現在のハワイ諸島（8島）の全人口は142万人であるが、新感染者の単発的な発症に一喜一憂の毎日である。島内間で移動した場合は2週間の自己隔離が要請され外出はできない。

診療オフィスを借りている鍼灸師の場合は賃貸の支払いがあるので、州政府からの救済措置や失業保険の申請が必要なこともあり、どこまで援助されるのか定かではないが、ハワイ鍼師会は一応申請することを勧めている。

ハワイの産業形態は環境保護優先のため、観光業と医療関連業に集約されているので州政府の税収入は豊かではなく、州経済の救済には連邦政府からの助成金が不可欠であり、日本でも同じだと思うが政府からの援助はすんなりとはいかない。

連邦税務局では納税者各人への一律給付金EIP（Economic Impact Payment）は独身者で確定申告の年収75,000ドル（750万円）以下。夫婦合算で年収150,000ドル（1,500万円）以下であれば成人1人に付き1,200ドル、子どもは1人につき500ドル。非婚で扶養家族がいる世帯主で年収が112,500ドル（1,125万円）以下の場合も1,200ドルが可能。いずれにしても選挙がらみのドナルド・トランプの名前入りで5月2日には各個人に小切手郵送か銀行口座に振り

込まれている。

　個人事業主への補助金や失業保険に関しては組合組織があるところは率先して申請している。ハワイ州では州労働・産業関連局が失業保険申請を管理していて4月末の時点で失業率は35％を超え、提出された約23万件の失業保険の請求のうち、処理されたのは8万件と報告されている。処理が追い付かない状態を善処するため、ハワイコンベンションセンターではボランティアの方たちが配置されている。しかしいずれも時限立法なので状況によっては延長や補償内容が変わる可能性もある。

　ハワイ州で従業員100人以上の会社で最低6カ月間勤務している従業員にはHFLL（Hawaii Family Leave Law）が適用される。これは従業員が新型コロナウイルスに感染した家族の世話のため休職を余儀なくされた場合の補償制度で、家族の世話をするために4週間まで無給休暇を取ることができるが、各自の病気休職や有給休暇分をこの期間に当てれば給与が支払われる。

　その他、中小企業を対象にした融資プログラムがあり従業員の給与を守るプログラムとして、例えば100万ドル（1億円）を借り入れて30万ドルを従業員の給与などに充てた場合、その30万ドルは返済免除で残りの70万ドルは最長2年以内に年利1％で返済していく。これらは米国中小企業庁のネットワークに加盟する金融機関を通して全米の州と地域が含まれる。しかしこちらも日本同様、連邦税務局の名をかたった電話や、テキスト、メール、SNSを通して詐欺が横行している。連邦税務局から直接個人に電話をかけることはないので正式呼称のEIPではなく"Stimulus Check"や"Stimulus Payment"（奨励小切手、奨励金）などの名称を使って個人情報を聞き出すケースが増えている。

　とにかくこの度の感染伝播は活動自粛においても各人の対応や隠れた人間性など、人々から笑顔を奪いお互いを疑心暗鬼にさせるというさまざまなことが浮上し考えさせられる世界的騒動である。

参考：ホノルル・スターアドバタイザー日刊紙
ライトハウスハワイ生活情報誌、隔週発行

（マイク橋本）

A1 鍼灸治療は、3月26日に停止となり、5月15日に再開のアナウンスが出ました。

　カナダ政府は、4月から4カ月間職を失くした人に対して、2,000ドルの支給をする受付を始めました。　　　　　（水谷潤治）

A1 現在までのところありません。貧国ニカラグアでは考えられません。　　（八巻晴夫）

Q2. 新型コロナウイルス感染症の拡大により、どのような影響がありますか？

A2 2020年3月17日よりサンフランシスコ市が都市封鎖を実施。封鎖解除の特定する日は定められておらず、「封鎖の期限なし」としながらも、様子をみながら段階的にビーチ、公園、運動施設、そして商業施設などの規制が少しずつ解除されている。

　5月27日現在の感染者数は以下のとおり。
カリフォルニア州
・感染者：98,980人　2.3％（増加中）
・死亡者：3,884人　1.8％（増加中）
・感染テスト数：1,736,894人
サンフランシスコ市
・感染者：2,408人
（男性60％、女性39％、不明1％）（増加中）
・死亡者：40人（横這い）
・感染テスト数：59,468人
バークレー市
・感染者：90人（減少）
・死亡者：1人
・感染テスト数：2,639人

参考：「Tracking coronavirus in California」
https://www.latimes.com/projects/california-corona-virus-cases-tracking-outbreak/

（小川波郎）

A2 当鍼灸院は3月に入りめっきり患者数が減る傾向にありました。そして19日の緊急事態宣言からは85％ほど患者数が減少しました。収入減のため、家主との家賃交渉を実施、50％の削減を認めてもらえました。 （小渡良博）

A2 3月15日より、全面的休療。 （金子道庵）

A2 A1.を参照のこと。患者は取れませんので、患者数はゼロ状態。現在も緊急事態続行中。

（斎藤健泉）

A2 2月20日以降、地域社会への感染拡大により大邱や慶尚北道地域での感染者数が急増したことを受けて来院者が減少し始めました。2月24日に保健福祉省が一時的な措置として電話相談による処方を許可し、電話相談のみでも診察料を算定できるとする指針を発表しました。

（崔 昇勲）

A2 カリフォルニアでは、鍼灸師は医療従事者として認められているので院を開けることができたが、多くのお店が閉店状態でゴーストタウンのようである。3月中旬に自宅待機の要請が出てからは、患者さんも急に来院を怖がりキャンセルも多くなった。当院は通常の月の15％ぐらいの患者数であった。家賃を払うだけで、もういっぱいである。商業地区と住宅地区が別々のところがほとんどなので、自宅をクリニックにすることはほぼできない。恥ずかしながら、当院は大家さんに相談したところ、家賃を半額にしてくれた。心から感謝した。従業員が来院できないため（コロナへの感染リスクのためと、**A1.**で前述したEDDである程度の額をもらえているため）、人件費の支払いは少なくて済んだ。

患者数が少し減ったくらいのところ、インターネットで診察して漢方薬だけ送って忙しいところ、それほど減らなかった人気鍼灸院など、さまざまである。しかし、友人の治療院は1〜3カ月の間ずっと閉めていたり、開けてもずいぶんと患者数が減ったりしているところのほうが多そうだ。経済的な打撃は大きい。

しかしながら、「楽になった！」「開けていてくれてよかった」と言われると、単純にうれしい。その言葉が力になる。 （椿山清秀）

A2 4月7日からシンガポールでは、"サーキットブレーカー"が発動しました。これはロックダウンほどは厳しくありませんが、それに近い社会経済活動の停止という意味です。医療、食品、物流、金融などの生活に必須な産業以外の業務の停止、学校はすべてオンライン授業、不要不急の外出の禁止、外出時はマスク着用義務となりました（ただし1日1回の自宅付近での運動は可能です）。これに伴い、がん患者の疼痛コントロール以外の鍼灸治療はできなくなっていましたが、5月4日から少し規制が緩み、その他の痛みに関しても施術は可能とされました。サーキットブレーカーは6月2日に解除になる予定です。

当院は西洋医学治療と鍼灸治療の両方ができますが、サーキットブレーカーの始動により、4月7日から施術不能となったため、一時的に鍼灸患者はゼロとなりました。5月4日以降は緊急的な痛みに対する施術は可能となりましたが、サーキットブレーカーが続いているため、西洋医学治療の患者が激減している影響を受け、鍼灸患者も以前に比べ、5分の1以下に減っています。 （日暮浩実）

A2 感染拡大期は指導により休診しましたし、再開後も患者数は減っています。発熱患者は発熱外来にしか行けませんので当院に来ません。また感染者はCOVID-19専門病院に行くことになります（上海市では2カ所のみ）。 （藤田康介）

A2 このたびの新型コロナウイルスによる世界的伝播は、目に見えない新型ウイルスへの対応に我々がいかに無力であるかを思い知らされた。ここ南海のハワイ諸島でも2020年の2月には外因からの侵襲による感染患者が増加していった。日本のニュースではハワイ帰りの観光客が感染したと伝えていたのでまるでハワイが感染源のように誤解されると困ると思った。鍼灸免許を得てこれから開業しようとしていた方、盛業中でも患者さんが激減してしまった方、臨床からの引退を近くに迎えている方などいろいろなシチュエーションが考えられるが、すべての出来事が"晴天の霹靂"であり、生きている間にこんな目に遭いたくなかったと、うつになってしまう方もいると思う。無症状感染者を危惧する鍼灸師は患者さんの来院を断り、閉院状態を保っている。　　　　　　　　　（マイク橋本）

A2 患者は取れません。　　　　　　（水谷潤治）

A2 日本ニカラグア東洋医学大学付属クリニックは、視覚障害者もともに働く14床の指圧クリニックと、31床の鍼灸クリニックからなる中南米最大の東洋医学クリニックだと思われます。

同時に大学の卒業生が約60カ所にてニカラグア全土で開業していますが、ここでは大学付属クリニックに限定します。2020年3月中旬より患者が下記のとおり激減しました。
指圧クリニック：2月・1,132人→4月・243人
鍼灸クリニック：2月・1,645人→4月・552人
　　　　　　　　　　　　　　　　（八巻晴夫）

Q3. 治療院での対応を教えてください。

A3 治療を受ける側には、施術者との密室治療になること、鍼を身体のなかに刺されることで、感染および公衆衛生・局部消毒に不安を持ったり、慎重になったりする人も少なくない。そのような場合はテレメディスン（視聴遠隔治療）を使って動画像を通して患者と話し、きめ細かな問診と視診を行い、証を立て、生活習慣のアドバイスを行い、漢方薬を処方しながら治療を行っている。　　　　　　　　　　　　（小川波郎）

A3 早速、メール（WATSAPPと称するアプリ）で、当院における消毒や感染予防対策について通知、現状において必要となる未病治療や養生、免疫アップなどの指導文書を次々と送って、パニックに陥らないよう指導を続けています。以前から予約制でしたので、予約時間に30分の間を設け、患者間の接触を避けるようにしています。また、鍼灸道場ではすべての授業をZoom配信に替え、成功を収めています。
　　　　　　　　　　　　　　　　（小渡良博）

A3 全面的休業、従来どおり予約制、来院の前の問診、必要とあれば医師の診断書、マスク着用。　　　　　　　　　　　　　　　（金子道庵）

A3 休業中。　　　　　　　　　　（斎藤健泉）

A3 マスクを着用しない患者の診療を制限したほか、新型コロナ拡散地域からの訪問者、海外旅行者、呼吸器症状を呈する者は15日後に訪問することを勧告しました。待合室では患者同士の間隔を広げて距離を保ちました。　（崔　昇勲）

A3 マスク、手を頻繁に洗う。掃除、消毒も患者の帰ったあとに行う。電話の予約の際、コロナの症状があれば病院に行ってくださいと伝える。来院したらすぐに体温を測る。こちらは、おでこや耳で測るためすぐに体温が分かる。そのほか、受付にプラスチックのついたてを置く。混雑した状態で患者を治療院に入れない。心配しなくても、結構暇なので混雑することはないが。以前よりもっと丁寧に患者さんを診ているので、ある意味こうあるべきかなと、バタバタとやっていたときのことを反省している。

最初のうちは心配で眠れなかったが、暇なときは早く帰って、トマトなどの野菜を育て始めたり、買ったままで読んでいなかった本を読んだりして、暇を楽しんでいるというか？　慣れてきたというか？　今までなかなかできなかったことをやれるのはうれしい。まあ、こんなときだから仕方がないかと開き直っている。

（椿山清秀）

A3 A2.のとおりで、政府通達により、4月7日から5月4日は鍼灸治療はできませんでした。以降は可能となってはいますが、下記のような対応をしています。

当院の鍼灸治療はもともと予約制ですが、当地の日本大使館が、感染症状がある方はすべて、どこの日系クリニックを受診する場合でも、来院前にそのクリニックに電話連絡していただくようお願いするマスメールを流してくださいました。このメールは当地大使館に在留届を出された方にはすべて配信されています。

感染症状がある方は、予約をお取りするときにその旨をお伝えいただくようにし、鍼灸治療はできないことをお伝えしています。例えば、急性腰痛症で鍼治療の適応でも、急性上気道炎症状が併発していたら、鍼灸治療はできないということです。感染症状があれば、もちろん、施術は行わず、上気道炎に対して西洋医学的診察、診断、検査などが行われます。

急性な痛みだけなら施術は可能ですが、その場合でも、感染防止のため、同じ部屋で同時に複数人の施術を行うことは禁止されています。

シンガポール政府の指導により、外出時はマスクの着用が義務となっていますので、患者さんはすべてマスク着用で来院します（施術者も、もちろん、マスクを装着して診察、施術をします）。さらに、これも政府通達により、建物に入る際に検温、QRコードで登録、さらにクリニックに入る際にも、再びQRコードで登録、感染症状の有無がチェックされます。これは個人のIDと結びついていますので、仮に後でコロナが発覚した場合、迅速な追跡、接触調査を可能としています。

（日暮浩実）

A3 クリニック入室前の検温と名前・電話番号登録。発熱者は当局の指導により診察できません。

（藤田康介）

A3 ハワイ州では自粛規制も医療関連業は除外されているので、当院では感染確定患者以外の急患だけに限って受け付けている。とにかく"人を見たらコロナと思え"の感なので自分自身でも無症状感染者であるかもと思うしかなく、予約の電話応対では、まず風邪の症状があるか、熱、咳などの有無をうかがい、来院したら体温を測定する。当院の場合は今のところ週に5、6人の患者数でストレスなくちょうどいい。すべて予約制なので患者さん同士がかち合うことはなく、不要不急以外は外出規制されているので患者さんもマスク装備で来院し、患者さんが気を使って「こんなのもありますが」といってフェイス・シールドをくれたりもする。こちらもN95タイプのマスクで対応している。普段から治療の際は、患者さんの顔面部に近寄るときは息がかからないようにサージカル・マスクは付け慣れているのでN95でも別に息苦しさは感じないが、患者さんは治療中でもマスクは外さないので腹臥位での治療時間は手早く、手順よく、手際よくする。診療テーブル（ベッドは寝るためのものなので診療ベッドとはいいません）用のロール・ペーパーや患者さん用の着替えガウン、除菌スプレー、マスクやアルコール類は米本土の医療関連問屋に注文して配達される。

（マイク橋本）

A3 休業。

（水谷潤治）

A3 指圧クリニックでは冷房をつけず窓を全開、従業員の半分を自宅待機。ベッドの間隔を1台置きとする。各クリニックの入り口に手洗いの洗面所を設置。入り口に従業員による検温、消

毒薬の手渡し、足底の消毒。従業員はマスク着用の上に顔全体を覆うプラスチックの防御カバーを着用。　　　　　　　　　（八巻晴夫）

Q4. 消毒剤、マスクの調達法を教えてください。

A4 普段利用している医療品業者に注文。個人で買う場合、薬局ストアにて一人1種類1品ずつしか買うことができない。

　新型コロナ感染が広まって3カ月以上が経過している今日、マスク着用が義務付けられた当初は誰もが医療用の白系のマスクを着用していたが、それも入手が困難になって来るとバンダナや布で作った手作りマスク、カラーのマスク、またはデザインが施されているものなどを着用している。さまざまな工夫をしてマスクの代用をできるものを見つけ、洋服を着る際の一つのアクセントとしてファッション化しつつあるように思える。　　　　　　　　　（小川波郎）

A4 消毒剤、マスクなどにつきましては、以前からアジアや欧米諸国の情報を入手していたので、備蓄していました。しかし、緊急事態直後はマスクも消毒剤もほとんど仕入れ不可能な状態になっていました。その後徐々に自家製マスクが出回り、マスク着用が義務化された現在、マスクにも色とりどりのファッション化現象が起こっています。

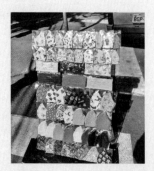

色彩多様なマスクの露天商の様子

（小渡良博）

A4 薬局、スーパーマーケット。　　（金子道庵）

A4 消毒剤はドラッグストアで購入。マスクは自家製布マスクを使用。　　　　（斎藤健泉）

A4 消毒剤の調達に大きな支障はありませんでした。マスクは一時、価格が急騰して調達に支障が生じましたが、政府が公的にマスクを供給し始めてからすぐに解決しました。　　（崔 昇勲）

A4 マスクは、最初の2カ月くらいはほとんど手に入れるのは無理だった。たまたま買い置きがあったので持ちこたえることができた。今は個人でつくったものがオンラインなどで売られていたり、消毒薬も少し高めだが、同様にオンラインで売られたりするようになってきた。結構な人たちがバンダナをマスク代わりにしている。これまでのアメリカでは、マスクは予防のためではなく、病気の人がするものというイメージで、むしろマスクをしていたら、いやがられていた。それがここ2〜3カ月でずいぶん変わった。今では、ほとんどの人がしている。　　（椿山清秀）

A4 マスクに関しては、政府からの援助があります。最初の援助は2月初めで、当院のような私的なクリニックにはサージカルマスク2箱（100枚）およびN95マスクM2箱（40個）が無償で配布されました。以降は有償ですが、2〜3週おきに政府から市場価格よりかなり安い価格でマスクなどを提供できるという旨の連絡が入り、そのたびに注文をすることになっています。注文できる物品は当初はマスクだけでしたが、その後、種類が増え、ガウン、手袋、帽子、フェイスシールドも注文できるようになりました。

　これに加え、以前から取引のある業者からも独自に購入しています。一時的にマスクの品薄感はありましたが、在庫が底をつくことはありませんでした。現在、供給は安定しています。

　消毒剤に関しては政府からの援助はありませんでしたが、医療団体から少量でしたが安価で

の提供がありました。また、独自に、以前から取引のある業者からも購入することができたことと、患者数が減り需要が減ったことも手伝って、現在まで不足はありませんでした。

（日暮浩実）

A4 現地調達（一時期不足しましたが、その後は普通に購入できました）。　　　（藤田康介）

A4 2月にサージカル・マスクを2ケース注文したのが2カ月もかかってしまい、問屋でも在庫が払底ということでN95が1ケース（20×8）届いた。今は個人でマスクをつくったり、ドラッグストアにも徐々に出回るようになったりしている。医療備品はバージニア州、リッチモンドにあるMcKesson Medical Surgicalという会社を使用している。　　　　　　（マイク橋本）

A4 いつも買い置きしていますので、問題はありません。マスクは5月に入って出回り始め、アルコールはまだ市販では手に入りませんが、オンラインで買えると思います。　（水谷潤治）

A4 市販されています。　　　　（八巻晴夫）

Q5. 新型コロナウイルス感染症に関連する最新情報の入手先を教えてください。

A5 下記を参考にしている。
「covid19.ca.gov」（カリフォルニア州全体の情報）https://covid19.ca.gov
「SF.GOV」（サンフランシスコ市の情報）
https://sf.gov/topics/coronavirus-covid-19
（小川波郎）

A5 最新情報は、ほとんどがYouTubeやgoogleニュース、日本語、ポルトガル語、英語で得ています。その他、医学専門雑誌、「Lancet」

や「New England Journal」に掲載された論文やJohn Hopkins大学のデータを拝見しています。マスメディアの報道も、情報操作されている兆しがありますので、多国語の情報を比較しながら自分なりに真実を見極める努力をしています。

何しろ、ブラジルでは政治闘争の激しさからフェイクニュースが蔓延、某製薬会社が進めるクロロキニンのみが最良治療薬だとする大統領府、それを疑問視する保険大臣の辞任が相次ぎ、一般市民の間では迷いが生じていますので、情報収集も診療活動における大切な場と考えています。　　　　　　　　　　　（小渡良博）

A5 アメリカ合衆国、また、全世界医的な場合、「John Hopkins University & Medicine」
https://coronavirus.jhu.edu/map.html
カリフォルニア州の場合、
「The Governor's Website-Coronavirus (COVID-19) in California」
https://covid19.ca.gov/
ロサンゼルス郡の場合、
「COVID-19 Surveillance Dashboard」
http://dashboard.publichealth.lacounty. gov/covid19_surveillance_dashboard/
（金子道庵）

A5 「City of Toronto」のCOVID-19のページ。
https://www.toronto.ca/news/city-working-with-large-downtown-employers-to-extend-working-from-home-efforts-invites-public-input-on-recovery-and-rebuild-efforts/
（斎藤健泉）

A5 感染防止に関する当局の定例会見を通じて、最新情報や新たな指針が全国民に共有されています。　　　　　　　　　　　（崔 昇勲）

A5 携帯電話会社から毎日、感染数などいろいろな情報が自然に入ってくる。どこの町に何人

の感染者がいるかなども、インターネットで検索すればそういった情報をまとめているサイトがある。 　　　　　　　　　　　　（椿山清秀）

A5 シンガポール保健省（Ministry of Health）は、以前から、重要な医療情報については、国内で就労しているすべての医師、中医師、鍼灸師に、直接SNSで送るシステムが構築されていました。今回も、そのシステムが大いに活用されています。国としての方針が示されるので、行動をしやすくする利点があります。

ほかには、当地の大きなマスメディア、例えばStraits Times, Channel New Asiaなどからも情報を得ています。これらは政府発表の情報を分かりやすく国民に伝えるという形をとっています。政府批判は一切なく、政府の意向をよりよく伝える工夫をしているように見えます。

さらに、日本のさまざまな学会や医療情報団体からの配信、医師同士の連絡網などから情報を得ています。 　　　　　　　　　　（日暮浩実）

A5 上海市CDC、上海市衛生当局。SNSより当局から連絡が入ります。 　　　（藤田康介）

A5 ・失業保険の申請：
https://huiclaims.hawaii.gov
・通訳の依頼：
Dir.ui.languageassistance@hawaii.gov
フルネーム、電話番号、依頼する言語を記入してメールを送ると、無料で電話での通訳を受けられる。
・一時的障害保険：
https://pua.hawaii.gov
Temporary Disability Insurance（TDI）、新型コロナウイルス感染およびそれによる隔離のために仕事をすることができず、雇用主が営業を辞めていない場合は、一時的障害保険の対象となる可能性がある。
・労働者災害補償保険：
https://labor.hawaii.gov/ui/

Workers' Compensation（WC）、医療従事者など仕事が直接の原因となって新型コロナウイルスに感染した場合、WCを受ける資格がある。なお、オンラインで申請した場合、受給者は毎週証明書を出す必要がある。オンライン申請でなければ2週間ごとに報告。
・アメリカ合衆国労働省の公式Webサイト：
https://tinyuri.com/qn9jwmr
・アメリカ合衆国国税局の公式Webサイト：
https://tinyuri.com/sz91387
・新型コロナウイルスが理由で経営に影響が出ている中小企業向け融資プログラム：
https://tinyuri.com/ustqz8
申請から3日以内に補助金として1万ドルを受けられ、さらに運転資金として上限200万ドルまで3.75%（非営利団体は2.75%）の金利で上限30年ローンを組むことが可能。なお補助金の1万ドルは返済免除（4月24日、返金不要分として100億ドルが追加された）。 　（マイク橋本）

A5 下記のサイトを参考にしている。
・「COVID-19: Important Update from the Provincial Health Officer」
https://ctcma.bc.ca/media/1903/1164899-cps-message-to-health-professionals-from-the-pho-15-may-2020.pdf
・「Providing in-person community care during COVID-19: Guidance for regulated health-care providers（CTCMA）」
https://ctcma.bc.ca/media/1904/2020-05-15-guidance-for-providing-in-person-community-care-during-covid-19.pdf
・「Guidance on Infection Prevention and Control for Health Care Providers in Community Care（BC Centre for Disease Control）」
http://www.bccdc.ca/Health-Professionals-Site/Documents/COVID19_IPCGuidelinesCommunityBasedAlliedHCPsClinicSettings.pdf

・「Personal Protective Equipment（BC Centre for Disease Control）
http://www.bccdc.ca/health-professionals/clinical-resources/covid-19-care/new-today
・「Health professionals: Protocols for returning to operation（WorkSafeBC）」
https://www.worksafebc.com/en/about-us/covid-19-updates/covid-19-returning-safe-operation/health-professionals

（水谷潤治）

A5 インターネットなどによるニュースの入手。

（八巻晴夫）

Q6. 現在のような時世においては、新型コロナウイルスに感染しているとは思いもよらず、腰痛など別の主訴で患者さんが来院する可能性もあります。現在、通常の問診・診察に追加している事項がありましたら、その内容を教えてください。

A6 まずは予約時に電話相談で風邪や熱症状のある方々には自宅療養ならびにPCR検査の実施を進めています。

その他の疾患についてはマスク着用のうえ、診療、治療を実施。入り口では靴を脱いでいただき、手消毒については入り口、廊下、待合室、診療室、トイレなどすべての部屋にアルコール容器を常備しています。診療室は窓を開けて十分な換気を務め、患者はすべて予約制で、患者間の接触がないよう、30分の間を空けて次の患者を入れるようにしています。また、診療室の消毒、紙シーツの交換、換気の時間を考慮し、2部屋を交互に使用しています。主訴に対する治療に加え、可能な限り免疫を高めるべく、治療を施しています。

（小渡良博）

A6 過去2週間以内にコロナウイルス感染者との接触、臭気異常、味覚異常、精神的混乱、24時間以内に37.2℃以上の熱の有無。 （金子道庵）

A6 休業中。 （斎藤健泉）

A6 海外渡航履歴や感染拡大地域への訪問履歴を確認したうえで、診療を制限するか否かを決めています。呼吸器に症状を呈する場合、別途の空間で診療することもあります。可能ならば、電話による非対面診療をお願いすることもあります。 （崔 昇勲）

A6 若い人で無症状の人もいますものね。とにかくマスクと消毒を心がけています。営業が暇な割に、気づかないうちに結構神経を使っているようで、家に帰るとバッタリです。以前はあまり運動していませんでしたが、この頃は少し運動するようにしていて、野菜を多めに食べて、自分自身が病気にかかりづらくなるように心がけています。 （椿山清秀）

A6 当院の鍼灸治療はすべて予約制であり、感染症状がある方は、予約時にすべてお伝えいただくようにしていますし、A3.でお示ししたような対策をとっていますので、今のところ、そうした事例はありませんが、新型コロナウイルス感染症を疑う症状がない時点で来院されたため、そのときはそれと分からず、のちに発覚ということがあり得るということは常に気に留めておかなくてはならないことだと思っています。診察室に入る前までにすべてスクリーニングされているはずですが、それでも、実際の診察では全例に対して、マスクを着用して診察し、通常より、症状や、接触歴、行動歴などを詳しく聞くようにしています。 （日暮浩実）

A6 上海市政府の健康QRコードの提示。緑色でなければ診察拒否できます。このあたりは厳密です。 （藤田康介）

A6 クラスター（群発性感染）の場合は、感染していても無症状の人が無意識で他人にウイルスを感染させてしまうので、いかんせん防御の方法がなく、まさに人生はギャンブルの言葉どおりとなる。感染病棟に勤務する医師や看護師の方々はつらい使命感だといっている。特にお子さんや連れ合いがいる医療従事者は、家に帰ると家の外で着替えたり慎重に処理したりしなければ安心して家族に会えない。また医療従事者の家族がいじめに遭うようなことはない。歯科医も感染危険度が高いので、緊急の患者以外は受け付けず短い時間で処置をしている。歯科衛生士は自粛休業の状態である。

　小生の場合、鍼灸、漢方では病理的疾患や器質性疾患には対処が難しいので、証などは立てることはなく通常の瀉法で治療している。患者さんの主訴としては自粛休業などをしている方の場合、外出がままならないので、男性は家の補修や修理に時間を割いたり体力維持の運動に励んだりするので、筋、腱、関節などの機能障害が多い。主婦の場合は家族の自宅待機や自己隔離のため家事の増加や家の片付けによるストレス障害が目立っている。

　当院では経穴の位置判断の誤差を最小にするため、ツボの判別は押圧手技での経穴探りと良導絡を応用したポインター・エクセルという皮膚の電気抵抗反応点（交感神経興奮点すなわち筋肉が拘縮していて血流が阻害されているところです）ツボ探知器の方法を併用している。正確な経穴判断と鍼の刺激量の適度な調整が鍼の有効性につながる。東洋医学は西洋医学のように各疾病のマニュアル（鍼のサイズと刺激量、治療法の選択、刺激時間、投薬の効果性の観察事実）がないので各先生方の勘と技量に頼るしかない。

　ハワイの地形は海底から突き出た火山の頂上なので陽光は強いが風が冷たく、夜の8時頃と明け方の5時頃に空気が冷え込む。身体の冷えは筋拘縮を引き起こし、血流が阻害される。また睡眠不足は白血球の産生を低くするので免疫力（抵抗力）が低下しないように、施術後は"冷えと睡眠不足"を避けることをアドバイスをしている。身体のイラストを描いたチャートを渡し、シャワーのあとはヘアドライヤーを利用して復溜、湧泉、腎兪、曲池、大椎から風門、中脘と関元などの経穴あたりに近づけ、熱感を得たら遠ざけるように2回程度温熱刺激を与え自律神経を調整するとともに、自らツボの感覚を得るように勧めている。また心理的ストレスを覚える患者さんにはチュウオー社製の"バンシン"無煙電熱温灸器65℃設定を応用し、知熱灸のように熱感を得るまで百会に施療している。煙にアレルギーの患者さんもいるので無煙の治療器は使いやすい。　　　　　　　（マイク橋本）

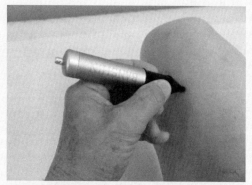

写真は旧型バンシン（6V）。現在の改良型は充電式で格段効率が良くなっている。温熱設定は65℃

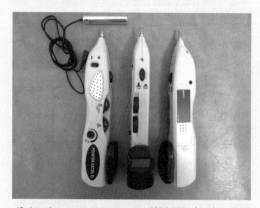

ポインター・エクセルⅡツボ探知器（9V）。直流パルス通電拮抗刺激も同時に行うことができる

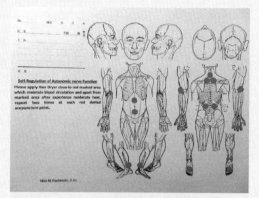

患者に渡すヘアドライヤーでの自己温灸用チャート
（皮電計用チャート紙を使用している）

（マイク橋本）

A6 体温や血圧を測るくらいです。四診で病気か病気でないかぐらい、分かります。（水谷潤治）

A6 鼻炎、風邪、気管支炎、発熱、頭痛などで来る患者もたくさんいます。最初にクリニックに入られる前に検温をし、熱が38℃以上ある方は治療をお断りしています。しかしながら解熱剤を服用したのち来院する患者に対しては丁寧に問診し、その可能性がある患者に対しては消毒をしっかりし、現地の薬草の処方をいたします。

（八巻晴夫）

Q7. 現在の日本においては、新型コロナウイルス感染症確定患者に対して直接鍼灸施術をすることはできませんが、学術的にこの感染症を見た場合の、症状の考え方、証の立て方、ツボの選び方を教えてください。

A7 ウイルス感染症は基本的には日和見疾患と考えています。死因、基礎疾患の統計を見ますと、高血圧、糖尿病、心臓病など循環器疾患では抗体の生成が追いつかない、あるいは過剰生成で悪化していることが知られています。このことについては最近、ブラジルでも、ある女性医師

が血栓防止を目的とした抗凝固剤のみで治癒されたことが話題になっています。他方、老齢者でもビタミンンDの多い方が回復、退院した例や、実施された抗体検査では無症状でもすでに抗体ができる人々が確認されています。

西洋医学における感染病治療は症状緩和、ウイルスの無毒化、またはワクチン製剤を目標としています。しかし、伝統医療では補気を目標とし免疫機能を助け、自ら抗体生成に至る条件づくりに徹します。よって鍼灸治療では、まずは十分な睡眠を取ってもらい、精神的不安を取り除く事で免疫能を高め、加えて血液浄化を治療目標と考えます。安眠穴の灸、三陰交の皮内鍼、後頚部の完骨、風池などで睡眠を助け、膏肓置鍼、神門置鍼などで精神を安らげ、肝、腎の治療を持って血液浄化を促すことを目指します。すべてにおいて補法を中心とした心地よい治療が元気を取り戻し、免疫活性化につながると考えます。

（小渡良博）

A7 基本的には、傷寒論の三陰三陽症候分類法、中医の八綱弁証、温熱病の衛・気・営・血・症状の伝変状態を診断し、それに準じた経絡、経穴の取穴、兪穴、募穴、原穴を中心に行う。

（金子道庵）

A7 伝統的な鍼灸治療方式を応用すればよいと思います。

（崔 昇勲）

A7 とにかく腰痛などの来院でも、聞くと神経不安症やパニック症候群の人が多くなりました。上焦特に肺などの脈が強くなった人や、肝虚、腎虚の人が多いです。不眠や、のどの痛み（この人たちは病院に行って陰性だったけれど、症状がよくならずに来院）も少なくありません。運動器疾患だけでなく精神的なものも多そうです。新型コロナウイルス感染流行以降もいつもと同じ治療を行っていますが、本治法をもっとしっかりやることや、陽経のツボで上焦の熱を下げたり、特に腎を補うようにしたりしています。そ

のほか、漢方薬もいつもより処方しています。結構よろこばれます。　　　　　　（椿山清秀）

A7 新型コロナウイルス感染症が疑われた患者さんが来院した場合、シンガポールでは、速やかに政府指定の医療機関にお送りするよう国から通達が出ています。そのため、疑わしい患者さんはもちろん、陽性が確定した患者さんに施術を行うことは当地でもできません。

当院では、西洋医学的診断を行っていますが、中国伝統医学的を手法に考える場合には、中国鍼灸会制定〈新型コロナウイルス感染への鍼灸介入に関する手引き（第2版）〉（邦訳）に従って施術を行おうと考えております。実際上、医学観察期、臨床治療期の患者さんを扱うことはないと思いますが、回復期の患者さんを診る可能性はあると思います。　　　　　　（日暮浩実）

A7 中国では、COVID-19専用病院に患者が収容され、鍼灸治療が行われており、重症患者の呼吸症状改善・消化器機能改善などに役立っています。こうした経験は日本でも共有されるべきだと思います。また、西洋医師と中医師の合同回診も中国では行われています。武漢では中医学メインの臨時病院も設置されました。やはり西洋医学と中医薬と鍼灸・刮痧・推拿などの併用は重要という認識です。　　　（藤田康介）

A7 新型急性の感染症には、自然免疫、獲得免疫はありません。新型ウイルスの自己複製のスピードと対応するためには、毎日鍼灸治療をすることです。最低3日以上鍼灸をすれば、ホストの白血球は急激に増え、ウイルスと競合します。漢方がとても役に立ちますので、外感太陽病の漢方薬を服用します。普通の体力の人なら、今回のような致死率の低いウイルスならば、普通の風邪と同じように治ると思います。エビデンスはありませんが、経験しております。カナダで亡くなっている人は、高齢者か基礎疾患のある方がほとんどで、たまにサイトカインショックもあるようです。これらはもともとハイリスクなので、鍼灸でも難しいでしょう。

澤田流の太極療法が一番よいと思います。特効穴は、澤田流では

小腸経の前谷を解熱の灸点としている。間歇熱、マラリア。20壮とある。

同後渓は、インフルエンザ、肺炎20壮とある。

大椎は、扁桃腺炎、頭痛、風邪、肺結核、マラリアとあるが、私は熱のあるときに解熱で多壮灸を20壮据える。

身柱は、胸中の熱を主る、肺疾患、熱のあるときは多壮灸である。20壮。

澤田先生が活躍された1900年代初期には、熱性感染症が多く出たのでしょう。澤田流では、上のように感染症に対処しています。

要するに、免疫を至急ブーストすることが、急性感染症の治療になるのです。　　（水谷潤治）

A7 ウイルス感染の患者はたくさんいますので、それにのっとった治療。体力をつけるツボ。ウイルスに効果の見られる現地の薬草。お灸。足湯などを組み合わせた治療を行います。

　　　　　　　　　　　　　　（八巻晴夫）

Q8. 新型コロナウイルス感染症の予防のための考え方があれば、その方策を教えてください。

A8 東洋医学、鍼灸学の基本は三才思想で理解できます。人の気は天の気、地の気の交流であることを前提としています。より元気であるためには天地双方の上品質の気との交流が求められます。そこから生まれる養生、そして未病治療は鍼灸治療の基本指針として活用するべきでしょう。もちろんソーシャルディスタンスなどの対策は欠かせません。　　　　（小渡良博）

A8 私のクラスでは、免疫力アップのための気功術、按腹と導引術（中国武漢大学病院では、太極拳も導入されていました）、丹田呼吸法、瞑想法、乾布摩擦、西式健康法（断食、温冷浴、金魚運動）ヨガ、食事療法、サプリメント、間接・直接お灸治療（遠赤外線、ドライヤー代用可）などを、患者さんに薦めています。日本で治療する場合は、澤田流太極療法施灸療法を取り入れたらいいと思います。

そのほか、予防のために患者さんに漢方薬を薦めています。漢方薬は免疫システムを強化し、初期症状を緩和し、ウイルスの持続期間を短縮するとされています。以下のものは、武漢の医療最前線で実際に新型コロナウイルス感染患者の治療に使用されている処方ガイドを、アメリカの東洋医療界でリスペクトされているJohn K. Chen 先生（薬学博士、博士、東洋医学医師）とLori Hsu 先生（伝統的東洋医学修士号、サイエンス修士号）が翻訳編集した資料「How COVID-19（2019-nCoV）is Currently Treated in China with TCM」を参考に、私が簡単にまとめたものです。日本語訳担当：パーネル美紀先生（日本医師免許、アメリカ統合医療専門医、家庭医療専門医、アメリカの鍼灸資格）。

免責事項：ガイドは、医療関係者用の参考資料です。自ら処方し治療するためのものではありません。新型コロナウイルス感染症の症状があり、陽性の疑いがある場合には、医療機関など適切な窓口に相談してください。

【肺炎予防1号】
・Huang Qi 黄芪（Radix Astragali）15g
・Bai Zhu　炒 白 朮（Rhizoma Atractylodis Macrocephalae）, dry fried 10g
・Fang Feng 防風（Radix Saposhnikoviae）10g
・Mian Ma Guan Zhong　貫 衆（Rhizoma Dryopteridis Crassirhizomatis）10g
・Jin Yin Hua 金銀花（Flos Lonicerae Japonicae）10g

・Chen Pi 陳皮（Pericarpium Citri Reticulatae）6g
・Pei Lan 佩蘭（Herba Eupatorii）10g

（金子道庵）

編集部注：上記は以下のWebサイトを参照しています。
「How COVID-19（2019-nCoV）is Currently Treated in China with TCM」
https://www.elotus.org/article/how-covid-19-2019-ncov-currently-treated-china-tcm
「湖北省人民政府」
https://www.hubei.gov.cn/zhuanti/2020/gzxxgzbd/qfqk/202001/t20200125_2014934.shtml

A8 緊急事態のもとで講じられている措置を遵守し、他者との2メートルの物理的距離（physical distancing）の維持や手洗いの励行、マスクの使用などの感染症対策を徹底する。

（斎藤健泉）

A8 現在、韓国の国民が実践しているマスクの着用、隔離、休息、手洗い、不要な集いの制限、密閉空間での団体活動など個人の衛生と社会的距離の確保運動が新型コロナの感染防止に大きく役立ったと思います。感染予防のために普段からの健康管理、慢性疾患を管理するべく非対面診療を推し進めることも、よい方法だと思います。

（崔 昇勲）

A8 消毒やマスクなど、できる限りのことはしています。その他、加湿器を買いました。カリフォルニアは朝起きると喉がカラカラになるほど乾燥しているため、また、加湿はウイルスの抑制にいいと聞いたために行っています。

（椿山清秀）

A8 症状発現3日前から感染性があり、感染力は症状発現の前日が最大ということですので、施術者自身を含め、すべての人は自分が感染しているかもしれない、感染力があるかもしれな

いと考えて行動する必要があると思います。

そのためにできることは、偶発的な感染を避けるためにはA3.で説明しましたように来院に際してあらかじめお電話をいただくことだと思います。

飛沫、接触感染を減らす目的では、これもすでに常識となっていることですが、それらを粛々と実行することではないかと思います。つまり、マスクの着用、人と人との距離をとること、マスクの外側を触らない、顔を触らない、多くの人が触るものに素手で触らないことなどです。

感染の憎悪のリスクを上げないためには、普段から糖尿病や高血圧など生活習慣病にならないようにすること、すでに発症している方はコントロールをよくすることが肝要と思います。

免疫力を保つために、適度な栄養、睡眠、運動を行うことも同様に大切です。　（日暮浩実）

A8 中国では早期発見・早期隔離・早期診断・早期治療が重要と考えていました。そのために、手洗い・人混みに行かない・マスク・咳エチケット・手洗いなどが現在も重視されています。また、中国式では、濃厚接触者・疑似例の発見と隔離が重要視されており、これら隔離期間中に中医薬を使うことも行われていました。やはり中医学で早期介入すべきだと思います。　（藤田康介）

A8 早晩にもウイルス対応ワクチンの開発が成功すると思うが、抗体ができない人も数パーセント現れるだろうし、第2波、第3波の再感染を防ぐため、特に医療体制の乏しい開発途上国には率先してワクチン予防接種を普及するべきと思う。

2040年頃になると汚染のために海洋産物が半減すると憶測されている。2019年時点で、アメリカ全土には稼働中の原子炉が98基あるがカリフォルニア州には1基しかない。理由は地震が多いからということである。日本は本州の沿岸に57基（未稼働を含む）の原子炉がある。これは人命軽視の極みである。人類は傲慢になり自然に挑戦し、破壊し続けるといつもなにがしかのしっぺ返しと試練を受けてきたが、今こそ本当に自然の環境保護を考え直す時期と思う。推定45億年といわれる地球年齢と40万年の人類の歴史から比べて、3、4千年ほどの東洋医学史の長さにいつまでも胡坐をかくことなく、東洋・西洋の統合医学的な観点で双方の接点を見出す研究をしていくべきと思う。

漢方薬での緩和治療の話も出たが、残念ながら傷寒論や金匱要略による熱病処方も薬草の効果が穏やかすぎて間に合わない。鍼治療とともに回復後のホメオスターシス（生理機能の恒常性）を維持して生活の質の向上に貢献することが重要である。個人差はあるが、とくに新型コロナウイルスの場合はRNA構造が複雑で変異を起こし、ヘルペスゾスターウイルスのように神経毒があるせいか血栓を引き起こし、多臓器不全に陥るという疾患である。また各国が研究、開発を秘密裏にしていることが多く、実態が判然とせず、生物兵器開発とワクチン開発は同じ線上なので生物兵器の話まで出てくる。日本は遺伝子医学やゲノム研究は世界の最先端をいっているので、これからの10年でがん疾患の研究でも大きな変革が出ると思える。

コロナウイルス禍を通して我々も医療システムや社会経済がこれから大きく変化していくことを目の当たりにしていくことになるであろう。

（マイク橋本）

A8 新型、旧型インフルエンザにとらわれず、常に免疫力を高めておくこと。三里の灸を毎日据えること。できるだけ薬物依存を避けること。有機野菜などの自然のものをバランスよく食べること。規則正しい生活を心がけ、毎日身体を動かすこと。塩水で鼻うがい、喉のうがいをする。

（水谷潤治）

A8 移動を避け、人の集まる所へは行かないことです。消毒の徹底。　（八巻晴夫）

Q9. 新型コロナウイルス感染症に対して、あはき師ができることについて、ご見解をお聞かせください。

いう、21世紀の不安な世の中の一大事です。

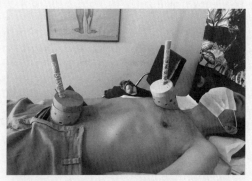

竹椀灸は棒灸を温灸として使用。フードは身体のカーブ部分に適するよう、竹に角度をつけて切って制作。戸ヶ﨑正男氏の棒灸術からヒントを得て作られた

A9 鍼灸治療もまずは生理学、病理学から学ぶ免疫機構を考慮するべきでしょう。

胸腺ではT細胞が自己を認識する教育を受け活性化されます。脾臓は抗体を出すB細胞の成熟、鼻粘膜や扁桃は最初の免疫バリア、小腸も免疫活性化を担っています。以上から、未病治療として次の治療方針を立てました。

ウイルスが侵入する最初のバリアとして、長野式の扁桃治療（天髎の刺鍼透熱灸と外関置鍼）。鼻粘膜は合谷と迎香の置鍼。深谷灸および原志免太郎先生の推薦する足三里の透熱灸。大椎、風門、肺兪、隔兪の置鍼または透熱灸。

T細胞増加を目的とした治療では胸骨をめぐる腎経（陰蹻脈）と任脈の治療として、列欠、照海の置鍼。神封から兪府間の反応穴に水平置鍼、その上から竹椀温灸※。

なおアーユルヴェーダで胸骨は心のチャクラでその治療は、指頭における叩打術です。それをヒントに打灸（竹輪の着火面で軽く叩く）を実施しています。

B細胞活性目的の脾経（太白、公孫）ならびに脾兪、大包の置鍼。脾経の走行は下腹部でのジグザグによって小腸と脾臓がつながっています。したがいまして関元中心の竹椀温灸で10分ほど温めています。

さらには安眠と三陰交の灸を施すようにしております。

※竹椀温灸は「医道の日本」2017年6月号掲載「触れる語る」で紹介した棒灸フードのことです。

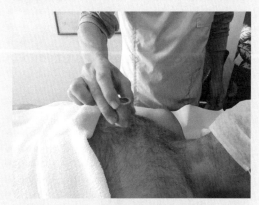

「打灸」は、転がして使う竹の輪灸と区別するための名称。写真では、免疫細胞の活性化として胸腺刺激している。石原克己氏より教授を受けた技法

（小渡良博）

A9 この見えない敵との戦略は延々と続き、コロナウイルスの次には？　あるいは、この秋にまた襲来？　この前代未聞の薬剤耐性菌との闘いは、あの勝利なかったベトナム戦争時のゲリラ戦のように、隠れんぼをしながら共存すると

そのとき、私たちはどのように自分たちの兵力を増強し、勝利していくか？　つまり、定期的、鍼灸指圧あん摩療法の上に、免疫力強化の秘密を自分の患者さんと共有し、健康指導していきます。

第一に、己を知るということ。既往症がある患者さんの死亡率が圧倒的に高いので、まず、自分の持つ不健康的体質、性格、生活習慣病の改善治療を第一目標として、ヘルシーなライフスタイルの指導、食事改善、運動生活、ストレスマネジメントのアドバイスを行います。同時に、私たち東洋医学者は、物資主義、ドラッグカルチャー、副作用の多い西洋医学の限界を超えて、「上工は未病を癒す」という知恵を忘れずに、"病

は気から"という予防医学の根本的概念、スピリチュアルな祈りのあるライフスタイルを確信し、それを信じ切ることが癒しになるという、私のヒーリングパラダイムを紹介します。それは、古典から学んだ"恬淡虚無なれば、真気これに従う"、"精神うちに守らば、病いずこより、来たらん"、"その気、持っていれば自ら癒すなり"という精神にありました。

そして、深く己を知って、精神、肉体、心がインテグレートして、気の乱れ、滞りのない、迷いのない、清らかに、朗らかに、瞬時、瞬時、無条件幸福のもと、精一杯生きること。肉体的には自分が医者になったように、体温を測り、血圧を測り、血糖値を測り、体重計に乗り、BMIの値を測り、鏡に映る顔色、眉間のあたりの光、舌、尿と便を観察し、お腹を探ることを勧めます。また環境衛生の保持、改善に、コミュニティーと一緒になって努めなければなりません。

（金子道庵）

A9 緊急事態宣言が解除されて、営業が再開されたときに備えて自己の心身をベストの状態にキープするように心がけている。

オンタリオ州トロントでは2003年にSARS（重症急性呼吸器症候群）のアウトブレイクがあり、当時は今では想像つかないくらい医療従事者の公衆衛生観念の欠落と病院内の消毒剤などの不備から、病院内感染により多数の感染者が発生した経緯がある。その苦い経験からその後、州内の医療現場における根本的な衛生教育と設備投資は高まっており、そしてまたユニバーサル・ヘルス・カバレッジの恩恵を受け今回の新型コロナウイルスは封じ込めに成功しているように思わされる。

（斎藤健泉）

A9 新型コロナウイルスのワクチンが迅速に開発できていないため、治療の全期間において漢方薬を積極的に活用すべきです。漢方薬には確かな治療効果があるので、今後も再び発生するであろう新型コロナウイルスの感染疾患にも積極的に活用すべきです。このようなパンデミッ

クは、将来的にも発生し続けると予想されます。このような惨事への対策として、私たち自身の免疫機能が最も重要となるでしょう。そして、この機能を強化するために、私たち漢方医学の役割が必要不可欠なのです。

（崔 昇勲）

A9 免疫力を強くしたり、炎症を抑えたり、コロナにかかりづらい身体や精神のリラックスをもたらすなど、鍼の効果はすばらしいです。求めてくれる人がいる限りはがんばります。

（椿山清秀）

A9 病因は目に見えないウイルスであり、接触感染が感染を広める大きな要因であるため、現在、コロナウイルス感染症をおこしている患者さんに直接、施術を行うことは大変困難だと思います。しかし、感染力がなくなったことが確認され（症状発現後、6～11日を超えると他人への感染力がほぼなくなるという論文が出ています）、他人への接触が許可されたら、回復期の患者さんの体力回復を促す施術をすることは可能性があるように思います。（日暮浩実）

A9 中国の経験ですが、重症例・重篤例から快復後の後遺症問題が注目されていて、中医学（生薬・鍼灸）による治療ガイドラインも出ています。やはり回復期で活用されることは意味が大きいと思いますし、大きな特徴であると思います。「未病を治す」の思想が応用できます。（藤田康介）

A9 伝統医学は、傷寒論の昔から熱性疫病と闘っているので、実績があります。本当は何でも治療したいのですが、残念ながら許されませんので、現状では何もできません。患者さんに電話して安否を尋ねたり、質問に答えてアドバイスをしたりするのが関の山。（水谷潤治）

A9 類似した症状のある患者はなるべく避ける。しかしながらもし感染した患者が来たら、ほかの患者に接触しないよう心がけることが大切だと思う。

（八巻晴夫）

Column 読者に聞いた新型コロナウイルス感染症の影響

　小誌5月号では、愛読者はがきに新型コロナウイルス感染症の影響に関する質問を用意した。読者の皆様からお寄せいただいた現場の声を併せて掲載する。

Q1. 患者数は変化しましたか。
①増加した：1件／②減少した：2件／③変化なし：1件

Q2. Q1で②を選んだ方は、その人数と時期を教えてください。
臨床実習が中止となり、外来患者がゼロになっています。

Q3. 治療院を休業しましたか（複数回答あり）。
①休業した：1件／②休業していない：2件／③休業を検討中：2件

Q4. Q3で②を選んだ方は、その時期と理由を教えてください。
3月と4月と5月。制限のため。／県と学校の方針。5月末まで休校で実習そのものがないです。／②東京都の方針。鍼灸・マッサージは医療施設という区分だったから。③衛星備品の状況次第。／やっていないと体調を崩すので、（往療に）来てもらいたいという方が半数以上いた。

Q5. 新型コロナウイルス感染症について、患者へどのような対応をしていますか。
①特にしていない：1件／②セルフケアを勧めている：1件／③そのほか：2件

Q6. Q5で②③を選んだ方は、その内容を教えてください。
手洗い、うがい。／体温測定。マスク着用のすすめ（区役所の配慮に感謝）。／手指のアルコール消毒（コロナ前から）。

Q7. 消毒剤、マスクなどの衛生備品はどのように調達していますか。
近隣のドラッグストアなど：2件／そのほか：2件（ストックがあった。区役所から、施術所へマスク配布があった）。

Q8. 新型コロナウイルス感染症に関する情報はどこで確認していますか。
テレビ、ラジオ。／NHKニュース、地元新聞のインターネット版。／岡山市のラインニュース（インターネット）。／新聞。テレビのデータ放送。／NHKの番組。

Q9. あなたが考えるこの新型コロナウイルス感染症の東洋医学的な証と対策を教えてください。
肺虚脾実型。／疫病であり、証を立てて治療しようと考えたことはありません。予防として十分な睡眠と栄養がとれるような全身施術を行い、抵抗力を落とさないこと。また衛生学で学んだ感染成立の3要因（病原体、感染経路、宿主）すべてへの対策をしています。／学生なので、とりあえず自分の免疫力を高めるべく、お灸をしています。対策は自己免疫を高める、手洗い、と思っています。／緊急企画中の鍼灸介入ガイドラインを参考にします。予防にはお灸かしらと、深谷伊三郎先生の『灸堂臨床余禄』（第9集）のかぜ症候群を読みました。／私的に日常生活、仕事は全く変わらず。用事がなくても外に出て、ファーストフードが使えないので、ファミリーレストランか、車内で待機している。とにかく紫外線を浴び、外の空気を。

緊急寄稿

東西統合医療についての私見

ハワイ統合医療学会副会長　マイク橋本

米国では、ハワイ州は医師も鍼灸師と同等の免許資格がないと鍼や漢方薬の処方などの臨床はできないが、西洋医師が"鍼"に興味を持っていただくのはありがたいことだと思う。東西医学の統合的な治療で患者さんへの助けになるのならばそれが理想ではないか。鍼師側も東洋医学三千年の歴史の上にただ胡坐をかいているのではなく西洋医学の科学的な知識および遺伝子医療技術改革への取り組みには敬意をはらうべきであり、また西洋医師側も伝統医学という"知恵の医学"を理解しようとする気持ちも持っていただきたいと思う。

『意釈黄帝内経素問』（小曽戸丈夫、浜田善利共著：築地書館）の移精変気論十三篇での中国の黄帝と岐伯医師との問答で、黄帝が「昔、病は加持祈祷で病人の気分を整えれば治ると聞いているが近頃は薬や鍼または切開術をして邪気を外に出しても治り難いのはどうしてか？」と尋ねると、岐伯医師は「以前は不摂生もなく、感情の起伏や欲望の高まりなどもなく自然に逆らわず単純な生活をしていましたが、この頃は過労や精神疲労などで邪気が体内に深く入り込むがゆえ暗示や祈祷、あるいは薬や鍼、切開術のようなことを施してもなかなか治りにくいのです」と答えた。なんと六朝時代（西暦220年頃）にすでに世の中が複雑になり多くのストレスで病気が治り難いと回答している。ましてや現代のデジタル時代のストレスはいかばかりであろうか。その結果、治療理論の概念が"占い、祈祷や暗示"から"自然哲学的陰陽五行論"に移行したのだが、現代のように複雑な病理、病態

の解決を陰陽五行、経絡理論、臓腑弁証などの二元論だけで推し量り治療するのはますます困難になることも知っておくべきだと思う。

もともと西洋医学も自然哲学から発したもので医療体系が東と西に分かれて進歩しただけのはずだが、残念ながら伝統（東洋）医学界のほうは理論の発展と治療改革を欠如させたまま来てしまった。1987年に故・竹下登首相が"科学技術会議"の議長になり、漢方薬など伝統医学解明に5年をかけた国家プロジェクトの結果として、漢方薬診療は徐々に増えて148処方から生薬200種類まで保険診療で補填するようになっているが、最近では"医療費削減"という大義名分のもと健康保険の対象から外そうという動きも見られる。しかし"鍼治療"に関しては標準化を伴わない各流派や何々式の手技乱立、また日本特有の白黒つけたがらない曖昧さがかえって伝統医学や日本独自の鍼治療理論を統合的な観点として確立することができず、保険治療の前進を妨げる足枷になったようだ。

中医学理論の発端はあくまでも中国人民を対象にした伝統的医療体系が始まりなので国際的に白人や黒人など西洋人の体質に呼応する古典診断治療の概念に当てはめにくいところもある。漢方薬も薬草にアレルギー反応を持つ人も多い。鍼灸治療は適応症の範囲が広いのだから、総合診療の観点を持って東西両医学を勉強し、納得のいく両医学の接点を探求していくことが大事ではないか。そして東西両医学の双方が患者さんの利益を優先して歩み寄ればよりよい結果が出るのではないかと思う。

複雑な人間の病態生理を完全に対応できる医療は両医学ともに至難であり、易しい症例などは1例もない。鍼治療をして治療者が主観的に経脈が調整されたと判断しても、それで疾病や

疼痛が改善されるわけではないのが現実である。

ハワイ州の多くの西洋医師は臨床に関しては大変謙虚であり、見習わなければならない。西洋医師も東洋医学的治療が患者に適応していると判断した場合は患者を紹介してくださる。また鍼灸師側も、病理的精密検査や西洋医学的治療が必要だという所見であれば、患者の担当医に診断と治療を仰ぐようにしている。この形が当面は健全といえるのではないかと思える。そして西洋医師も西洋医学を理解している鍼灸師に患者を託すのであり、鍼灸師も東洋医学に理解を示す西洋医師に患者の紹介をするので、互いの意思疎通や認識を深めることが大事である。

脈に関しては西洋医学にも"脈"の概念はあり、橈骨動脈の脈圧の状態として"脈証"ではなく"脈状"という観点で心臓からの血液の拍出量と血管壁への圧力により"大脈"、"小脈"そして"奇脈"に分けている"小脈"の場合、弱い脈状を触れるということだが、これは動脈硬化により血管からの拍動が伝わりにくいと考え、大脈と小脈が交互に触れる場合は心不全も考慮する。また"奇脈"とは頻脈あるいは遅脈などで、予知する症候としてはクスマウル徴候（吸気時の頸静脈の怒張）ととらえ、右心不全などが起因となる収縮性心膜炎、または心タンポナーデなど心膜の繊維肥厚や石灰化を伴う症状も鑑みて観察し、診断の要素となる。いずれにしても西洋医学での脈状の所見はあくまでも循環器関連の考察にとどまる。

知己の内科医師は「鍼もいいけど、劇的な効果がいまひとつなー」との意見。ハーバード大学医学部出身の中国系の整形外科医は「鍼治療は手技や理論が標準化してないのでどうも分かりにくい」と言っていた。ある小児科医師は、自身が肩背痛の鍼治療を受けて改善した体験で「鍼の治療は血管運動系に関連作用するのですね」とそれぞれ的確な意見もうかがった。確かに鍼灸や漢方薬ではバクテリアやウイルスを滅菌するような細菌病理学的な処置は困難だが、好まざる薬理的副作用や生理的障害も最少といえる。

ちょうど貨幣や紙幣も両面に模様があるように、西洋の"知識の医学（修復、延命医療）"と東洋の"知恵の医学（精神および生活の質の向上医療）"のように双方の面が存在してこそ貨幣（紙幣）は通用するのではないかと考える。人間が抱える疾病約8千種類、細かい分析に渡れば2万種類をも超える疾病に対応するには、東洋医学も西洋医学もいまだに完璧ではないのだから。そして複雑な人体生理学を理解するには病理学や生化学も把握していないと統合的な概念を併せ持った鍼理論を促進させるのは難しい。東洋医学は古典医学理論が基本であるということを認識し、常に"温故知新"（故きを温ねて新しきを知る）の観点を持って常に研鑽努力することが大切であると思う。

新型コロナウイルス感染症の流行に関する世界の動き（2020年5月15日～6月15日現在。編集部調べ）

	WHO	世界各地	日本国内
5月15日	テドロス事務局長が、川崎病と似た症状の子どもが欧米で多数報告されていることで、世界各国の臨床医に警戒を呼びかける。	国際オリンピック委員会（IOC）が、東京五輪の追加費用700億円を負担の意向。 「ウォール・ストリート・ジャーナル（電子版）」が、「岩手県は47都道府県で唯一感染が報告されていない」と記事で取り上げる。	加藤厚労相が、抗体調査を6月から複数自治体の住民を対象に1万人規模で実施すると表明。 新型コロナウイルスに感染した労働者について、14日までに労災申請のあった39件のうち2件を認定。 山梨県が、富士山の吉田口登山道を7月1日から9月10日まで閉鎖すると発表。
5月16日	アメリカのトランプ大統領が、停止を発表したWHOへの資金拠出について一部再開を検討しているとツイッターで発信。		
5月17日		インド政府が、3月下旬から実施しているロックダウンを31日まで延長すると発表。延長は3度目。	
5月18日	WHOの年次総会がオンライン会議形式で始まる。EUなどが提案したウイルス発生源の国際調査に中国が同意。総会は194の加盟国が参加し、台湾のオブザーバー参加は認められなかった。	イタリアが、3月から続いていた外出原則禁止措置を解除。 アメリカのバイオテクノロジー企業モデルナが、開発中のワクチンについて、第1段階の臨床試験で、感染を防ぐ可能性のある「抗体」を確認したと発表。 アメリカのトランプ大統領が、感染予防に抗マラリア薬ヒドロキシクロロキンを毎日服用していると明らかにする。アメリカ食品医薬品局（FDA）は「心臓に深刻な副作用」と警告。	政府・与党が、低所得のひとり親世帯に臨時給付金を支給する方向で検討に入る。 法務省が、7月に予定していた司法書士試験を延期すると発表。 静岡県が、富士山の5合目～山頂の3登山道を7月1日から9月10日まで閉鎖すると発表。 日本映画製作者連盟が、大手配給会社12社の4月の映画の興行収入が、前年同月比96.3％減の約6億8,800万円と明らかにする。
5月19日	加藤厚労相が、WHOの年次総会で演説。新型コロナウイルスへのWHOの対応や感染源などについて「公平で独立した包括的な検証」を求める。	先進7カ国（G7）の財務相が電話会議を開催。日本の麻生財務相は、途上国へ安価に供給できる仕組みの創設を提案。	政府が、新型コロナウイルスの影響で困窮する学生に1人10万～20万円の緊急給付金を支給することを閣議決定。 加藤厚労相が、国民生活安定緊急措置法に基づき、アルコール消毒液を転売禁止とする考えを示す。 スターバックスコーヒージャパンが、休業していた13都道府県の約850店舗で営業を再開。
5月20日	アメリカのトランプ大統領がホワイトハウスで記者団に対し、「WHOは多くの国に対し、より公正にならないといけない」と述べる。 テドロス事務局長が、WHOの脱退を示唆したトランプ大統領の書簡について、「精査している」と述べるにとどめる。	国際オリンピック委員会（IOC）のバッハ会長が、2021年に延期された東京五輪について、来年夏に実施できない場合は中止との見通しを示す。	厚生労働省が、経営状況が悪化している医療機関の資金繰りを助けるため、診療報酬を前払いする方向で調整に入る。 日本高校野球連盟と朝日新聞社が、第102回全国高校野球選手権大会の中止を発表。戦後初、米騒動と戦局激化以来の3度目。 観光庁が4月の訪日外国人旅行者数（推計値）を発表。前年同月比99.9％減の2,900人。
5月21日		世界全体の感染者数が500万人を超える。 イギリスの製薬会社アストラゼネカが、オックスフォード大学と開発を進めるワクチンの供給を9月から始めると発表。	緊急事態宣言を継続している8都道府県のうち、大阪、京都、兵庫の近畿3府県について、宣言を解除。 スポーツ庁が、体育の授業でのマスク着用は不要とする見解を各都道府県教育委員会などに通知。熱中症リスク考慮のため。 厚生労働省が、新型コロナウイルスの影響による解雇・雇い止めが1万人を超えたと発表。

	WHO	世界各地	日本国内
5月22日	WHOが、新型コロナウイルス感染症の影響で、ほかの感染症の定期予防接種が各地で中断されていることを受け、各国当局に警戒と再開に向けた取り組みを呼び掛ける。	ブラジルの保健省が、感染者数が33万890人になったと発表。32万人のロシアを抜き、アメリカに次いで世界で2番目となる。 アメリカ国立衛生研究所（NIH）が、レムデシビルの臨床試験で、人工呼吸器は必要ないが酸素供給が必要な患者に対して、最も効果的であると示されたと明らかにする。 イギリス医学誌「ランセット」が抗マラリア薬ヒドロキシクロロキンについて、患者の死亡リスクを高めるとする研究結果を掲載。	文部科学省が、学校活動の再開を可能とするガイドラインを教育委員会に通知。 JR東日本が、主要路線の混雑状況をホームページで公表するサービスを始める。 日本教育学会が、9月入学を導入した場合、教職員の人件費や施設整備費などに少なくとも6兆円かかるとする試算を公表。
5月23日		中国政府が、中国本土の前日の集計で新規患者が確認されなかったと発表。ゼロとなったのは本土全体の統計が始まった1月20日以降初めて。	
5月24日		アメリカの「ニューヨーク・タイムズ」紙が、1,000人分の死者の名前や享年、一言紹介を掲載。「誰一人として単なる数字で表せる存在ではなかった」とした。	
5月25日	テドロス事務局長が、感染防止に向けた日本の対応を「成功している」と述べる。そのほか、患者への効果を検証する治療薬の臨床試験で、抗マラリア薬ヒドロキシクロロキンの使用を中断すると発表。		北海道、東京、神奈川、埼玉、千葉の5都道県で継続されていた緊急事態宣言を解除。 政府が、観光業や飲食業向けの需要喚起策を7月下旬から実施する方針。国内旅行代金の補助や飲食店で使えるクーポン券など。 日本野球機構と12球団が、セ・リーグ・パ・リーグの公式戦の開幕日を6月19日に決定。当面は初めてとなる無観客で開催。
5月26日			政府・与党が、低所得のひとり親世帯に支給される臨時給付金について、子ども1人の場合に1世帯あたり最大10万円を支給する方針を固める。 東京都が緊急事態宣言の解除を受け、博物館や図書館など「ステップ1」に位置づけられる一部施設への休業要請を解除。飲食店については午後8時までの営業時間が午後10時までになった。
5月27日	WHOが、世界各国の新型コロナウイルス対策の支援などに向け、「WHO基金」の設立を発表。一般個人や企業から寄付金を集め、WHOの裁量で自由に使えるようにする。	アメリカの死者数が10万人を超える。	政府・与党が、2021年度からの9月入学の導入を見送る方針を固める。 厚生労働省が、求人情報サイト「医療のお仕事Key-Net」を新設すると発表。医療機関や保健所の人手不足に対応するため。 武漢市から一時帰国していた日本人駐在員ら約140人が、現地日系企業がチャーターした飛行機で武漢市に戻る。
5月28日		欧州連合（EU）の行政を担う欧州委員会が、域内経済立て直しのため、7,500億ユーロ（約89兆円）規模の「復興基金」案を発表。 ボストンマラソンの主催者が、9月14日に延期するとしていた第124回大会を中止すると発表。1897年に始まった五輪を除く世界最古のマラソン大会で、中止は初。 ニューヨーク州のクオモ知事が、マスクなどを使用していない客の入店を店側が拒否できる知事令に署名すると表明。	菅官房長官が、全世帯への布マスク配布に関して、5月中の配達完了を断念したと明らかにする。「検品体制の強化でスケジュールに遅れ」と釈明。 日本郵便とかんぽ生命保険が、持続化給付金を不適切に申請した社員がいるとして、社内調査を始めたと明らかにする。 4月8日から休館していた東京タワーが、展望台の営業を再開。

	WHO	世界各地	日本国内
5月29日	アメリカのトランプ大統領が、「中国はWHOを完全に支配している」とし、WHOから脱退する意向を表明。凍結している拠出金はほかの国際的な公衆衛生分野の活動などに振り向ける方針。	アメリカ国立衛生研究所（NIH）が、アメリカのNPO法人へのコロナウイルス研究資金の支援を打ち切り。アメリカのメディアが、資金が中国科学院・武漢ウイルス研究所の支援に使われていると指摘した直後のことで、ウイルス拡大は中国の責任とするトランプ大統領が命じたとみられる。	菅官房長官が記者会見で、北九州市で感染者が再び増加していることについて「感染拡大の第2波が来たとは考えていない」と述べる。ウイルスへの対応にあたる医療従事者らへの敬意と感謝を示すため、航空自衛隊のアクロバット飛行チーム「ブルーインパルス」6機の編隊飛行が行われる。
5月30日		アメリカのトランプ大統領が、6月下旬にアメリカでの開催を目指していた先進7カ国（G7）による主要国首脳会議を、9月以降に延期する意向を表明。	東京都中央区の百貨店「日本橋三越本店」が約1か月半ぶりに全館で営業を再開。
5月31日	アメリカのトランプ大統領がWHOから脱退する意向を表明したことについて、EU首脳や国連総長が再考を求める。	ベルギーとスペインのメディアが、ベルギー王室のジョアキム王子の感染が判明したと報道。5月下旬に、スペイン南部の交際相手の実家でパーティーに参加した後のこと。	
6月1日	テドロス事務局長が、トランプ大統領がWHOからの脱退を表明したことに関連し、「アメリカの貢献は絶大」「協力関係が続くことを願っている」と脱退に翻意を促す。WHOが、中南米の感染者数が100万人を超えたことを受け、「感染拡大の集中区域で、ピークには至っていない」と警戒を呼びかける。	フィリピン政府が、首都マニラや周辺州で実施している外出制限措置を緩和。公共交通機関と大半の企業の操業を認める。	東京都が、緩和行程を3段階で示すロードマップで「ステップ2」へと移行。商業施設、映画館、スポーツジムなどの休業要請を解除。国から持続化給付金の業務を受注した一般社団法人サービスデザイン推進協議会の役職員の多くが、電通とパソナの関係者だったことが判明。野党が「トンネル団体」として批判を強める。日本郵便が、郵便物や宅配便「ゆうパック」などの当日の再配達を全国で再開。東京ディズニーランドおよび東京ディズニーシーが、臨時休園期間の延長を発表。感染の収束を願って、全国約160の花火業者が各地で一斉に花火を打ち上げる。
6月2日		フランス政府が、全国でカフェやレストランの再開を許可。パリ首都圏は当面、テラス席のみの営業。	厚生労働省が「加速並行プラン」をまとめる。ワクチンについて国内で「2021年前半に接種開始」との目標を設定。加藤厚生労働相が、唾液を検体に使って新型コロナウイルスの感染を調べるPCR検査の実施を認めると明らかにする。東京都が、感染拡大の兆候が再び表れたとして、都独自の警戒宣言「東京アラート」を発動。東京、京都、奈良、九州の国立博物館4館が、96日ぶりに開館。
6月3日	WHOが、5月に治験中止を発表していた抗マラリア薬ヒドロキシクロロキンの臨床試験を再開すると発表。専門家が安全性を検証した結果、試験を継続しても問題ないとの判断。	イタリアがEU諸国からの入国制限を解除。アメリカ上院が、中小企業支援策「給与保護プログラム（PPP）」の融資の利用期間を現在の8週間から最長24週間に延長する法案を全会一致で可決。	政府が、東京都での感染状況について、緊急事態宣言を再び発令する水準にまで拡大していないと判断。北海道大学の西浦教授らが、海外から新型コロナウイルスの感染者が入国すると、国内で再び大規模な流行が起きるとする試算をまとめる。神戸市の医療系ロボットメーカーが、同市と連携し、PCR検査や検体採取を行うロボットを開発すると発表。

	WHO	世界各地	日本国内
6月4日		ブラジル保健省が、感染者が61万4,941人、死者が3万4,021人になったと発表。死者数はアメリカ、イギリスに次いで世界で3番目。感染者数はアメリカに次いで2番目。 ヒドロキシクロロキンが患者の死亡リスクを高めるとした研究報告について、共同著者のうち3人が、使われたデータの質と信ぴょう性に疑問があるとして報告を撤回。 イギリス政府が、今月15日以降に公共交通機関を利用する際は、マスク着用を義務づけると発表。 アメリカ国立衛生研究所（NIH）などのチームが、感染者が1分間話すと、ウイルスを含む飛沫が少なくとも1,000個発生するとの分析結果をアメリカ科学アカデミー紀要に発表。 アメリカ疾病対策センター（CDC）の所長が、警官に拘束された黒人男性が死亡した事件への抗議デモについて、感染拡大の危険があるとの認識を示す。	内閣府が、新型コロナウイルス感染症に対応するための2020年度第2次補正予算案について、GDPを2.0%程度押し上げる効果があるとの試算を示す。 安倍首相が「世界ワクチンサミット」にビデオメッセージ。途上国での予防接種を推進する国際援助機関「Gaviワクチンアライアンス」に来年から5年間で計約3億ドルを拠出すると表明。 日本医師会が、政府が医療機関などに供給をあっせんする消毒用エタノールについて、「濃度が低い」などの問題を確認。 小池東京都知事が、2021年の東京オリンピック・パラリンピックの開催について、「簡素化について検討していく必要がある」との認識を示す。
6月5日	WHOが、新型コロナウイルスの感染予防のためのマスク着用について、一般に広く着用を推奨。健康な人の着用を奨励していなかった姿勢を改める。	欧州連合（EU）の行政を担う欧州委員会が、EU域外からの入域制限を6月末まで延長する方針を明らかにする。 アメリカ運輸省が、中国の航空会社が運航するアメリカ便を週2往復に限り許可すると発表。	政府が、観光や飲食産業を支援する「Go Toキャンペーン事業」について、公募の中止を発表。委託費3,095億円を過大とする野党の批判を受けたため。 日本を代表する野外音楽祭「フジロック・フェスティバル」が来夏への開催延期を発表。
6月6日		ブラジルの保健省が、Webサイトでの累計感染者数や死者数の公表取り止めを発表。地元メディアは感染拡大を隠す意図があるとして批判。	
6月7日	ブラジルのボルソナロ大統領が、新型コロナウイルスを巡る姿勢の違いを理由に、WHOから脱退する可能性を言及。	世界全体の死者数が40万人を超える。	6月7日午後9時現在で、国内の新型コロナウイルスの感染による死亡者の発表が約3カ月ぶりにゼロとなる。 西村経済再生相が、新型コロナウイルス対策を話し合う政府の専門家会議について、今後は議事概要に発言者を明記すると明らかにする。 内閣府が、原子力発電所などで事故があった場合の住民避難について、被曝とともに集団感染を防ぐための基本的な考え方をまとめる。避難所などに退避する場合は被曝対策を優先し、原則換気を行わない。
6月8日	テドロス事務局長が感染拡大について、「欧州では状況が改善されたが、世界的には悪化している」との見解を示す。また、アメリカミネソタ州で起きた黒人男性暴行死事件を受けた抗議デモに対し、「安全に抗議活動を行うことを奨励する」と述べる。 WHOのCOVID-19担当の専門家であるバンケルコフ氏が、無症状感染者によるウイルスの伝染が「非常にまれ」と発言。発言はSNSで拡散され、一部の科学者が反発。	世界全体の感染者数が700万人を超える。 ブラジル政府が国内外からの批判を受け、中止していたWebサイトでの累計感染者数などの公表を再開。累計感染者数が国内で70万人を超えたことを明らかにする。 アメリカのニューヨーク市が、約2カ月半ぶりに経済活動を再開する第1段階に入る。製造業や建設業、小売店の店頭受け渡しなどに限定。	治療薬候補アビガンの臨床試験が6月末の終了予定に間に合わず、7月以降も続けられる見通し。感染者の減少に伴い治験対象者が減っているため。 梶山経済産業相が、持続化給付金の業務委託について、多額の委託費や不透明な再委託手続きへの批判を受け、外部有識者を交えた中間検査を月内にも始めると発表。 ユニバーサル・スタジオ・ジャパンが、来場者を限定して営業を再開。2月29日の休園から約3カ月ぶり。

	WHO	世界各地	日本国内
6月9日	WHOが、無症状感染者が他人に感染させる可能性について、依然として分からないことが多いと強調。一方で、感染者の40%が無症状患者から感染したと推計する研究例もあったとしている。バンケルコフ氏が前日の自身の「非常にまれ」発言について、「誤解」があったと釈明。	ハーバード・メディカル・スクール（ハーバード大学医学大学院）が、ウイルスの感染が中国で2019年8月から広がっていた可能性を指摘する調査結果を発表。中国外務省の報道官は、結果について「ばかげている」と批判。ニュージーランドが、感染を防ぐための行動規制について、入国制限を除いてすべて解除。東アフリカのブルンジ政府が、ヌクルンジザ大統領が心臓発作で死去したと発表。地元紙が5月末に大統領の妻の新型コロナウイルス感染を報じており、大統領も感染していたとの臆測が広まる。	政府が特別定額給付金について、海外在留邦人は給付対象外とする答弁書を決定。ソフトバンクグループが、同社の従業員や医療機関の関係者を中心とする4万人以上を対象に抗体検査を実施した結果、陽性率が0.43%だったとの速報値を発表。
6月10日	テドロス事務局長が、アメリカのアザー厚生長官と先週会談したと明かし、コンゴ民主共和国で流行するエボラ出血熱での「協力を確認した」と述べる。トランプ大統領がWHOとの関係を断つと表明してから初の高官レベルでの会談だったとみられる。	経済協力開発機構（OECD）が経済見通しを発表。感染症流行の第2波に見舞われれば、2020年の世界全体の実質経済成長率がマイナス7.6%になると予測。	東京オリンピック・パラリンピック大会組織委員会が、国際オリンピック委員会（IOC）の理事会に対し、大会簡素化の方針で準備を進めると報告。日本高校野球連盟が、春の選抜高校野球大会に出場予定だった32校の救済策として、8月に「甲子園高校野球交流試合」（仮称）を開催すると発表。
6月11日		アメリカのバイオテクノロジー企業モデルナが、ワクチンの最終治験を7月までに開始できると発表。欧州連合（EU）の内務担当閣僚のヨハンソン欧州委員が、域外からの不要不急の渡航を原則禁止する措置を「7月1日から段階的に解除」することを加盟国に正式提案したと発表。	東京都が、新規感染者の増加が抑えられているとして、「東京アラート」を解除。
6月12日	WHOが、アフリカ54カ国で感染者数が20万人を超え、死者は5,600人以上になったと発表。流行が加速し、地方にも広がり始めていると警鐘を鳴らす。テドロス事務局長が、新型コロナウイルスに感染した母親が乳児に母乳を与え続けることに問題はないとの見方を示す。	ブラジルの保健省が、感染者数が累計82万8,810人、死者数が4万1,828人になったと発表。感染者、死者数ともにアメリカに次いで世界で2番目となる。トルコのアナトリア通信（電子版）が、トルコ内務省が国境封鎖の解除通達を国内の関係各所に出したと報じる。サウジアラビアなど中東の主要国に先駆けた対応。	厚生労働省が、新型コロナウイルスに感染した人の退院と、宿泊療養の解除の基準を変更。発症から14日間だったのを10日間に短縮。東京都が、緩和行程を3段階で示すロードマップで「ステップ3」へと移行。カラオケ店、パチンコ店、ネットカフェなどの休業要請を解除。
6月13日		中国本土全体で57人の新規感染者が確認される。50人を上回るのは4月13日以来。	
6月14日		サウジアラビアが、1日当たりの感染者数が初めて4,000人を超えたことを受け、国民に対し感染拡大抑制のため衛生基準を守るよう求める。イランの保健省が、1日当たりの死者数が2カ月ぶりに100人を超えたと発表。フランスのマクロン大統領が、ロックダウン解除を加速させると表明。イギリスのジョンソン首相が、2メートルのソーシャル・ディスタンスを確保する規則について見直しを明らかにする。企業経営者から、2メートルを確保する規則で、速やかな業務再開が難しくなるとの声が出ているため。	安倍首相がインターネット番組で、アメリカが開発を進めるワクチンについて「早ければ年末に接種できるようになるかもしれない。日本も確保できるよう交渉している」と語る。
6月15日		アメリカ食品医薬品局（FDA）が、感染症の治療に使えるようにクロロキンとヒドロキシクロロキンに出していた緊急使用許可を撤回。	安倍首相が持続化給付金の支給の遅れについて、「すべてが経済産業省の落ち度ということではない」との認識を示す。

新型コロナウイルス感染症の拡大に対する各師会の対応（日本鍼灸師会）（2020年5月15日〜6月15日現在。編集部調べ）

会　名	掲載日・更新日など	事　項
（一社）茨城県鍼灸師会	5月20日	厚生労働省「新型コロナウイルス感染症に関するはり師、きゅう師及びあん摩マッサージ指圧師の施術に係る医師の同意書等の臨時的な取扱いについての一部改正について」をWebサイトに掲載。
	6月8日	茨城県鍼灸師会「新型コロナウイルス感染予防対策ガイドライン」をWebサイトに掲載。
（公社）埼玉県鍼灸師会	日付不明	厚生労働省「新型コロナウイルス感染症に関するはり師、きゅう師及びあん摩マッサージ指圧師の施術に係る医師の同意書等の臨時的な取扱いについての一部改正について」をWebサイトに掲載。
（公社）千葉県鍼灸師会	5月20日	厚生労働省「新型コロナウイルス感染症に関するはり師、きゅう師及びあん摩マッサージ指圧師の施術に係る医師の同意書等の臨時的な取扱いについての一部改正について」をWebサイトに掲載。
	6月1日	厚生労働省「新型コロナウイルス感染症に関するはり師、きゅう師及びあん摩マッサージ指圧師の施術に係る医師の同意書等の臨時的な取扱いについての一部改正について」をWebサイトに掲載。
（公社）東京都鍼灸師会	5月30日	「新型コロナウイルス感染症が鍼灸師・鍼灸院に与える影響についてのアンケート」の集計結果を公開。
	6月4日	6月14日に予定していた「令和2年度 前期 療養費取扱者講習会」の延期を発表。
（公社）神奈川県鍼灸師会	5月19日	厚生労働省「新型コロナウイルス感染症に関するはり師、きゅう師及びあん摩マッサージ指圧師の施術に係る医師の同意書等の臨時的な取扱いについての一部改正について」をWebサイトに掲載。
	日付不明	日本鍼灸師会「新型コロナウイルス感染防止ガイドライン改訂版」をWebサイトに掲載。
	日付不明	7月1日に予定しているイブニングセミナー、7月19日に予定している埼玉県鍼灸師会主催の学術講習会を、新型コロナウイルス感染予防の観点からオンラインにて行うことを決定。
（一社）長野県針灸師会	5月24日	県内企業からマスク1万枚の寄付を受けたことを報告。会員外の鍼灸師も1箱（50枚入り）を着払いにて配布。Webフォームからの申し込みが必要（※5月31日で終了）。
（一社）愛知県鍼灸師会		※p.129、130に同会の活動内容を掲載しています。
（一社）三重県鍼灸師会	5月19日	「三重県経営向上支援新型コロナ危機対応補助金について」をWebサイトに掲載。
	5月25日	厚生労働省「新型コロナウイルス感染症に関するはり師、きゅう師及びあん摩マッサージ指圧師の施術に係る医師の同意書等の臨時的な取扱いについての一部改正について」をWebサイトに掲載。そのほか、「新型コロナウイルスに有効な界面活性剤を公表します（経産省HPより）」「新型コロナウイルス感染症の発生に伴う高濃度エタノール製品の使用について（改定）」を掲載。
	6月5日	「対COVID-19非営利プロジェクト・FACE SHIELD PROJECT ISE」（山本祥司代表）から、三重県鍼灸師会へフェイスシールド500枚が贈られたことをWebサイトで報告。

会　　　名	掲載日・更新日など	事　　項
（公社）大阪府鍼灸師会	5月20日	厚生労働省「新型コロナウイルス感染症に関するはり師、きゅう師及びあん摩マッサージ指圧師の施術に係る医師の同意書等の臨時的な取扱いについての一部改正について」をWebサイトに掲載。
	5月26日	令和2年度6月・7月研修事業中止のお知らせをWebサイトに掲載。
	5月28日	「COVID-19 経済支援策」「新型コロナウイルス感染症 大鍼会からの発信」「小規模事業者持続化補助金について（投稿）」をWebサイトに掲載。
	5月29日	「大阪府休業要請外支援金について」「第2次補正予算などによる支援策まとめ」をWebサイトに掲載。
	6月1日	「会員向け　衛生材料頒布　第2弾！」をWebサイトに掲載（※6月13日に受付終了）。
（一社）兵庫県鍼灸師会	5月30日	厚生労働省「新型コロナウイルス感染症に関するはり師、きゅう師及びあん摩マッサージ指圧師の施術に係る医師の同意書等の臨時的な取扱いについての一部改正について」をWebサイトに掲載。
（公社）岡山県鍼灸師会	5月19日	厚生労働省「新型コロナウイルス感染症に関するはり師、きゅう師及びあん摩マッサージ指圧師の施術に係る医師の同意書等の臨時的な取扱いについての一部改正について」をFacebookに掲載。
	5月21日	新型コロナウイルス感染症に対する対応と院内感染対策について公益社団法人日本鍼灸師会危機管理委員会からのお知らせをFacebookに掲載。
	6月5日	YouTube動画「【マンガ】アルコール消毒って絶対必要なの？」へのリンクをFacebookに掲載。
（公社）広島県鍼灸師会	5月22日	経済産業省「新型コロナウイルスに有効な界面活性剤を公表（第一弾）」をWebサイトに掲載。
	5月23日	持続化給付金に関する情報をWebサイトに掲載。
	日付不明	京都大学のウイルス・再生医科学研究所の宮沢孝幸氏のTwitterをまとめた感染対策チラシをWebサイトに掲載。
	日付不明	マンガ「正当に知れてる？？　ウイルス知識編」などをWebサイトに掲載。
（一社）香川県鍼灸師会	5月25日	「マスク寄贈のお礼」をWebサイトに掲載。香川県に寄贈されたマスクのうち、3350枚を香川県鍼灸師会会員の各施術所へ配送が完了した旨。
	日付不明	日本鍼灸師会「持続化給付金に関するお知らせ　−申請方法編−」へのリンクをWebサイトに掲載。
	日付不明	Eラーニング「【会員無料】臨床基礎コース Step1」のお知らせをWebサイトに掲載。
（公社）福岡県鍼灸マッサージ師会	5月19日	厚生労働省「新型コロナウイルス感染症に関するはり師、きゅう師及びあん摩マッサージ指圧師の施術に係る医師の同意書等の臨時的な取扱いについての一部改正について」をWebサイトに掲載。
	5月19日	新型コロナウイルス特設ページに、厚生労働省「職場における新型コロナウイルス感染症への感染予防、健康管理の強化について」「新型コロナウイルス感染症対策の基本的対処方針」を追加。
	5月25日	コロナウイルス感染症に関連する個人事業主向けの3種類の給付金をWebサイトで紹介。

※上記は、一般公開されている公式Webサイトおよび公式SNSに掲載されている情報を元に作成しています。
　会員向けページ（一般公開されていない）の情報は含まれていません。

新型コロナウイルス感染症の拡大に対する各師会の対応（全日本鍼灸マッサージ師会）（2020年5月15日〜6月15日現在。
編集部調べ）

会　　　　名	掲載日・ 更新日など	事　　　項
（一社）宮城県鍼灸マッサージ師会	日付不明	「持続化給付金の申請について」と題し、申請サポート会場の案内や予約方法を Webサイトに掲載。
（公社）埼玉県鍼灸マッサージ師会	5月18日	「新型コロナウイルスにともなう　あなたが使える緊急支援」についてと題し、 自由民主党埼玉県支部連合会がまとめた支援策のURLをWebサイトに掲載。
	5月22日	厚生労働省「新型コロナウイルス感染症に関するはり師、きゅう師及びあん摩マッ サージ指圧師の施術に係る医師の同意書等の臨時的な取扱いについての一部改正 について」をWebサイトに掲載。
	5月26日	埼玉県が企業・団体向けに作成したガイドライン、彩の国「新しい生活様式」安 心宣言のURLをWebサイトに掲載。
	6月10日	「埼玉県の支援金について」と題し、新型コロナウイルス感染症による埼玉県独 自の支援金についての連絡をWebサイトに掲載。
（一社）山梨県はり師きゅう師 マッサージ師会	6月1日	「新型コロナ対策（持続化給付金について）」をWebサイトに掲載。
（公社）石川県鍼灸マッサージ師会	5月18日	令和2年度会費納入について、新型コロナの影響を考え、今年度限りの特例とし て2案より選択できることにした旨をWebサイトで報告。 1. 例年通り一括での納入を希望する。 2. 3期に分け納入を希望する。（6月、9月、12月）
（公社）静岡県鍼灸マッサージ師会	日付不明	7月26日に予定していた第1回東洋療法セミナーの中止を発表。
（一社）愛知県鍼灸マッサージ師会	日付不明	厚生労働省・都道府県労働局・労働基準監督署「新型コロナウイルス感染症対策 の基本的対処方針（抜粋）」をWebサイトに掲載。
（一社）滋賀県鍼灸マッサージ師会	6月1日	厚生労働省「新型コロナウイルス感染症に関するはり師、きゅう師及びあん摩マッ サージ指圧師の施術に係る医師の同意書等の臨時的な取扱いについての一部改正 について」をWebサイトに掲載。
（公社）京都府鍼灸マッサージ師会	5月30日	令和2年度定時総会のお知らせをWebサイトに掲載。「※京都府の緊急事態宣言 は解除されましたが、都市によって第2波の影響が出ております。出席される方は、 くれぐれも対策を講じていただきお越しください。出席を見合わせられる方は、 委任状を期限までに必ずご提出くださいますよう宜しくお願い申し上げます」の 注意文言あり。
（公社）大阪府鍼灸マッサージ師会	5月19日	厚生労働省「新型コロナウイルス感染症に関するはり師、きゅう師及びあん摩マッ サージ指圧師の施術に係る医師の同意書等の臨時的な取扱いについての一部改正 について」をWebサイトに掲載。
	5月28日	「給付金・助成金に関するオンラインセミナー」の開催（※会員ページ）をWeb サイトでお知らせ。
（公社）兵庫県鍼灸マッサージ師会	5月30日	新型コロナウイルス関連情報と題し、YouTube動画「『失敗の本質』から学ぶポ ストコロナ時代への処方箋（井上正康先生）」や予防対策の院内掲示物などを Webサイトで紹介。
（一社）奈良県鍼灸マッサージ師会	5月23日	奈良県配布のマスクを全会員へ送付した旨をWebサイトで報告。
	6月7日	令和2年度会費は全員徴収しない旨をWebサイトで連絡。奈良県鍼灸マッサージ 師会「感染予防対策」をWebサイトに掲載。
	6月9日	アルコール無償給付についてWebサイトで連絡。「アルコール無償給付残量は、 合計18.5リットルです。必要な方は、お知らせした3か所へ連絡の上取りに来て 下さい」（※6月9日時点）。

会　　名	掲載日・更新日など	事　　項
（公社）岡山県鍼灸師会	5月19日	厚生労働省「新型コロナウイルス感染症に関するはり師、きゅう師及びあん摩マッサージ指圧師の施術に係る医師の同意書等の臨時的な取扱いについての一部改正について」をFacebookで紹介。
	5月21日	「鍼灸おかやまメールマガジン」255号の「新型コロナウイルス感染症に対する対応と院内感染対策について公益社団法人日本鍼灸師会危機管理委員会からのお知らせ」をFacebookで紹介。
（一社）広島県鍼灸マッサージ師会	6月1日	「鍼灸マッサージを受療されている方へ」と題し、鍼灸マッサージの施術所は休業要請の対象外となること、徹底した衛生管理により感染症拡大防止を図っていることをWebサイトに掲載。
（公社）愛媛県鍼灸マッサージ師会	5月24日	厚生労働省「新型コロナウイルス感染症に関するはり師、きゅう師及びあん摩マッサージ指圧師の施術に係る医師の同意書等の臨時的な取扱いについての一部改正について」をWebサイトに掲載。
（公社）福岡県鍼灸マッサージ師会	5月19日	厚生労働省「新型コロナウイルス感染症に関するはり師、きゅう師及びあん摩マッサージ指圧師の施術に係る医師の同意書等の臨時的な取扱いについての一部改正について」をWebサイトに掲載。
	5月19日	新型コロナウイルス特設ページに、厚生労働省「職場における新型コロナウイルス感染症への感染予防、健康管理の強化について」「新型コロナウイルス感染症対策の基本的対処方針」を追加。
	5月25日	コロナウイルス感染症に関連する個人事業主向けの3種類の給付金をWebサイトで紹介。

※上記は、一般公開されている公式Webサイトおよび公式SNSに掲載されている情報を元に作成しています。
　会員向けページ（一般公開されていない）の情報は含まれていません。

新型コロナウイルス感染症の拡大に対する鍼灸関連3団体の対応（2020年5月15日〜6月15日現在。編集部調べ）

会　　名	掲載日・更新日など	事　　項
（公社）日本鍼灸師会	5月19日	厚生労働省「新型コロナウイルス感染症に関するはり師、きゅう師及びあん摩マッサージ指圧師の施術に係る医師の同意書等の臨時的な取扱いについての一部改正について」をWebサイトに掲載。
（公社）全日本鍼灸マッサージ師会	5月28日	YouTube動画「井上正康　失敗の本質から学ぶポストコロナ時代への処方箋」へのリンクをWebサイトに掲載。
	5月29日	コロナ対策と題し、第2次補正予算等による支援策をWebサイトに掲載。
	6月1日	6月の研修会等の案内をWebサイトに掲載。「※新型コロナウイルス感染対策に基づき、研修会等が中止となっている場合がありますので、必ず各師会にご確認ください」の文言あり。
（公社）東洋療法学校協会	5月28日	7月4日、5日に予定していたあはき臨床実習指導者講習会（大宮開催）の延期を決定。
	6月2日	厚生労働省「新型コロナウイルス感染症の発生に伴う医療関係職種等の各学校、養成所及び養成施設等の対応について（周知）」をWebサイトに掲載。

※上記は、一般公開されている公式Webサイトおよび公式SNSに掲載されている情報を元に作成しています。
　会員向けページ（一般公開されていない）の情報は含まれていません。

新型コロナウイルス（COVID-19）の鍼灸院への影響について

　新型コロナウイルスにより、患者数が減少した鍼灸院は多いと思います。（一社）愛知県鍼灸師会（以下、愛鍼会）では会員を守るため、さまざまな対応をしてきました。また、会員アンケートを3月と6月の2度にわたり行い会員の現状把握に努めてきました。そんななかで感じたことを何点か述べてみたいと思います。

1. 患者減少率は治療院の特性により違いがある。

　全会員にアンケートを行った結果、減少率については治療院の特性により違いのあることがわかりました。疾病治療を主体としている治療院では減少率は低く2～3割程度でしたが、健康維持や美容、疲労回復などを主体にしている治療院では減少率が5～6割と減少していました。なかでも、施設などへの往療を主体に行っているところは、ほぼ10割減となっていました。このような時期でも必要とされている鍼灸院へは患者さんが来院されていることが分かりました。

2. 予防対策をいかに患者にアピールするか

　万全の予防対策を取るとともに、いかに患者さんに知ってもらうかということが重要だと思いました。院内の消毒は患者さんの前で行う、コロナへの対応策を院内掲示し、治療者みずから患者さんにアピールをするように指導しました。

3. 院内掲示物について

　院内掲示物については、日本鍼灸師会が作成したもの、愛鍼会が作成したもの、会員さんが個人的に作成したものなどさまざまな掲示物を全会員に配信し、個々で選択して使用できるようにしました。

4. 公的助成金について

　各行政機関が行っている公的助成金や各種支援金等について、「申請方法がよく分からない」、と会員さんから連絡がありました。会として顧問の議員先生と協議をし、助成金の申請方法を会員の皆さんにわかりやすく解説していきたいと思っています。

※（一社）愛知県鍼灸師会では会員メールの配信率は全会員の98%です。

（愛知県鍼灸師会会長　長谷川栄一）

お詫びと訂正

　小誌2020年6月号におきまして、以下の誤りがございました。
・「新型コロナウイルス感染症の拡大に対する各師会の対応（日本鍼灸師会）」p.151、「会名」欄の10行目

　誤：（一社）愛知県鍼灸師会
　　　（愛知県鍼灸マッサージ師会鍼灸局日鍼会部会）
　正：（一社）愛知県鍼灸師会

　また、同会の活動内容が記載されていませんでした。詳しい活動内容は、本ページと次ページに掲載しています。お詫びして訂正いたします。

新型コロナウイルス感染症の拡大後、同会が会員向けに送ったEメールでの連絡内容

日付	連絡事項	資料提供元
2月6日	院内掲示用資料	日本鍼灸師会
2月26日	院内掲示用資料	日本鍼灸師会
2月28日	愛鍼会作成・院内院外掲示ポスター	
3月9日	新型コロナウイルス財務大臣兼金融担当大臣談話	日本鍼灸師会
3月14日	新型コロナウイルス感染症に関する緊急対応策について	日本鍼灸師会
3月17日	新型コロナの影響に関する緊急アンケートのお願い	
	保険連絡45：新型コロナウイルスに関するあはき同意書の臨時的な取扱い	日本鍼灸師会
3月18日	新型コロナの影響に関する緊急アンケートのお願い（再送）	
	新型コロナウイルスに対する治療院での対応策	
3月19日	新型コロナウイルスによる衛生材料等の不足への対応について	日本鍼灸師会
4月6日	コロナ緊急アンケート結果報告	
	新型コロナウイルス感染症の対応について（第4報）	日本鍼灸師会
4月7日	コロナウイルスに対するアメリカの鍼灸師の現状	
4月10日	鍼灸院は業務停止の対象外です	
	新型コロナに対する対応について－保健所確認	
4月14日	「新型コロナウイルス感染症愛知県緊急事態宣言」の発出について（通知）	愛知県医務課
	新型コロナウイルスに関する事務連絡	日本鍼灸師会
4月17日	「東洋医学でリフレッシュSP」（NHK）放映の件	
	保険連絡1. 新型コロナウイルスに関するあはき同意書の臨時的な取扱いの一部改正	
4月20日	サージカルマスク斡旋について	日本鍼灸師会
4月21日	「新型コロナウイルス感染予防対策」「患者様向け新型コロナウイルス感染予防協力お願い」POPについて	日本鍼灸師会
4月22日	本日の中日新聞（20200422）夕刊に　新型コロナ治療　はりや漢方薬「有効」が掲載されています	
4月25日	漢方と新型コロナウイルスに関しての論文	
	厚生労働省「緊急事態宣言時に事業の継続が求められる事業で働く方々等の感染予防、健康管理の強化について」	厚生労働省
	同意書期限切れの取り扱いについて	
4月27日	【厚労省事務連絡】新型コロナウイルス感染症の発生に伴う実施にあたっての留意事項等の協力依頼	厚生労働省
4月28日	【情報提供】「持続化給付金」の申請要領等（速報版）が公表されました	
4月29日	【情報提供】経済産業省のサイトのご案内（経営支援）20200424	
5月1日	コロナ情報『Endothelial cell infection and endotheliitis in COVID-19』論文　共有	
5月2日	新型コロナウイルスで自宅待機となった場合にすべきことは	
5月4日	新型コロナウイルスと東洋医学の番組が放映されます	
	新型コロナウイルスに対する対応について（高橋徳先生）	
5月6日	新型コロナウイルスの分かりやすいイラスト入り解説です	
5月12日	院内感染対策第5報およびガイドライン（改訂版）を送ります	日本鍼灸師会
	（通知）新型コロナウイルス感染症　愛知県緊急事態措置の変更について【愛知県医務課】	愛知県医務課
5月19日	保険連絡4：同意書の臨時的な取扱いの延長について	
5月26日	ディスポーザブル・ベッドシーツの斡旋について	
6月6日	第2回　新型コロナの影響に関する緊急アンケートのお願い	

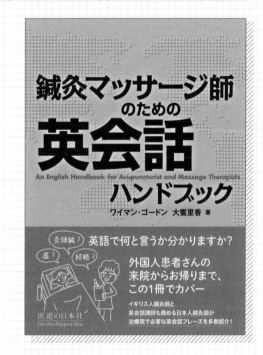
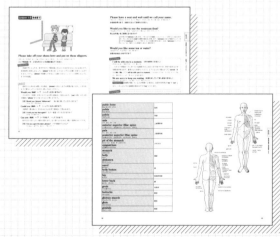

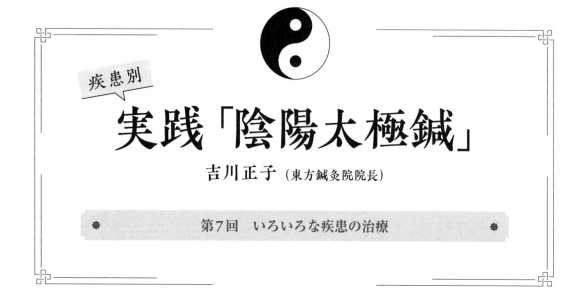

疾患別

実践「陰陽太極鍼」

吉川正子（東方鍼灸院院長）

第7回　いろいろな疾患の治療

1. はじめに

「実践 陰陽太極鍼」として、連載第2回から毎月、特定の疾患をテーマに掲げて症例を紹介してきた。連載の一区切りとなる今回は、これまで取り上げていない疾患のなかから、症例をいくつか紹介したい。症例は多系統萎縮症、舞踏病、不眠、うつと足底痛、ウイルス感染後の頭痛の全5例である。今までの症例とともに、これらを鳥瞰してもらうと、改めて陰陽太極鍼の考え方やアプローチについて理解を深めてもらえるのではないかと考えている。

なお、症例中、経穴名のみの表示は補の鍼（王不留行の貼付）を、経穴名に（−）の表示は瀉の鍼（流注の逆方向に皮内鍼を貼付）を、L、Rはそれぞれ左、右を表す。

2. 症例

（1）多系統萎縮症
【患者】
50代、男性。

【主訴】
多系統萎縮症。

2年前に歩行速度が遅くなり、前年には腓腹筋が突っ張るようになった。2カ月前にろれつが回らなくなり脳神経内科を受診したところ、上記の診断となった。

足が冷え、腓腹筋が突っ張る。夜間、トイレで起きる。右目の視力が低下。歩行がふらつき、長距離を歩けない。

【既往歴】
中耳炎（左）。

【問診時の特記事項】
便秘、無汗（ただし、入浴時は汗が出る）。たまに、キーンという耳鳴り。

服薬は、漢方薬、セレジスト（脊髄小脳変性症の治療薬で、1回服用したが中止）。

【備考】
この患者は初診を含め3カ月間に4回ほど来院したのち、事情は不明だが、いったん、来院しなくなり、その後、病院に入院。約7カ月後に治療を再開。

【第5診（初診の約7カ月後・再開初回）】
〈診察〉

蜂窩織炎で入院し、退院したその日に来院。入院中に多系統萎縮症がかなり進行し、家族の介助を受けて歩いている。足に力が入らず、車いすにつかまって歩くリハビリを行っている。また、入院中に糖尿病を発症したほか、便秘のための整腸剤と前立腺の薬も服用している。

首周六合診：R扶突、R天窓、R翳風、R風池、R天柱に押圧痛。

募穴診：中脘、R天枢に押圧痛。

〈治療〉

・背臥位

RL湧泉（−）、RL母趾先端（−）。また、中脘に温灸。

さらに、耳穴の肝、神門、小脳（P.ノジェの耳介反射点）、肝陽、眼、脾に王不留行を貼付。

・腹臥位

L胆兪。また、R胆兪、R胃兪に温灸。

〈結果〉

治療後、家人から「歩き方がよくなった」と言われた。

【第7診（5診の15日後）】

〈診察〉

便通は3日に1回。

舌診：舌下静脈怒張。

首周六合診：R扶突、R天窓、R翳風に押圧痛。

腓腹筋診：左右ともに中（腎）に押圧痛。

募穴診：下脘、RL肓兪、R天枢、石門に押圧痛。

〈治療〉

・背臥位

RL母趾の指腹（−）、RL湧泉（−）、RL足心（−）、RL肝区（−）（図1）、RL金門（−）。また、両耳の耳穴の脾、三焦、神門に王不留行を貼付し、耳輪中央から瘀血を処理。

そのほか、RL隠白、RL厲兌、RL足竅陰から瘀血を処理。

・腹臥位

なし。

〈結果〉

治療後、便通が改善し、毎日出るようになった。また、ふらつきながらも歩けるようになったが、1日に1回くらい転倒するとのこと。

【第14診（7診の69日後）】

〈診察〉

首周六合診：RL風池に押圧痛（虚痛）。

腓腹筋診：左右ともに中（腎）、下（肝）に押圧痛。

募穴診：中脘、RL肓兪、RL大巨に押圧痛。

〈治療〉

・背臥位

L尺沢、L曲沢、RL解渓、R内庭、R侠渓。

また、左右の耳穴の脾、神門と左耳の耳穴の小脳（P.ノジェの耳介反射点）に王不留行を貼付し、右耳の肝陽から瘀血を処理。RL至陰、RL足竅陰から瘀血を処理。

そのほか、百会に温灸。

・腹臥位

R肝兪。また、L肝兪に温灸。

〈結果〉

治療後、足があたたかくなったとのこと。次回の治療で、患者から瘀血の処理と百会の温灸をリクエストされた。

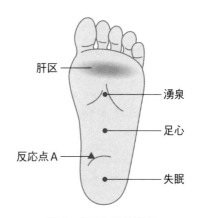

肝区

湧泉

足心

反応点A

失眠

図1　足底にある経穴

【考察】

　第14診後、1週間おきに3回来院したところで、新型コロナウイルス感染症の拡大防止による自粛で、現在は治療を休止している。

　治療によって多系統萎縮症の進行が完全に止まっているわけではないが、患者が鍼灸治療の効果を感じて来院している。難病に罹患した人にとって、症状が取れたり和らいだりすることはとても大切だと考える。

（2）舞踏病

【患者】

　80代、女性。7年ぶりの来院。

【主訴】

　1週間前から左手足が不随意に動く。

【既往歴】

　白内障、飛蚊症、蓄膿、膀胱炎、閉塞性動脈硬化症、腎盂腎炎。

【問診時の特記事項】

　5カ月前に腎盂腎炎の検査で入院した際に、脳神経内科でMRI検査をしたが、脳に異常はなかった。

【初診】

〈診察〉

舌診：白苔厚、舌下静脈怒張。口内炎で奥がただれている。

首周六合診：R人迎、R扶突、R天窓、R翳風、R風池、RL天柱に押圧痛。

腓腹筋診：左の下（肝）、右の上（脾）。

募穴診：左胸部、右季肋部、左右の京門に押圧痛。

背部兪穴診：背中の左中上部（T1～L1の高さ）に押圧痛。

その他の所見：睡眠不良。(肝)口内が苦い。(胆)左足に多数の細絡あり。多種の内服薬を服用中。

〈治療〉

・背臥位

L曲沢、L内関、L少海。また、日月に温灸。そのほか、両足の第1～4趾の先端、左耳穴・肝陽から瘀血を処理（特に、中趾の先端の瘀血が多い）。

・腹臥位

R心兪。また左心兪に温灸。

【結果】

　3日後（第2診）の来院時、「初回治療後から腕が勝手に動かなくなり、足も引きずらずに歩けるようになったが、用心のため車に杖を置いている」とのこと。

【第6診（初診の12日後）】

〈診察〉

　左肩腕、左下肢の痛み。

舌診：白苔厚、左舌辺に瘀斑、舌下静脈怒張。

首周六合診：RL人迎、RL扶突、RL天窓、RL翳風、RL風池、RL天柱に押圧痛。

腓腹筋診：左右の中（腎）、下（肝）、に押圧痛。

募穴診：右の期門、右の季肋部、中脘、下脘、関元、左右の天枢、左右の大巨に押圧痛。

その他の所見：右頭頂部に押圧痛。

〈治療〉

・背臥位

R足心、R湧泉。両足の第1～5趾の趾腹と付け根。R尺沢、R孔最、RL前谷（－）、R曲池、L曲池（－）、R手三里、R陽渓、R合谷。

・腹臥位

L厥陰兪、L心兪、L膈兪、L肝兪。

【結果】

　治療の4日後（第7診）で「車の運転ができるようになった」と報告があった。

【考察】

　本症例の患者は15年前に視力回復で来院後、その時々、さまざまな病症で治療に通っている。今回の舞踏病では、病院の待合室で隣に座った人の足を思わず蹴飛ばしてしまったと困っていたので、それが治ったときには大変喜んでいた。

（3）不眠

【患者】

　40代、女性。

【主訴】

　不眠。睡眠時間は5時間くらい。夜中に2回ほど目が覚め、熟睡感がない。2週間前から睡眠薬を飲んでいる。1年前にうつと診断されたが、現在もそうなのかは不明。

【既往歴】

　うつ。

【問診時の特記事項】

　寒がりで足が冷える。ときどき下痢。

　睡眠薬、精神安定剤、漢方薬を服用している。

　時々、左右とも耳鳴りがするほか、花粉症がある。眼に乾燥（肝）、飛蚊症もある。

【初診】

〈診察〉

舌診：やや暗紅舌、舌下静脈怒張。

首周六合診：RL人迎に押圧痛。

腓腹筋診：左右の中（腎）と右の下（肝）に押圧痛。

募穴診：膻中、巨闕に押圧痛。

〈治療〉

・背臥位

　L手三里（－）、R尺沢、RL光明、RL厲兌、RL湧泉（－）、RL失眠（－）、RL足底で中趾付け根部分（－）。また、中脘に温灸。

　そのほか、左耳の耳穴の神門、心に王不留行を貼付。

・腹臥位

　R心兪（－）、RL督兪（－）、L胆兪（－）、L脾兪（－）。

　また、R心兪に温灸。

【結果】

　治療後、身体がポカポカになり、翌朝、背中が楽だったとのこと。

【第3診（初診の15日後）】

〈診察〉

　夕方になると疲労感がある。

舌診：舌やや暗紅舌、舌下静脈怒張。

首周六合診：RL人迎に押圧痛。

腓腹筋診：左の上（脾）、中（腎）、下（肝）と右の中（腎）、下（肝）に押圧痛。

募穴診：巨闕に押圧痛。

〈治療〉

・背臥位

　RL湧泉（－）、RL失眠（－）、RL太白、RL独陰（示趾）（－）、RL外丘、RL足三里、RL水泉（－）、L少海、R蠡溝（－）、R労宮、RL尺沢。また、巨闕に温灸。

　そのほか、左耳の耳穴の神門、心に王不留行を貼付。

・腹臥位

　L心兪、R心兪（－）、RL脾兪（－）、RL腎兪（－）。また、L心兪に温灸。

【第4診（3診の7日後）】

〈診察〉

　眠れるようになってきたので、睡眠導入剤は飲んでいない。夜間に1、2回、目が覚める。

　雨が降ると調子が悪く、うつっぽくなると安定剤を飲む。眼が乾燥している感じがする。

舌診：やや暗紅舌、舌下静脈怒張。

首周六合診：RL人迎、RL扶突、RL翳風に押圧痛。

腓腹筋診：左の中（腎）、下（肝）と右の中（腎）、下（肝）に押圧痛。

募穴診：膻中、巨闕、中脘、下脘、RL肓兪に押圧痛。

〈治療〉

・背臥位

　RL湧泉（－）、RL失眠（－）、RL反応点A（－）（図1）、RL少海、RL労宮、R尺沢、R少府、RL中趾腹、RL示趾腹、RL至陰、RL外丘、RL飛揚、

R曲池（−）。また、巨闕に温灸。

そのほか、左耳の耳穴の神門、心に王不留行を貼付。

・腹臥位

RL厥陰兪（−）、L心兪、L脾兪。

また、R心兪に温灸。

【第6診（4診の21日後）】

〈診察〉

眠れたり、眠れなかったりする。

舌診：舌やや暗紅舌。

首周六合診：RL人迎、RL扶突に押圧痛。

腓腹筋診：左の上（脾）、中（腎）、下（肝）と右の中（腎）、下（肝）に押圧痛。

募穴診：巨闕、中脘に押圧痛。

〈治療〉

・背臥位

RL湧泉（−）、RL失眠（−）、RL肝区、L尺沢、L少海、R労宮、RL曲沢、L少府、RL陽陵泉、L天井、R天井（−）、R支正（−）。また、巨闕に温灸。

そのほか、右耳の耳穴の胃と、左耳の耳穴の神門、心に王不留行を貼付。

・腹臥位

L厥陰兪、L心兪、R肺兪（−）。また、R心兪に温灸。

【結果】

治療後、夜間に目が覚めても眠れなくなることは少なくなっていったとのこと。

（4）うつ、足底痛

【患者】

60代、男性。

【主訴】

足底（前部）に痛みとフワフワとした違和感がある。症状は2年前からあるが、ここ1年くらい悪い。整形外科で足底筋膜炎と診断されたが治療はしておらず、歩くと痛みが増す。

【既往歴】

喘息。

【問診時の特記事項】

うつの症状もある。

【初診】

〈診察〉

舌診：舌下静脈怒張。

首周六合診：RL人迎、R扶突、天窓、翳風、に押圧痛。風池、天柱が虚痛。

腓腹筋診：左右の上（脾）と中（腎）に押圧痛。

募穴診：左右の中府、膻中、巨闕、左右季肋部、左京門、左右の大巨、関元に押圧痛。

背部兪穴診：右側の脊柱起立筋（大杼から大腸兪）に押圧痛。

〈治療〉

・背臥位

足底前部から瘀血を処理（特に、中趾十宣の瘀血が多い）。

・腹臥位

L膈兪、L胆兪、R三焦兪、L腎兪。

【結果】

足底が強烈にくすぐったかったので瘀血を処理した。治療後、後頚部（天柱の辺り）が楽になり、足底の痛みが軽減。「身体が軽くなって、脳の中枢がすっきりし動き出したよう」「頭の中の霞が晴れ、意欲が湧いてきた」といった感想を述べた。また、この日の夜から9年間にわたって服用し続けていた睡眠導入剤なしで熟睡できるようになり、長らくやめていた趣味のロックギターも再開できたとのこと。

【第2診（初診の8日後）】

〈診察〉

精神的に調子がよい。手足の第4〜5指に痛みあり。

首周六合診：RL人迎、R扶突、天窓、翳風に押圧痛。風池、天柱が虚痛。

腓腹筋診：左の中（腎）、下（肝）に押圧痛。

募穴診：左右の中府、中脘、下脘、関元、左右
の大巨に押圧痛。

〈治療〉

・背臥位

RL足心（−）、RL湧泉、RL失眠。また、R不
容に温灸。

そのほか、母趾と中趾の先端から瘀血を処理。

・腹臥位

肺兪、L厥陰兪、R心兪（−）、RL胆兪（−）、
R三焦兪（−）。また、R肺兪に温灸。

【結果】

治療後から3日間は足底と手掌が楽だった。

【第6診（初診の27日後）】

〈診察〉

整形外科にて腰椎3〜5番のヘルニアと診断
された。左大腿部前面の痛みと痺れがある。

舌診：白苔厚、舌下静脈怒張。

首周六合診：人迎、扶突、天窓、翳風、に押圧痛。
風池、天柱が虚痛。

腓腹筋診：左の上（脾）、中（腎）、下（肝）に
押圧痛。

募穴診：巨闕、中脘、下脘、関元、R季肋部、
L肓兪、天枢、大巨に押圧痛。

背部兪穴診：R大杼、R肺兪、R肝兪に押圧痛。
その他の所見：右足第2〜3趾の血瘀。

〈治療〉

・背臥位

中脘に温灸。また、左右の母趾裏の付け根と
示趾、中趾の先端の瘀血を処理。

・腹臥位

R肝兪、L胆兪、L胃兪、RL腎兪。また、R
大杼とR心兪に温灸。

【結果】

一穴で首周の押圧痛が消失し、身体全体が軽
くなった。この治療後、腰部の激痛が一気によ
くなったとのこと。

【考察】

来院の目的は足底痛の治療だった。ところが、
若いときから悩まされ、精神科で抗うつ薬と睡
眠導入剤を処方されていたうつ症状が、1回の
施術で劇的に改善したことでとても感動してい
た。陰陽バランスを整えることの意義が実感さ
れる症例である。現在もお元気で活躍している。

(5) ウイルス感染後の頭痛

【患者】

10代、女性。

【主訴】

ひどい頭痛（前頭部や側頭部）がある。来院
の前年にEBウイルスに感染。その後、弱い頭
痛が半年ほど続き、来院の1カ月ほど前からは
頭痛がひどくなった。また、風邪が治りにくい。

【既往歴】

なし。

【問診時の特記事項】

寒がりで足が冷えており、食欲が減退してい
る。服薬は、頭痛薬のみ。

【初診】

〈診察〉

前頭部の頭痛があり、押されているような感
じがする。

舌診：暗紅舌、瘀斑、舌下静脈怒張。

首周六合診：RL扶突、RL翳風に押圧痛。

腓腹筋診：左右の中（腎）と右の下（肝）に押
圧痛。

募穴診：RL中府、右季肋部、RL肓兪、中極に
押圧痛。

その他：右足底の中央部が硬い。

〈治療〉

・背臥位

R尺沢、RL丘墟、RL解渓、RL太敦（−）、RL
水泉（−）。また、中脘に温灸。

そのほか、右耳の肝陽と左耳の耳垂から瘀血

を処理。

・腹臥位

　L胆兪、L胃兪。また、R肝兪、R胆兪に温灸（これらは、自宅でペットボトルを使った温補療法を指導）。

【結果】

　右足底中央部の硬さがとれ、柔らかくなった。

【第2診（初診の2日後）】

〈診察〉

　前回の治療後、少し楽になったが、まだ側頭部に少し頭痛がある。

舌診：舌苔厚（脾）。

首周六合診：RL人迎、RL翳風に押圧痛。

腓腹筋診：左の中（腎）、下（肝）と右の下（肝）に押圧痛。

募穴診：右季肋部、RL肓兪に押圧痛。

〈治療〉

・背臥位

　RL水泉（−）、RL漏谷、RL孔最、RL丘墟、RL足臨泣、RL崑崙、RL通谷、R支溝、L四瀆（−）。また、中脘に温灸。

　そのほか、左耳の耳垂から瘀血を処理。

・腹臥位

　RL膵兪（−）、R胃兪（−）。また、R胃兪に温灸。

【第3診（2診の4日後）】

〈診察〉

　頭痛はかなりよくなったが、食欲はまだ少ない。

舌診：舌下静脈怒張。

首周六合診：RL人迎、RL翳風に押圧痛。

腓腹筋診：左右の下（肝）に押圧痛。

募穴診：RL中府、中脘、L肓兪に押圧痛。

〈治療〉

・背臥位

　R玉穴（−）、RL湧泉（−）、RL中都（−）、RL商丘（−）、RL陽陵泉、RL丘墟、RL申脈、RL

属兌、L肓兪（−）（**図1**）。また、中脘に温灸。

　そのほか、左耳の耳垂から瘀血を処理。

・腹臥位

　R厥陰兪4行線、L脾兪6行線、L腎兪。また、R胆兪に温灸。

【結果】

　治療後、楽になったとのこと。

☯ 3. 連載を締めくくるにあたって

　私がこの連載を通して伝えたかったことは、（1）鍼灸治療では陰陽のバランスの調整が何よりも大事であること、（2）診察・治療では患者の感覚を優先すること、そして、（3）鍼灸の可能性は果てしないということだ。

　鍼灸治療の要諦は、疾患がなんであれ陰陽のバランスを整えることで、経脈の流れと気血水の状態を適正化して、患者の身体に備わった復元力を引き出すことである。これまで紹介してきた症例でも明らかだが、陰陽太極鍼では、対象となる疾患が異なっていても、基本的な手順やアプローチ方法は同じだ。治療中、私が意識していることは「どこに経脈の異常（陰陽のアンバランス）があるか。そして、どうやってそれを調整するか」ということである。決して、疾患ごとに決まった配穴法や手技を当てはめようということではない。

　そして、陰陽太極鍼を通して痛感したことは、異常のある経脈を見つけるとき（診察）や、その治療穴を見つけるとき（切経）に、患者自身の感覚が最も的確だということだ。このことには、患者自身が鍼灸の効果を実感でき、かつ病に向き合う意識を高めることができるという利点もある。

　陰陽太極鍼治療で、身体に備わった復元力、すなわち自然治癒力が心身の病を癒すことを目の当たりにすると、普段意識することの少ない

その力の偉大さを認識させられる。その自然治癒力を高める鍼灸の可能性は、そのまま自然治癒力の可能性だといえるのではなかろうか。「病が癒える」ということの定義の問題はあるが、本来的には、人が生き抜くために必要十分な回復を得ることが治癒だと考える。当院の患者の感想を聞いていても、多様な疾患が完全に消滅しなくとも、より快適に生活できるようになることが患者の人生にとってどれほど大きなことか学ばされる。症状は消えたが、後遺症や副作用に悩まされているようでは本末転倒だし、患者の幸せにはつながらないのである。このようなことを考えていると、一般に鍼灸院の治療対象と思われていない難病なども含めて、鍼灸が状況の改善に寄与できる可能性は限りなくあるのではないかと感じる。

当院でも、現代医学では改善が見込めないといわれた患者が、藁にもすがる思いで来院し、思ってもみなかった改善を経験するケースがある。ただ、病に対して鍼灸治療を受けるという一般認識が社会に形成されていない現状では、そうした改善を見る症例数は自ずと限られてしまう。そのため、効果のほどを定量的に推し量ることも難しいのである。

だからこそ、日頃の鍼灸治療を通して、思ってもみなかった改善をする可能性を一般に広めていくことを、我々鍼灸師が一丸となって進めていく必要があるのではないだろうか。陰陽太極鍼がその一助となることを願っている。

出版準備中の単行本では、陰陽太極鍼の施術法の詳細に加え、そうした症例を豊富に紹介する予定である。

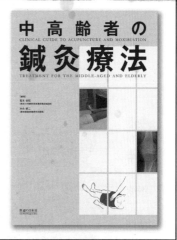

［ 古典の新解釈！ ］
松本岐子 の 鍼灸臨床

松本岐子　協力：清藤直人

第4回｜腎治療（3）
（最終回）

はじめに

　ここまで、薬の飲みすぎによって引き起こされる副作用の一つとして、腎機能の低下が考えられると話した。慢性疾患の患者ほど薬漬けになっており、結果的に腎臓を傷つけている。東洋医学を古典から紐解くと『素問』の上古天真論篇に「64歳で腎、天癸竭れ尽きる」とある。腎気が衰えると、五臓皆衰える。つまり、腎の機能が低下すると、ドミノ倒しのように全臓器不全が起こり、天癸は尽きるのである。ならば、腎臓を活性化することにより、「天癸尽きる」は伸ばせるのではないか。今回はさまざまな症例から、腎治療を施すことで著効した例を紹介する。

腎治療の手順

　腎治療を行うにあたり、2つのパターンに分けられる。

　まずは、一つは、腎の火穴反応を診る。然谷に圧痛があれば、腎経の気水穴、すなわち、復溜、陰谷に補鍼を行う。そして、兪府は胸骨柄に向けて横刺する。

　もし、火穴に圧痛がなければ、築賓、兪府、肩髃に直刺を行う。肩髃には灸21壮を加える。使用鍼はセイリンの0.16mm×40mmで、それぞれ5mmから1cm以内の深さで刺鍼する。

　患者を側臥位、または、腹臥位にして、膀胱経2行線の意舎から志室までの硬結を探し、2〜4穴を背部兪穴に向けて横刺していく。そして脾兪から腎兪までの硬結に1穴から2穴で上から下に向けて、流注に沿って横刺していく（図1）。

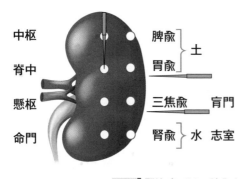

中枢
脊中
懸枢
命門

脾兪 ┐
胃兪 ┘土

三焦兪　　肓門

腎兪 ┐水　志室

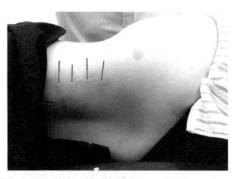

図1｜腎治療では、脾兪から腎兪までの硬結に刺鍼を行う

高血圧の症例

【患者】

58歳、女性。

【主訴】

高血圧。

【現病歴】

2年前に高血圧と診断されてから、高血圧治療のために、アムロジピンとメトプロロールの2つの降圧剤を服用することになった。患者の話によると、主治医は「まだ血圧が少し高いため、利尿剤を加えて薬を3つに増やしましょう」といったんは話したが、「過去の薬で数カ月間コントロールできていたわけだし大丈夫でしょう」という結論に至り、最終的に必要ないと判断したという。その後、生化学検査でBUN、クレアチニン、GFRの数値が危険レベルに達しため、慢性腎臓病（CKD）と診断された。

降圧剤を長期間飲み続けたことにより、腎臓に影響が出たのではないだろうか。よって、薬を変えるか中止するかと筆者から医師に助言を求めたが、返ってきた言葉は「腎臓の損傷は不可逆的だ」ということで、降圧剤を使い続けることになった。

【治療】

X年10月に初診で治療したとき、その前の生化学検査の結果は図2の通りである。

腎臓機能の低下を示す値は、BUN値の上昇、クレアチニン値の上昇、GFR値低下で判断される。GFRの正常値は59以上、数値が大きいほど優れている。BUNとクレアチニンの場合、数値が低いほど良好といえる。

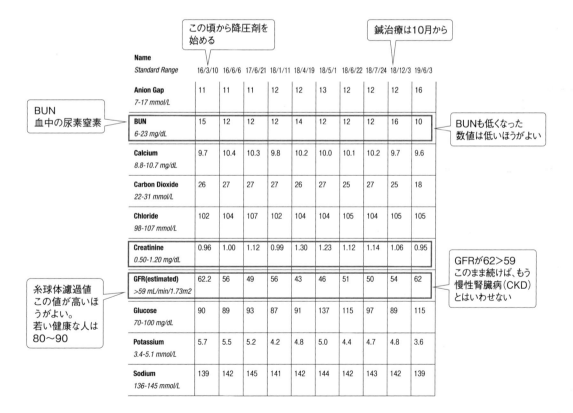

この頃から降圧剤を始める

鍼治療は10月から

BUN 血中の尿素窒素

BUNも低くなった 数値は低いほうがよい

糸球体濾過値 この値が高いほうがよい。若い健康な人は80〜90

GFRが62＞59 このまま続けば、もう慢性腎臓病（CKD）とはいわせない

Name / Standard Range	16/3/10	16/6/6	17/6/21	18/1/11	18/4/19	18/5/1	18/6/22	18/7/24	18/12/3	19/6/3
Anion Gap / 7-17 mmol/L	11	11	11	12	12	13	12	12	12	16
BUN / 6-23 mg/dL	15	12	12	12	14	12	12	12	16	10
Calcium / 8.8-10.7 mg/dL	9.7	10.4	10.3	9.8	10.2	10.0	10.1	10.2	9.7	9.6
Carbon Dioxide / 22-31 mmol/L	26	27	27	27	26	27	25	27	25	18
Chloride / 98-107 mmol/L	102	104	107	102	104	104	105	104	105	105
Creatinine / 0.50-1.20 mg/dL	0.96	1.00	1.12	0.99	1.30	1.23	1.12	1.14	1.06	0.95
GFR(estimated) / >59 mL/min/1.73m2	62.2	56	49	56	43	46	51	50	54	62
Glucose / 70-100 mg/dL	90	89	93	87	91	137	115	97	89	115
Potassium / 3.4-5.1 mmol/L	5.7	5.5	5.2	4.2	4.8	5.0	4.4	4.7	4.8	3.6
Sodium / 136-145 mmol/L	139	142	145	141	142	144	142	143	142	139

図2 ▎ 症例の生化学検査における数値の推移

私は、その頃に発見した前述した腎治療を使用して患者を治療していった。解毒治療の築賓、兪府、肩髃に加えて、腎治療を行ったのである。

患者は降圧剤を止めなかったが、時間経過とともに、これらの数値に改善が見られた。患者の治療に関してほかに何も変わったことはしていない。ただ事態が悪化しないことを望んでいた。この患者はX年10月から月に平均2～3回しか治療していないが、数値の変化を確認できたことは、非常にエキサイティングなことだった。治療後に「3歳、若返ったようだ」と報告してくれた。

この患者は、降圧剤を服用する前でGFRが62.3だったがゆえ、この時点ではCKDとはいえない。明らかに降圧剤によってCKDと診断されることになったのである。腎臓専門医は、このX＋1年6月3日の血液検査の結果を受けて「信じられない、何かの間違いだ。もう一度検査しろ。なぜなら、一度壊れた腎臓がよくなることはないからだ。これは医学校の常識だから検査が間違っているに違いない」と言い放ったという。

この次の検査結果は、現時点で出ていないので、まだ分からない。ただ、彼女の場合、降圧剤を服用し始めてから、腎臓病が始まっている。

不整脈の症例

【患者】
　68歳　男性。
【主訴】
　疲れ、腰痛、そして不整脈。
【現病歴】
　高カリウム血症で、不整脈やしびれを起こす。
【既往歴】
　ずっと不整脈だが、心臓内科医から特に心臓のことはいわれていない。「気にするな」と言われた。

【診察】
　左大巨、左中注の圧痛が強い。やはり瘀血反応がある。不整脈がみられたら、必ず瘀血を疑わなくてはならない。生理学的に、心臓の拍動は、カリウム、カルシウム、ナトリウム、マグネシウムのバランスによって行われる。これらのバランスが崩れると、不整脈や心臓の拍動に異常を来してしまう。

　左周栄の圧痛が強い。左天宗、左神道の華陀穴に圧痛。右天宗、右神道の華陀穴は圧痛が小さい。至陽に圧痛がある。これも瘀血に関係がある。火穴反応は、右然谷に圧痛が強い。

【治療と経過】
〈1診目〉
　右然谷に圧痛があるため、右復溜、陰谷、兪府。そして瘀血処置。これによって左周栄の圧痛が消失した。

　腎治療を行う。これにより左神道、左天宗の圧痛が緩んだ。緩んだ天宗をもう一度触診し直して圧痛に刺鍼。至陽にも45度上向きで刺鍼。この患者については、治療中いつも脈を診るようにしている。

〈2診目〉
　1週間後に来院。腹痛は緩和された。「まる24時間、不整脈がなくなった」。瘀血の圧痛が減っていた。

〈3診目〉
　2週間後（14日後）、不整脈がなくなった。腰痛もかなり改善された。

〈4診目〉
　初診より19日後に来院。3診目の4日後、雪が降ってとても寒かった。外で雪かきに励んだら不整脈が出現したという。左側臥位で15分、右側臥位で15分ずつ1診目と同じ経穴に置鍼を行う。脈を確認すると、不整脈が消失し、腹部の瘀血反応も消失している。火穴の圧痛もない。

　その後、6診目の治療で、不整脈はみられな

くなった。

この患者はイタリア人で、実はトマトが大好きでたまらないという。毎日トマトを過剰なほど食べており、トマトを使った料理ばかりだという。トマトには、カリウムが豊富に含まれている。腎臓に負担をかけ、腎機能が低下すると、カリウムの排出が滞り、血中のカリウム濃度が上がる。不整脈を発症したのかもしれない。

膝痛の症例

【患者】

60歳、女性、肥満。

【主訴】

右膝痛。

【現病歴】

医者嫌いで、さらに薬嫌い。2年前に膝痛を発症。寝ても座っても、何をしてもいつも痛いため、我慢できずに初めて病院へ行った。「このままでいけば、糖尿病を発症する」「20kgの減量をしろ」「膝は、骨と骨の間のクッションがすり減っているので、人工膝が必要」と医者に言われた。手術は絶対嫌ではあるが「手術を成功させたいのなら、減量してから来い」と言われたという。歩くと激痛があるので、杖をついて来院する。

【診察】

腹診で反応は特にない。鼠径部にも痛みはない。血海、梁丘、内膝眼、犢鼻（外膝眼）といった膝周囲の経穴を押さえると、飛び上がるくらい痛がる。

【治療と経過】

糖尿前駆症状ゆえ、上太白、副腎治療、右関門、神庭、本神、胃の気、そして下垂処置。膝痛のため、右太衝。背臥位で10分経過したところで「痛い、痛い」と言い出した。そこで側臥位になってもらおうと思い、通常は左側から治療してい

くが、右膝が下になって体重がかかると痛いので、右側を上にした側臥位しかできないという。腹臥位も膝に力がかかるのでできない。痛みゆえか、交感神経が過緊張状態にある。大転子治療だと思い、大転子の回りの痛いところ、両次髎、そして脊中、中枢（Sugar Point）に刺鍼を行う。5分後、「膝が痛い、痛い」「私もうダメ」「死にたい」と言いながら涙をこぼし始めた。「痩せたいけど痩せられない」「痛い痛い」などと話す。

腎治療を始める。片側4本ずつ、そして硬結のある三焦兪から腎兪へ向けて刺鍼。突然「痛くない」と言う。灸7壮をして立ち上がると「痛くない」と言ってくれた。その後、治療室へ杖を置いて帰っていった。

この場合、前治療があったからこそ、腎治療が効果を発揮した。「また痛くなったら戻ってくるから」と言って帰っていった。

ムズムズ足症候群の症例

【患者】

56歳、やや肥満。

【主訴】

下肢静止不能症候群（Restless legs syndrome）、いわゆる「ムズムズ足症候群」

【現病歴】

寝ようとすると足がムズムズして寝られない。起き上がって歩き回る。立ち上がるとムズムズが楽になる。また寝ようと横になるとムズムズが起こる。肩痛があり、右肩には傷がある。

【既往歴】

特になし。

ダイエットで穀物を減らし、その分タンパク質に置き換えた。朝に卵3つ、果実、野菜サラダ。昼はツナサンドをツナサラダに変えたが、ツナ缶2つにセロリを入れる。夜は鶏肉とサラダ。パン、パスタを避け、その分、卵、肉で腹をいっ

ぱいにする生活を半年送る。

【診察】

高窒素血症（老廃物の増加）では、腎臓の糸球体が過剰に働かされている。腹診すると、胃経の太乙に圧痛がある。

【治療と経過】

解毒治療として築賓、兪府、肩髃へ、そして脊中、中枢（Sugar Point）に腎治療を加える。上仙華陀穴に下肢に向け刺鍼。「いつもなら、10分寝転がるとRestlessが出てくるのに全く起きない」。“Restless”とは「落ち着きがない」様子のこと。

7日後に来院して「Restlessは全く起きない」「肩はまだイマイチ」という。

タンパク質を減らし少しパン、またはご飯を食べるように勧めた。実際、この患者は、ダイエットを半年しているが、体重は全く変わっていない。

肘痛の症例

【患者】

58歳、ヨガのインストラクター30年、鍼灸師になって20年。

【主訴】

左肘（少海、小海あたり）に痛みがある。

【現病歴】

ヨガを教えるときに左肘に激痛が走るため、ありとあらゆる治療をした。40年近くこの症状を持っている。

【既往歴】

14歳から20歳まで、ニキビのため、抗生物質（テトラサイクリン）を服用。ヨガのクラスで、一緒に学んでいた医者に「薬を止めなさい」と言われた。

【治療と経過】

肝臓に反応や圧痛はない。瘀血反応もなし。

そのため、解毒治療と腎治療（前症例と同じ）を施す。6年にわたる抗生物質の投与で腎にダメージを残したのではないか、と考えた。

1回の治療で痛みは消失した。4カ月後、私のセミナーに参加してきた。「痛みは？」と聞くと「あの1回で全く正常です」と答えてくれた。

腓腹筋のけいれんの症例

【患者】

36歳、男性。

【主訴】

腓腹筋の痙攣。毎晩、夜中にこむら返りで目が覚めるという。

【現病歴】

30歳くらいまで、毎週末サッカーをやっていた。ここ2〜3年、足が重いと感じて、サッカーから遠のいていた。病気をしたことはない。

【既往歴】

30歳でHIVに感染。そのための化学療法を続けている。

【所見】

腹診を行うが、肝の反応はない。症状は夜中のみだが、腓腹筋をつかむと、驚くほど痛がる。

【治療】

薬を6年間、服用し続けていることから、築賓、兪府、そして肩髃に灸21壮。腹臥位で腎治療を行う。鍼と灸を7壮したあとに腓腹筋をつかむと、痛みが全くない。薬により腎臓の機能が弱まることにより、ミネラル、カリウム、カルシウム、マグネシウム、ナトリウムのバランスが崩れ、こむら返りが起きたと思われる。

【経過】

治療後、立ち上がると「足が軽い、またサッカーができそうだ」とうれしそうに話してくれた。HIVの薬は止めることができないので、「足が重くなったらまた来てください。腓腹筋をつ

かんで痛くなったら、これが治療時のサインですよ」と助言した。

その後、再来院したとき、「1回の治療で1カ月、何ともなかった」と話してくれた。

おわりに

昭和、平成、令和と3つの時代を駆け抜けた月刊「医道の日本」。戦後復興からバブル崩壊、そして新型コロナウイルスによるパンデミックと、いかなるときも鍼灸界を牽引してくれた。

何を隠そう私も医道の日本社で編集者として働いていた。この「医道の日本」がなければ、私の師である長野潔先生に出会うことはなかっ

たかもしれない。長野先生の連載が今の私の礎となり、長野式によって鍼灸の醍醐味、治療の楽しさ、患者さんを喜ばせることができたのだから。

そして、最後に私の連載ができて幸せである。この続きはぜひ単行本で読んでいただきたい。発刊が決まったら、ご案内させていただきますので、よろしくお願いします。お問い合わせは、kiikostyle.west@gmail.com　まで。

月刊誌がこれで休止になるのは、寂しくもあるが心からお礼をいいたい。戸部社長、山口編集長、そして編集者の皆様、お疲れ様でした。長い間、鍼灸業界の発展のためご尽力いただき、ありがとうございました。

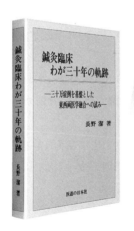
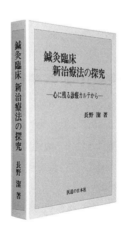

経穴の主治を生かせる 池田政一の臨床

第37回（最終回）

経穴の主治を生かせる

漢方池田塾主宰
池田政一（いけだ・まさかず）

1. はじめに

　ある会で講演したあと「あんたの話は悪口が多い」と言われたことがある。悪口のつもりはないのだが、そう指摘されたのは不徳の故である。悪口ではなく、東洋医学界の誤謬を正したつもりだったのだ。この世界には多くの誤解、間違いがある。それを列記して最後としたい。

2. 陰陽の虚実について

　昔の経絡治療では、陰虚と陽実しかなかった。脈診をして、陰経が虚していれば陰虚、陽経が実していれば陽実とした。そうして陰虚は陰経を補い、陽実は陽経を瀉法すれば治るとした。これは間違いではないが、陰実と陽虚はないのか、という疑問がある。それで30歳のときに書いた『図解 鍼灸医学入門』（医道の日本社）では、陽虚と陰実の説明を入れた。

　それに対して井上雅文師から「陽虚は私が最初に言い出したことだ」とクレームがついた。冗談ではない。陽虚については『素問』の調経論篇にも記されているし『傷寒論』にも出てくる。それで井上師とは疎遠になった（のちに和解）。当時、井上師ほど勉強している人はいないと思っていたし、鍼灸の手技も華麗で効く治療であった。ただ多くの経絡治療家は陰虚と陽実しかいわなかったので、それを最初に井上師が訂正したのであろう。

　調経論篇には、次のように記されている。

　「陽虚則外寒、陰虚則内熱、陽盛則外熱、陰盛則内寒」

　この条文の前に「陰之生実奈何、喜怒不節、則陰気上逆、上逆則下虚、下虚則陽気走之、故曰実」とある。

　初学の頃は陽実、陽虚、陰実、陰虚の4種類だと思っていた。だから初めて調経論篇を読んだときは驚喜した。陰盛とは別に陰実があるのだ。では陰実とは何か。

　これは75難型である。『難経』では肺虚肝実証として説明している。経絡治療を提

唱した先生方は75難型を用いなかったのであろうか。

神戸源蔵師が東洋鍼灸専門学校の卒業式で手足の麻痺を発症したとき、竹山晋一郎師が尺沢を補って行間を瀉法して即治した話は有名である。つまり竹山師は陰実証を理解していた。

井上恵理師が東洋はり医学会で講演したとき、75難型の肝虚脾実証があると説明し、案外に多いともいっている。

岡部素道、井上恵理などの諸先生が経絡治療を広め教えようとしたとき、陰実証まで説明すると混乱するから、肝虚、脾虚、肺虚、腎虚の4種類と、その陽経の実の4種類か5種類しか教えなかったのだと思う。

その頃、湯液家はどうだったか。最も大きな間違いは、裏寒証といわれる状態。つまり、陽気がなくなって身体が冷えて下痢しているような状態を陰虚証とする人が多かった。陰性の病気で虚の症状を呈するから陰虚証だといったのだが、これは陽虚外寒であり陰盛内寒の状態なので、陰虚証という表現は間違いである。だから中医学が入ってきたとき、中医学が陰虚内熱だというのが理解できない人がいた。

3. 補瀉について

虚実の状態に対して補瀉して治すというのは、古典医学の常識ではある。しかし、これにも問題がある。

鍼灸では『素問』の鍼解篇に次のような条文がある。

「刺虚則実之者、鍼下熱也、気実乃熱也、満而泄之者、鍼下寒也、気虚乃寒也」

補法とは、鍼下が熱する治療法、瀉法とは鍼下が寒する治療法なのである。これは補法とは陽気を多くすることで、瀉法は陰気を多くすることだという意味である。とすれば、補瀉というのは、手技に冠せられた名称で、陰気を多くしたり陽気を多くしたりするのであれば、補瀉ともに補法だということになる。

漢方家はどうか。漢方薬にも補瀉があるという人がいる。例えば、麻黄湯は汗を出すから瀉剤。大承気湯などの大黄や芒硝が入っている薬方は、大便を出すから瀉剤ということになる。

これは気味や薬理を無視したための間違いである。人体の陽気は常に体表部から発散している。もちろん春夏は多く、冬秋は少ない。夜間は少なく昼間は多い。

麻黄湯は表の陽気（衛気と栄気）の循環、発散が悪いから悪寒し、発散されない陽気が停滞するから発熱する。これを、陽気を補って発散を盛んにするから、結果として汗が出て解熱する。

大承気湯は大黄で胃腸に多くなった熱を、陰気を補って冷やす。同時に胃腸に隣接している少陰経の陰気を芒硝で補って熱を鎮める。結果として、大便が出て胃腸の熱が取れるから解熱する。

このことが理解できないから『傷寒論』や『難経』の「陽盛陰虚、汗之則死、下之則癒、陽虚陰盛、汗之則癒、下之則死」という条文の意味が理解できないのである。

汗が出るのは陽気が補われるからで、大便が出るのは陰気が補われるからである。だから漢方薬治療には補瀉はない。漢方薬の証を決めるときは虚実を診るのではなく、寒熱を診ないといけない。寒熱に対して温める薬を用いるか冷やす薬を用いるかである。もちろん血や津液も多くすることはある。

4. 気味について

　気味は、漢方薬に用いられる各薬物の薬理を示す言葉である。気には寒、微寒、平、微温、温の別がある。味には酸、苦、甘、辛、鹹の別がある。これを組み合わせて、例えば桂枝の気味は辛温などと表現する。

　ところが後世になると、気味に対する考え方が間違ってきた。例えば、桂枝は辛・甘で温などと表現している書物が多い。これは実際の味を加味したために、味を2種類にしているのである。

　また薬理ではなく、薬効によって気味を決めている場合がある。例えば、芍薬の気味は苦平だが、芍薬は筋に効く、そうして筋は肝が養っているからと、芍薬の気味を苦・酸微寒している書物がある。このような間違いがなぜ発生したのか。

　『素問』に「木生酸、酸生肝」(陰陽応象大論) という記述がある。そのほか「酸は肝に入る」とか「肝は酸を欲す」などという記述もある。

　ところが「肝欲散、急食辛、以散之、用辛補之、酸寫之」(蔵気法時論篇) と記されている。これでは矛盾しているではないかと、真面目な先生は考える。だから古典書物は勉強しないといった先生もいる。しかし、これを矛盾と考えたのでは古典医術は理解できない。結論を記すと次のようになる。

　肝臓＝発生作用がある。辛味で補う。
　肝経＝収斂作用がある。酸味で補う。
　心臓＝栄気を循環させる。陽気の多いところ。苦温や甘温で補う。
　心経＝心臓の熱が多くならないように引き締めている。苦寒で補う。

　脾臓＝血を裏み統率する陰性の働きがある。甘味で補う。
　脾経＝太陰経には発散作用がある。辛味で補う。
　肺臓＝収斂作用がある。酸味で補う。
　肺経＝発散作用がある。辛味で補う。
　腎臓＝津液を蔵し、固める作用がある。甘味で津液を多くする。
　腎経＝引き締め固める作用がある。苦味で引き締め固める。
　命門＝下焦の陽気を旺盛にして中焦の働きを助ける。辛味で補う。

　これで分かることは、臓と経絡の働きが逆だということである。これが理解できれば、気味は矛盾することなく使える。『素問』『霊枢』が矛盾なく読める。

　しかし、『傷寒雑病論』を著した張仲景以降、このことに気がついたのは、恩師の荒木性次先生のみである。ただ、先生も著書のなかではっきりとは記されていない。なぜなのか。

　『神農本草経』『素問』『霊枢』『難経』『傷寒雑病論』(『金匱要略』を含む) などの古典書物は、「人にあらざれば伝うるかれ」をモットーとしているようである。要するに「分かる人は分かるが、分からない人は分からなくてよい」という書き方なのである。この秘事を筆者が公開することを、その任ではないと東洋医学の神様に叱られるかもしれない。そのことは覚悟している。

　以上のことからいえることは、昔の経絡治療は経絡を補瀉すれば事足りると考えていて、蔵象は取り上げてなかった。また中医学は臓腑弁証を中心にしている。経絡弁証もあるが、臓腑弁証とは切り離している。臓腑と経絡を一緒にすると矛盾するからである。

5. 傷寒雑病論の読み方

『傷寒雑病論』は後世になって『傷寒論』と『金匱要略』に分けられたが、これらは漢方薬の治療書であって、鍼灸とは関係ない。鍼灸と漢方薬では脈診法が違うなどという説がある。これも大きな間違いだといわなければならない。

約30年前、日本経絡学会（現・日本伝統鍼学会）で「病症論の確立」がテーマになったことがある。私にすれば今頃になって、という思いであった。鍼灸師は、脈診ができても病症には弱いのか「夜間排尿」が何のことやら理解できない人がいた。これは漢方家ならすぐに分かる。鍼灸師は『傷寒雑病論』を読んでいないから、分からないのである。

しかし、漢方家が『傷寒雑病論』を正しく読んでいるかどうかの問題もある。

例えば、太陽病は一つの病気の時期だと考えている人がいる。これは経絡を無視した考え方である。太陽病は太陽膀胱経の病気である。

肺経の陽気を発散する働きが虚して、太陽経と太陽経の支配する部位に陽気が巡らないから悪寒が発生し、発散されない陽気が停滞するから発熱する。このように読め

ば、鍼灸治療と漢方薬治療は一致する。中医学とも一致する。

6. 最後に

本誌が月刊を休止するのは驚天動地である。本誌は柳谷素霊師が始め、それを戸部宗七郎師が受け継いで今日に至っている。歴史ある専門誌である。昔のことだから実見したわけではないが、柳谷素霊、井上恵理、岡部素道、小野文恵、岡田明裕、戸部宗七郎、西沢道允など、当時の柳谷素霊を取り巻く人たちは、古典医術の復興に燃えていた。

時代が変わったのだろうか。古典鍼灸治療家でいうと、第三世代から第四世代に移ろうとしている。その人たちが正しく古典書物を理解しているかとなると、甚だ心許ない。いいすぎだろうか。

象の尻尾をつかんでこれが象という者もいれば、耳をつかんで象だと叫んでいる人もいる。これは湯液家も鍼灸家も同じである。そのためにあえて間違った解釈をしているとして、いろいろと述べてみた。

75歳になった。生きている間は精進しようと思っている。ただし、人徳のないのはいかんともし難い。

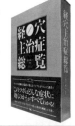

新解『杉山流三部書』講（52）【最終回】

―脈・腹証と補瀉論―
療治之大概集　巻の上
病証編類系5：その他の病型
自汗と盗汗

鍼灸経絡研究紘鍼会会長

松本俊吾（まつもと・しゅんご）

「医道の日本」2002年9月号から「新解『杉山流三部書』講」（「医学節用集」より）の初稿を掲載していただき、約20年が過ぎました。そしてこの「療治之大概集」病証編の原稿を執筆したことになります。山口智史現編集長をはじめ前編集長の坂川慎二氏、さらに遡って嶋崎雅人氏には陰に陽に原稿の校正と編集作業にお力添えをいただき、大変お世話になりました。この間、積聚会名誉会長の小林詔司先生、並びに杉山検校遺徳顕彰会理事の大浦慈観先生には心温まるご厚情を賜り、厚くお礼申すとともに、関係諸兄に深謝申し上げます。

「新解『杉山流三部書』講」も医学節用集24講とあわせますと52講となり、約20年間、古典の原文に向かって筆を執った日々が懐かしくもあります。これは私が中途失明という苦境のなかから一点の光明を見出して、患者さんと向き合った40年とも重なります。その半分の月日を本誌読者諸兄にご指導ご鞭撻をいただき、心より謝意を申し上げる次第です。本項では『三部書』療治之大概集54病症中の1つでもある汗症（自汗と盗汗）について、まず『三部書』の原文を挙げ、私見を述べたあと、『病因指南』では古方を軸に論述する文脈ではあるけれども、そのなかから鍼術の論理にも適う文節を抜き出し、「汗症」について、自汗と盗汗に分けて解説を加えましょう。

■・――――――――――――・■

1.『三部書』にみる「自汗と盗汗」

【原文】

一、夫れ心の液を汗と云ふ。心熱する時は汗出づ。自汗は陽虚に屬し常に出づ。盗汗は陰虚に屬す。寝入（ねいり）たる内に出で覺むる時は止む。自汗には腎の俞、肝の俞、脇髎。盗汗には角孫、中脘。

【訳と解説】

短い節文の中に、和一の口伝であると思うが、1つ隠されたポイントがあると思う。それは、この汗症は、陰陽ともに虚している病態であることを見逃してはならない。

1つに「心の液を汗という」とある。心が熱するときは汗が出る、とするのは自汗である。自汗は陽虚であり、汗を調整するには、三焦経の絡穴の外関を迎補する輸瀉法と、中脘に呼吸法を用いて刺入後、陽分を置鍼する杉山真伝流の胃の気鍼法がある。

他方、盗汗は「陰虚に属し」とある。就寝後に汗をかく、いわゆる寝汗であり、これは夜間体内の陰分に留まっていた水液が体表に滲み出るもので、風邪の初期の発症現象の1つでもある。よって、寝ている間は出ても、目が覚めると出なくなる発汗である。鍼灸の治療穴は、自汗には、背腰部の兪穴の腎兪・肝兪・脾募の章門（脇髎）としている。筆者が特筆すべきは、三焦経の耳介直上の角孫であるが、口を開くと凹みができる部位を取穴する。目尻の太陽点に向けてステンレス寸3・1番鍼を水平刺し、そのまま置鍼すると耳内鼻孔の奥と喉に鍼響が伝わることを確認する。あわせて胃の気鍼法である杉山真伝流の打診術を用い、中脘（写真1）にステンレス寸3・1番鍼を天人地術にて、呼吸法による刺鍼後、置鍼する。

腹診では上実下虚の腹証、左肓兪の圧痛硬結に左示指で負荷をかけ、腎虚証として、本治法は右腎経の復溜（経金穴）と右列欠を補鍼、左手内関と通里（絡穴）に迎補の

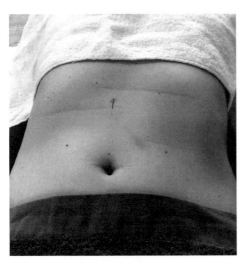
写真1　胃の気鍼法による中脘への置鍼

刺法を施す。また、午後10時頃、床に入る前、鼻うがいを数度すると、3時間後の午前1時を過ぎた頃、背部上半身の皮膚上に汗が滲み出て、微熱が平熱に戻るのを会得している。

この短い文脈では理解しがたいと思われるが、自汗は陽虚であるので、表陽を補うのであり、三焦経の外関と神経の通里、脾経の公孫を輸瀉する（迎補）。この刺法の条件は、沈遅脈で緊脈、上記腹診の後、左右の手足に補鍼し、子午調整を行い、角孫への処法の順に行うとよい。

2.『万病回春病因指南』の「汗証」の論旨

【原文】

凡そ病因を知らんと欲せば、これを治するの古方を以てその病因を察すべし。（略）それ自汗は心腎脾の三蔵の疲れに因るなり。心は気の主。肺は気を惣て皮膚を主る。また心腎水火の気は互いに通じて、心は血を生じ、腎は精を蔵す。脾土は中焦に在りて、心腎の升降に養わる。故に心気疲るる時は、肺気従って衰う。衰うる時は、皮膚空虚す。且つ心気疲るる時は、腎気従って疲れ、精血倶に衰うる。陰分疲れて鬱熱を生じ、また心腎倶に衰うる時は、升降和せずして、脾土堅からず。土堅からざる時は湿を生ず。中焦の湿と陰分の鬱熱と相合せて、湿熱内に鬱して表を蒸す。蒸熱遂に表気の怯弱に乗じて自汗するなり。（薬方は略）処法を以て表気を塞いで、自汗の病愈ゆることを得る。凡そ一切汗の出ずる者は、皆、熱を以て蒸し、或いは湿熱を以て蒸すと。或いは陽気を以て蒸し、或いは火気を

以て蒸すが故に、表気蒸されて汗出ずることを得るものなり。陰陽応象大論に曰く、陽の汗は天地の雨を以てこれを名づく。蓋し雨は天気に降ると雖も、実は地気より出ずるものなり。地中常に水湿を含む。天陽移りて地に及ぶ時は、温陽地の湿気と合わせ、湿熱相蒸して天に薫蒸する時は、地湿天に溢れて雨と成りて下降す。これを以て晴天の後、炎暑の月に雨降ること多きものは、温陽地湿を蒸して升すが故なり。俗に謂ゆる時気の蒸す者は、雨降らんことを占う。皆これの理なり。河間原病式に詳らかに問答す。（薬方は略）

汗の出ずるは薬の功には非ず。汗はその表に充るの熱に因て出ずるものなり。故に平人薫熱なき者は、発汗の剤を服することありと雖も、表を蒸すの熱なきを以て汗出ずることあることなしと。これ河間の発明医療の本たり。（略）裏に薫急するの熱をして緩めしむる時は、熱気表に浮かび充ちて皮膚を蒸すを以て汗自ずから出ずることを得る。

また人飽食して汗出で、はなはだ餓えて冷汗出ずる者は、これ皆、胃の気の疲れに従って、汗出ずるの由なり。これを以てこれを見れば、自汗は肺心の気虚し、脾腎の陰つかれ薫熱表を蒸すに生ず。また、自汗してその汗の冷ややかなる者は、陰分疲れ陽気大いに虚し、陰邪表に乗じ、虚陽またこれに乗じ、蒸されて冷汗出ずることを得る。

また、盗汗の一証あり。俗に云う穪阿世（ネアセ）なり。陰虚火動に生ずる者なり。陰火已に肺気を搏ち、火気肝腎に含むの人、必ず睡中に汗をして出ださしむることあり。凡そ人常に睡る時は、陽気降りて陰分に入る。

陰気反りて、陽分に旺す。今陰火肝腎に含むところの人、睡りて陽気収まりて陰分に入る時は、入るところの陽と含むところの陰火と并せて浮き出んと欲するも、睡る時は、陰気旺じて閉ずるが故に、陽と火と倶に表に達すること能わず。薫して表をむす時は汗出ず。且つ陰火のために、表気もとより堅からざるに乗じて、汗益々もるるものなり。寤むる時は陰開き陽出でて、陰を退くが故に、陰火助くるところなく、表気薫する所なくして、汗をして蒸し出ださしむるの熱薫なきを以て、その汗、自ずから出でざるものなり。

（薬方は略）

盗汗何に従ってかもるることを得んや。これ皆、古方の深意を察して、その病因に達する者なり。

（岡本一抱『万病回春病因指南』点字版より）

【解説】

『病因指南』は1695年刊行とされており、江戸元禄の時代に杉山和一検校が、弟子の三島安一検校等と鍼治学問所に伝授したとされる年号とほぼ同時代であると分かる。『病因指南』では、汗証として自汗と、補足の形式で盗汗の発症機序を説いている。発汗を陽虚の自汗と陰虚の盗汗に分けてまとめているので、筆者も薬方には触れず、鍼灸処方にあえて限定し、私見を述べてみたい。

（1）自汗

病因を知らんと欲するには、汗症を治すには薬方を用いて自汗を治すと前置きして、これを除いて解説したい（薬方は原文、解説共省略する）。

「それ自汗は心腎脾の3蔵の疲れに因るなり。心は気の主。肺は気を惣て皮膚を主

る」とは、心・腎・脾の3蔵が体表の皮膚を主り、陰中の陰蔵と陰中の陽蔵と陰中の至陰である三臓が虚の状態であり、皮毛を主る肺水を分ける働きがあり、心気を介して自汗するのである。また「心腎水火の気は互いに通じて、心は血を生じ、腎は精を蔵す。脾土は中焦に在りて、心腎の升降に養わる」と述べ「心気疲るる時は、肺気従って衰う」というのは、七情のうち精・神の気を制御できなくなり、肺の汗を留める働きが衰えて自汗するのである。それ故に心気を管制不能となり「神衰うる時は、……皮膚空虚す」としている。そして「且つ心気疲るる時は、腎気従って疲れ、精血倶に衰うる。陰分疲れて鬱熱を生じ」とし、汗が自然に体表に出る。また「心腎倶に衰うる時は、……湿熱内に鬱して表を蒸す」は、心と腎の精神活動（精神不安）により、中焦脾胃が虚して腎水を制御できなくなり、堤防の役割の脾土は水を制御できなくなり、体表の衛気を管制（コントロール）する機能が衰え、皮毛より溢れて自汗する。絶えず水分が蒸されて溢れる状態である。これは「表を蒸す」であり、自汗の発症機序を「蒸熱遂に表気の怯弱に乗じて自汗するなり」と述べている。

「凡そ一切汗の出ずる者は、皆、熱を以て蒸し、或いは湿熱を以て蒸す」は、陰虚内熱の病態の形である。内熱により胃で蒸された水分は、上焦の心肺の働きを介して汗として排出されるが、これが自汗である。「或いは陽気を以て蒸し、或いは火気を以て蒸すが故に、表気蒸されて汗出ずることを得るものなり」と言い切っていて、この場合は、中脘を負荷し、脾経の公孫と、心包経の内関、もしくは心経の通里を補鍼す

ると自汗は治まるのである。

次に『素問』陰陽応象大論（第五）の陰陽論を引き、「陽の汗は天地の雨を以てこれを名づく。……（中略）……皆これの理なり」の部分は、自然現象を自汗のメカニズムに連動させている。この場合の腹証は、大腹心窩部の巨闕を左示指で負荷し、右手示指にて左公孫と内関と絡穴の通里のいずれかを選穴し補鍼、右復溜と列欠を選穴補鍼すると自汗は収まる（鍼治療は前述した『三部書』の盗汗と同じ）。

なお河間原病式は、『素問玄機原病式』劉河間（劉完素のこと。1120年～1200年）による。「鬱熱表に出でざる時は、汗をして蒸出しむること能わざるなり（略）」とあるが、「故に裏に鬱急するの熱をして緩めしむる時は、……汗自ずから出ずることを得る」「また人飽食して汗出で、……蒸されて冷汗出ずることを得る」を注意深く読み込みたい。刺法は前出の『三部書』の自汗の記述を参照されたい。

(2) 盗汗

盗汗の現象は寝汗であるとしている。「陰虚火動に生ずる者なり」とあるのは、足が冷えてノボセの形である。「陰火已に肺気を搏ち、火気肝腎に含むの人、必ず睡中に汗をして出ださしむることあり」というのは、肺の水を分ける働きのことを指している。「凡そ人常に睡る時は、陽気降りて陰分に入る」とは、上気した熱気が下焦に下り、上昇の熱が外表の皮膚に浮き出して汗を外表の衛気の作用も相まって寝汗により、解熱すると私は解したい。「陰気反りて、陽分に旺す。……（中略）……且つ陰火のために、表気もとより堅からざるに乗じて、汗益々もるるものなり」と述べ、解熱と発

汗の道理を説くのである。

「寐むる時は陰開き陽出でて、……（中略）……その汗、自ずから出でざるものなり」は、盗汗の発症現象をいっている。

（薬方は略）

「盗汗何に従ってかもるることを得んや。これ皆、古方の深意を察して、その病因に達する者なり」、さらに「その実するものは、散じてこれを瀉す」と述べ、汗症を解く処法を暗に示唆していると解したい。

『三部書』の自汗と盗汗において、盗汗の刺法は子午説の範疇であるが、陰陽論に準ずる「子午陰陽取穴法」8（三焦と脾）が適合すると考えたい。脈状診と腹診を条件に、標本一体の選穴法をまず行うとよい。処置法は、手の外関（**写真2**）と脾経の絡穴・公孫を補鍼することになる。

また盗汗（寝汗）は陰虚であるので、腎・肺・脾・心（心包経）の陰経の所法後、耳上の角孫と胃の気を補う中脘を選穴し、この場合には補鍼（置鍼）することになる。

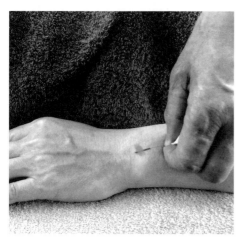

写真2　外関への輸瀉法

これは杉山流の天人地術の一法として、和一が口伝で説いたと思う。筆者は盗汗の病理としての発症機序を、杉山和一検校の口伝の領域に踏み込んで解説を加えてみた。

　　　※　　　※　　　※

令和2年に中国に端を発した「新型コロナウイルス感染症」は、日本の鍼灸界においても、自然と人のかかわりのなかで、薬方とは別に、重い大きな課題を突きつけられたような気がしてならない。

本講の『三部書』の盗汗の処置法で、解熱の際、角孫への刺法を参考にされたい。20年の永きにわたり、『杉山流三部書』講の筆を執り、温故知新ではないが、古典より「鍼持つ者書読まず、書読むもの鍼持たず」とも例えられていることもいわれて久しいが、IT時代にあって、諸兄はどのように思うのであろうか？

こんなことを考えながら筆を置くことにする。（完）

【参考文献】
1）杉山和一. 杉山流三部書（復刻版）. 医道の日本社, 1979.
2）石田秀実監訳. 現代語訳・黄帝内経霊枢. 東洋学術出版社, 1993.
3）石田秀実監訳. 現代語訳・黄帝内経素問. 東洋学術出版社, 1991.
4）伴尚志訳. 現代語訳 杉山流三部書. たにぐち書店, 1993
5）財団法人杉山遺徳顕彰会編, 大浦慈観監修. 秘傳・杉山眞傳流. 2004.
6）岡本一抱. 万病回春病因指南. オリエント出版, 1985.
7）松本俊吾. 腹脈証と『杉山流三部書』の診法. 桜雲会, 2010.
9）松本俊吾. 経絡腹診新病証別（証）別処法. 桜雲会, 2016.

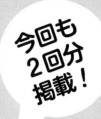

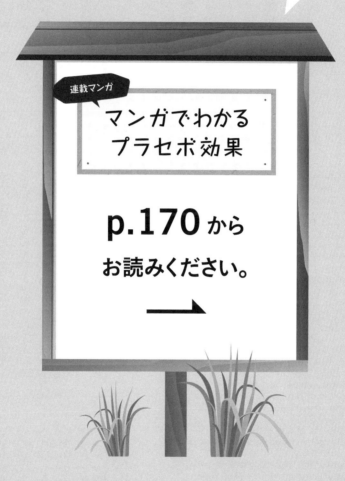

と国内でも議論が活発に行われるべきです。

プラセボやプラセボ効果は、呼び方やとらえ方によっても議論の焦点や方向性が変わると思われます。例えば、「placebo」は臨床試験で被験者に真実を知らせない面が強調されて「偽薬」と和訳されているが、語源を踏まえるならば（第9回参照）ポジティブな意味を持つ点で「安慰剤」という中国語訳のほうが良く、さらに宗教の場で唱えられていた点も考えると「のりと（祝詞）薬」と訳すほうが合理的だという意見があります。[7] また、治療を取り巻く環境や雰囲気を含めて「癒しの儀式」と捉えるならば、鍼灸にも現代医療にもそれぞれ独特の光景、機器、道具、におい、対話、手順などがあり、それらが作り出す非日常的な世界で生じるプラセボ効果は「癒しの儀式の特異的効果」であるという解釈もあります。[8] 他にも、治療は常にさまざまな因子を包含したケアという文脈（context）のなかで行われるのだから、[9]プラセボ投与によってのみ生じるかのようなプラセボ効果という呼び方は適切ではなく、「ポジティブケア効果」[9]あるいは「意味付け反応」[10][11]と呼ぶべきという意見があります。

さて、「気のせい」とされてきたプラセボ効果の科学的研究は大きく進歩しました。見方を変えれば、磁気、電気、微生物などに続いて、「気」の現象の一部がさらに解明されたともいえます。しかし、プラセボ効果でがんの退縮や殺菌や避妊はできないし、疾患が「治癒」することは滅多にない[12][14]。ですから、プラセボ効果が不適切に利用されることには十分注意しなければなりません。[13] プラセボ効果研究の発展がニセ科学に悪用され、インチキ治療とシャーマンの時代に逆戻りしてしまわないためには、教育とコミュニケーションが必要です。[13] プラセボという言葉を知っている日本人はまだ3割程度です。[15]医療者だけでなく国民全体がプラセボ効果について正しい知識を持ち、このことについてオープンに対話できるような社会になればよいと思います。

彩古露寺での風来瀬坊と野瀬坊の修行はまだまだ続きますが、マンガと解説はこれでおしまいです。18回にわたってお付き合いいただき、ありがとうございました。

◆ 参考文献

1. Chen PHA, et al. Socially transmitted placebo effects. Nat Hum Behav 2019 3: 1295-305.
2. Finniss DG, et al. Biological, clinical, and ethical advances of placebo effects. Lancet 2010; 375: 686-95.
3. Colloca L, Marsky AJ. Placebo and nocebo effects. N Engl J Med 2020; 382: 554-61.
4. Evers AWM, et al. Implications of placebo and nocebo effects for clinical practice: expert consensus. Psychother Psychosom 2018; 87: 204-10.
5. 中野重行. 薬物治療の効果を高めるためのストラテジー(1). In: プラセボ学 プラセボから見えてくる治療の本質. ライフサイエンス出版, 2020. p.122-33.
6. 小松明, 他. 臨床診療におけるプラシーボ使用の現状ー病院の病棟看護責任者に対する全国アンケート調査ー. 生命倫理 2010; 20: 194-208.
7. 津谷喜一郎. プラセボの日本受容 Placeboはのりと薬だ. In: 山田慶兒, 栗山茂久（編）. 歴史の中の病と医学. 思文閣出版. 1997: 399-427.
8. Kaptchuk TJ. Placebo studies and ritual theory: a comparative analysis of Navajo, acupuncture and biomedical healing. Phil Trans R Soc Lond B Biol Sci 2011; 366: 1849-58.
9. Blease C. The principle of parity: the 'placebo effect' and physician communication. J Med Ethics 2012; 38: 199-203.
10. Moerman DE. Against the "placebo effect": a personal point of view. Complement Ther Med 2013; 21: 125-30.
11. 重野豊隆.「意味付け反応」としてのプラセボ効果の再考. 星薬科大学一般教育論集 2011; 29: 19-38.
12. Benedetti F. Placebos may induce symptom reduction but not cancer regression. In: Placebo effects SECOND EDITION. Oxford University Press. 2014: 287-8.
13. Benedetti F. The dangerous side of placebo research: is hard science boosting pseudoscience? Clin Pharmacol Ther 2019; 106: 1166-8.
14. Kaptchuk TJ, et al. Placebo effects in medicine. N Engl J Med 2015; 373: 8-9.
15. 津谷喜一郎, 他. プラセボに関する日本人の知識と臨床試験への参加意識に関するインターネット調査：2003年と2013年の比較. 臨床薬理 2015; 46: 199-210.

プラセボ効果の研究成果を悪用する
ニセ科学の蔓延を防ぐには
教育とコミュニケーションが
必要である

変雀和尚

治療者が自分の治療に自信を持っていると臨床効果は高まるのでしょうか？ 医師役の被験者が患者役の被験者にニセ鎮痛クリームを塗り、熱痛刺激（47℃）の痛みを測定する実験が行われました。[1] 医師役は事前に本物とニセモノの鎮痛クリームの効果を体験させられますが、実はどちらもニセモノで、「本物」と伝えたときだけ刺激温度を43℃に下げてありました。こうして「本物」は効くと信じた患者役たちは、それぞれが担当する患者役の腕に、コンピュータ画面で指示された通りに「本物」か二セモノを塗って熱痛刺激を与える作業を繰り返しました。患者役は毎回どちらを塗られるのか知りません。医師役だけが知っていたのですが、実はどちらも二セモノであることは医師役たちにも伝えられていませんでした。

その結果、医師役が「本物」と信じている二セ鎮痛クリームを塗ったときには痛みが軽減しました。[1] つまり、治療者が自分の行う治療法の効果を信じて期待すると、表情、振る舞い、雰囲気（気!?）などを通して、患者にプラセボ効果を「伝えて」しまうのです。

ところで、日常臨床において効果が証明されている治療を行った場合でも、【治療そのものの効果（特異的効果）】だけでなく【治療を行っているという状況（context）】から生じる反応が伴います[2][3]。言い換えれば、プラセボ効果なしで本物の治療を行ってもプラセボ効果は発生しています[3][4]。ですから、医療においてはプラセボ効果を上手に利用するとともに、ノセボ効果を最小限に留める工夫が求められます[2-5]。プラセボと知っていても臨床効果や利用価値が認められる場合が確認されているので（第2回・第7回参照）、患者に事実を伝えてその意義を説明したうえで用いる「オープンラベル・プラセボ」が望ましいという海外の専門家の合意があります[4]。しかし、日本では1年間で全国300床以上の病院の22%、都内300床未満の病院の59%が、疼痛や不眠などに対してプラセボ投与を内服（乳糖、蔗糖、ブドウ糖、菓子）、注射（生理食塩水）、坐薬（手袋をした指を肛門から挿入）などで行っており、半数以上の病院はインフォームド・コンセントのないまま投与していて、規模の小さい病院のほうが倫理に反するとは思わない傾向があったそうです[6]。どのような条件下でどのような形であればプラセボ投与は許されるのか、医学的、心理学的、法的、倫理的、および社会通念的な観点から、もっ

05

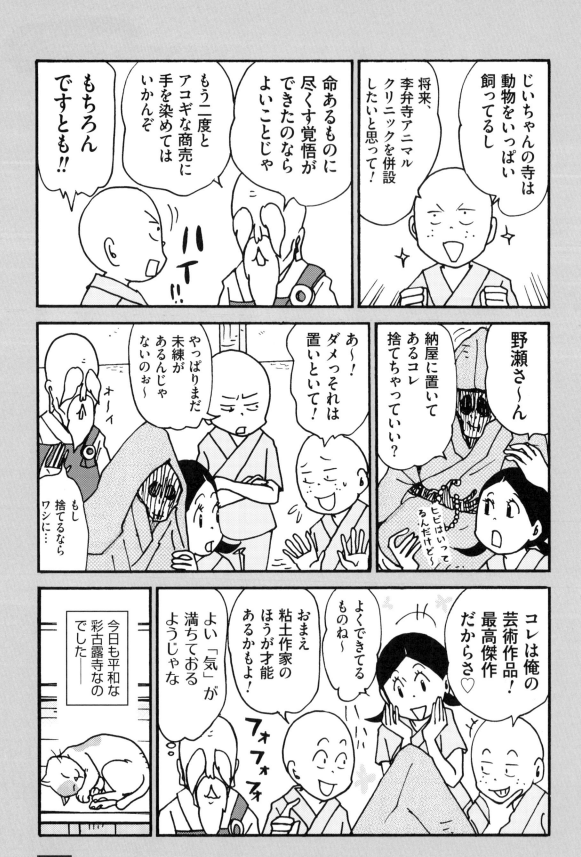

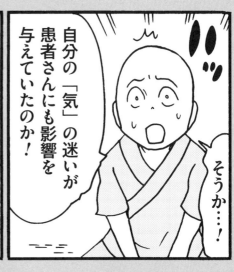

自分の「気」の迷いが患者さんにも影響を与えていたのか！

そうか…！

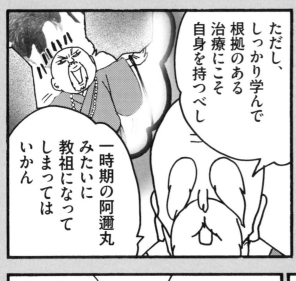

ただし、しっかり学んで根拠のある治療にこそ自身を持つべし

一時期の阿禰丸みたいに教祖になってしまってはいかん

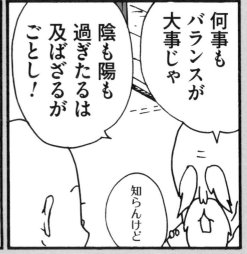

何事もバランスが大事じゃ

陰も陽も過ぎたるは及ばざるがごとし！

知らんけど

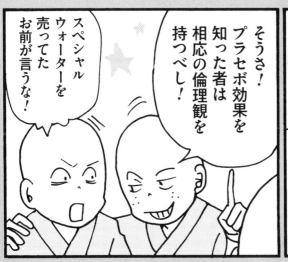

そうさ！プラセボ効果を知った者は相応の倫理観を持つべし！

スペシャルウォーターを売ってたお前が言うな！

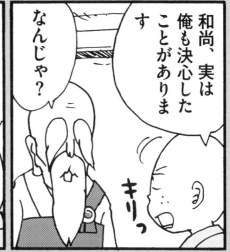

和尚、実は俺も決心したことがありますなんじゃ？

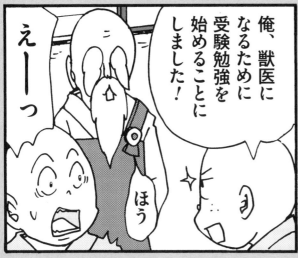

俺、獣医になるために受験勉強を始めることにしました！

えーっ

ほう

03

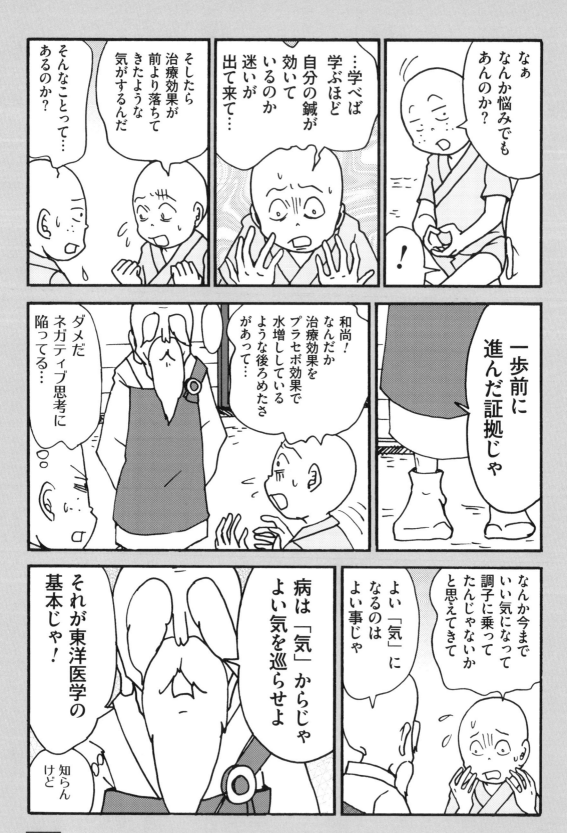

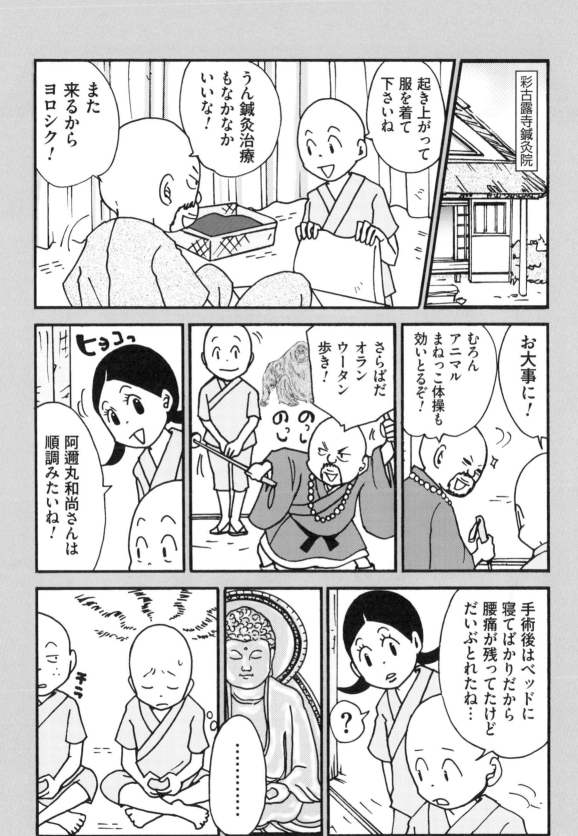

マンガでわかる プラセボ効果

プラセボ効果とノセボ効果について
身をもって学んできた風来瀬坊と野瀬坊。
ついに最終回です！

第18回

「気」で伝わる？
プラセボ効果

監修・解説：山下仁
絵：犬養ヒロ

覚えておきたい事故防止の知識

鍼灸臨床インシデント

監修・解説：山下仁 画：犬養ヒロ 定価：（本体1,800円＋税）A5判 207頁

新たに4話、40P増の増補改訂版！
付録に危険予知トレーニング（KYT）を収録

臨床の現場でいつ起きるかわからないヒヤリハット。「これまで事故なんて起きたことがないよ」という人も、たまたま大事にいたっていないだけかもしれません。

本書は、鍼灸の現場で遭遇しやすいインシデントとその防止法について、楽しいマンガと、エビデンスに基づいた解説で分かりやすく説明。「鍼の抜き忘れ」「火傷」「温灸による熱傷」など臨床現場で昔からあるインシデントから、「個人情報の保護」「カルテの記載と開示請求」「電動ベッドの事故」などを完全網羅しました。

さらに増補改訂につき、月刊「医道の日本」2015年8月号に掲載した4話を新たに収録。そして、事故につながるリスクを事前に察知するための「危険予知トレーニング（KYT）」で、マンガで得た知識を臨床の現場にフィードバックすることができます。

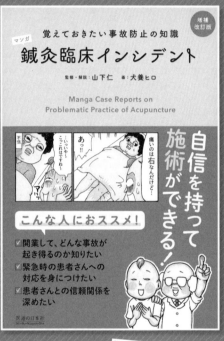

主な内容

- ●鍼の抜き忘れ／火傷／理学検査による傷害／深刺し／気分不良／手洗い／折鍼防止／B型肝炎対策／古い感染対策情報／抜鍼困難／温灸による熱傷／埋没鍼／個人情報の管理／皮下出血　子供の監視／施術後の疲労感と眠気／認知障害・失見当識の患者／カルテの記載と開示請求／東洋医学用語の誤解／膣中の刺鍼　患肢の取り違え、など28項目
- ●番外編①楳田川青年の事件簿／番外編②手指の衛生管理と適切な消毒法／番外編③インシデント報告システム
- ●資料集、索引
- ●付録1：危険予知トレーニング（KYT）
- ●付録2：学生　江崎直人

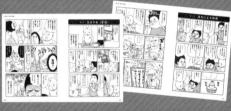

\ やってみよう！ KYT /

Q 以下の写真から、どんな危険ストーリーが作れますか？

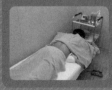

患者さんが脱衣して電動ベッドに腹臥位になり、鍼灸施術を受ける準備ができたところ。

答えは、本書で！

医道の日本社　フリーダイヤル **0120-2161-02**　Tel.**046-865-2161**　ご注文FAX.**046-865-2707**
1回のご注文 1万円（税込）以上で梱包送料無料〈1万円未満：梱包送料880円（税込）〉

ためには、起こり得る副作用を詳しく伝えなければならないし、そうするとノセボ効果によって発生する有害事象も多くなるというジレンマがあります[8) 9)]。そこで、隠したり嘘をついたりするのではなく、説明の仕方によって副作用が軽減できるいくつかの方法が提案されています。

（1）フレーミング効果[2) 9)]‥「10％の人に発生します」よりも「90％の人には発生しません」と良い面を強調したほうが、実際に副作用は起こりにくくなる[2)]。「ものは言いよう」あるいは「朝三暮四」ですが、効果はあるようです（ただし今のところ大半は健常者の実験結果です）[10)]。

（2）背景・状況を踏まえたインフォームド・コンセント[8)]（原文はcontextualized informed consentですが、和訳が定まっていないのでこのように訳しておきます）‥①治療特有の副作用は必ず伝える一方、どんな治療でも生じやすい有害事象（眠気、疲労感、嘔気、頭痛など）は伝えないで、発生した時点で治療による副作用かどうか検討する、②患者個別の有害事象体験や感受性によって与える情報量を調整する、③疾患の重さとその治療の重要性・非代替性を踏まえ、相対的に重要性の低い副作用は伝

えない。患者がどこまで知りたいかを確認したうえで行うわけですが[11)]、この手法が現在の日本の医療事情で可能かどうかは不明です。

（3）患者に対するノセボ効果の教育[9) 11)]‥ノセボ効果によって有害事象が起きる可能性やその仕組みについて順序だてて丁寧に患者に説明する。理解することによって症状の発現や程度を抑えるという試みです。この教育は医療者にも必要とされています[9)]。

これらは「ネガティブな期待」によって起きるノセボ効果を最小限に抑えることが目的ですが、ノセボ効果は「条件付け」に

よっても発生します。特に、初回の抗がん剤治療で嘔気・嘔吐を起こしてしまうと、条件付けによって病院の環境に入ったり処置室のにおいを嗅いだりするだけで、予期性悪心・嘔吐を起こしてしまいます[12)]。ですから制吐薬を中心とした的確な制吐療法によって、最初から悪心・嘔吐を生じさせないことが最善の対策です[13)]。条件付けによるノセボ効果を抑制する方策を幾つか提示されていますが、多くは動物実験が中心であるため、今後、臨床現場で有効性や実用性が検証される必要があります[14)]。

◆ 参考文献

1. Howick J, et al. Rapid overview of systematic reviews of nocebo effects reported by patients taking placebos in clinical trials. Trials 2018; 19: 674.
2. Howick J. Unethical informed consent caused by overlooking poorly measured nocebo effects. J Med Ethics 2020 Feb 16; medethics-2019-105903.
3. Chacón MR, et al. Incidence of placebo adverse events in randomized clinical trials of targeted and immunotherapy cancer drugs in the adjuvant setting: a systematic review and meta-analysis. JAMA Netw Open 2018; 1: e185617.
4. Grothey A, et al. Duration of adjuvant chemotherapy for stage III colon cancer. N Engl J Med 2018; 378: 1177-88.
5. Tsuji Y, et al. Chemotherapy-induced nausea and vomiting (CINV) in 190 colorectal cancer patients: a prospective registration study by the CINV study group of Japan. Expert Opin Pharmacother 2017; 18: 753-8.
6. Sasaki H, et al. Patient perceptions of symptoms and concerns during cancer chemotherapy: 'affects my family' is the most important. Int J Clin Oncol 2017; 22: 793-800.
7. Kawakami K, et al. Self-reported adherence to Capecitabine on XELOX treatment as adjuvant therapy for colorectal cancer. Oncol Res 2017; 25: 1625-31.
8. Wells RE, et al. To tell the truth, the whole truth, may do patients harm: the problem of the nocebo effect for informed consent. Am J Bioeth 2012; 12: 22–9.
9. Colloca L. Nocebo effects: the dilemma of disclosing adverse events. In: Strech D, Mertz M (eds). Ethics and Governance of Biomedical Research. Research Ethics Forum, vol 4. Springer, Cham 2016: 47-55.
10. Barnes K, et al. Can positive framing reduce nocebo side effects? Current evidence and recommendation for future research. Front Pharmacol 2019; 10: 167.
11. Barsky AJ. The iatrogenic potential of the physician's words. JAMA 2017; 318: 2425-6.
12. Benedetti F. Cancer chemotherapy induces conditioned nocebo responses. In: Placebo effects SECOND EDITION. Oxford University Press. 2014: 288-91.
13. 日本癌治療学会. CQ9 予期性悪心・嘔吐をどのように予防し治療するか. 制吐薬適正使用ガイドライン【第2版】一部改訂版 ver.2.2. 2018. www.jsco-cpg.jp/item/29/index.html.
14 Quinn VF, et al. Using learning strategies to inhibit the nocebo effect. Int Rev Neurobiol 2018; 138: 307-27.

06

治療の副作用のうち
ノセボ効果で増幅する症状は
説明の仕方によって軽減
できる可能性がある

変雀
和尚

臨床試験でプラセボ群に割り付けられた患者は、さまざまな有害事象（治療中や治療後に現れる好ましくない症状・所見で、治療との因果関係は問わない）を訴えますが、プラセボ群と無処置群の間には有害事象の発生頻度に差があります。[1] この差が、自然経過などを差し引いた真のノセボ効果ということになります（第10回・第11回参照）。日常的にいわれている「薬の副作用」は「①治療そのものによって起きる副作用＋②ノセボ効果によって生じる有害事象＋③自然経過による悪化や新たな症状発現」の総和です。[2] 抗がん剤の臨床試験でプラセボ群に割り付けられた患者もさまざまな

有害事象を訴えますので、[3] やはり日常的にいう「抗がん剤の副作用」も①②③の総和であると考えられます。

阿邇丸和尚が受けている大腸がん手術後の補助的化学療法（点滴＋服薬）において は、血球の減少など検査値の異常に加えて末梢神経障害、下痢、嘔気・嘔吐、疲労感など多くの副作用が観察されます。[4] 阿邇丸和尚が言った「1割程度」は、治療期間全体を通して見られた中等度以上の嘔気の発生頻度であり、[4] 治療を開始して24時間以内の嘔気はもっと少なく、特に男性での発生頻度は低いです。[5] それでも阿邇丸和尚は一瞬ムカムカしたようです。

指定された毒性の強い医薬品は、その直接の容器または被包に黒地に白枠・白字で品名と「毒」の文字を記載しなければならないことが、薬事法で定められています。ですから、阿邇丸和尚の点滴バッグに「毒」と書いてあるのは事故を防ぐためにもやむを得ないのですが、それを見ながら点滴で注入される身としては、それこそノセボ効果が最大限に発揮されそうですね。さらに、昔のテレビドラマで見た、抗がん剤を受ける患者の激しい嘔気・嘔吐のシーンも影響がありそうです。真実は分かりませんが（まあマンガなのですが……）、おそらく阿邇丸和尚のムカムカはノセボ効果によるものでしょう。

化学療法による嘔気・嘔吐は制吐薬の併用などにより改善されていますが、今でも発現しますし、患者が懸念する副作用のなかで嘔気は今も上位です。[6] また、嘔気・嘔吐は患者の服薬の順守率を下げるので、[7] 治療が計画通りに進まず効果に影響を与えてしまう恐れがあります。せめて薬による副作用ではない余計な苦痛を避けるためにも、ノセボ効果を最小限にする工夫が必要です。

しかし、インフォームド・コンセントの

05

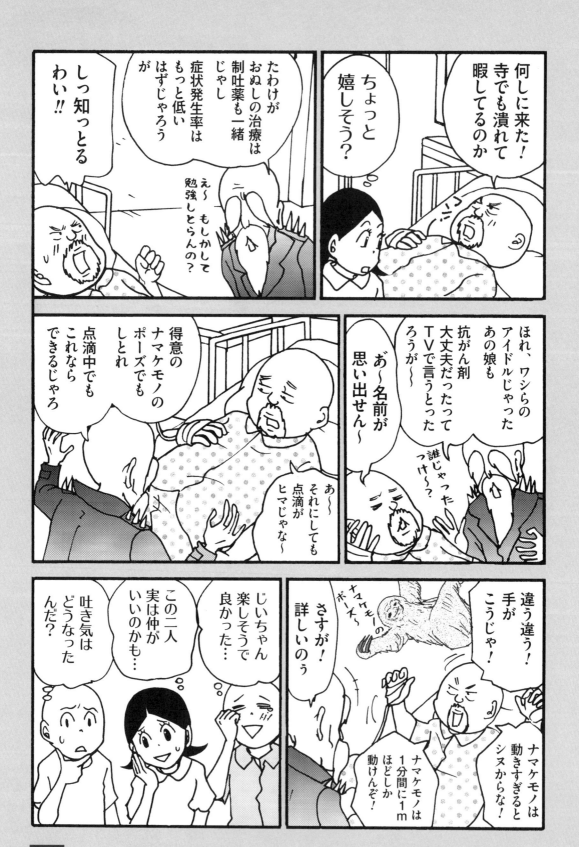

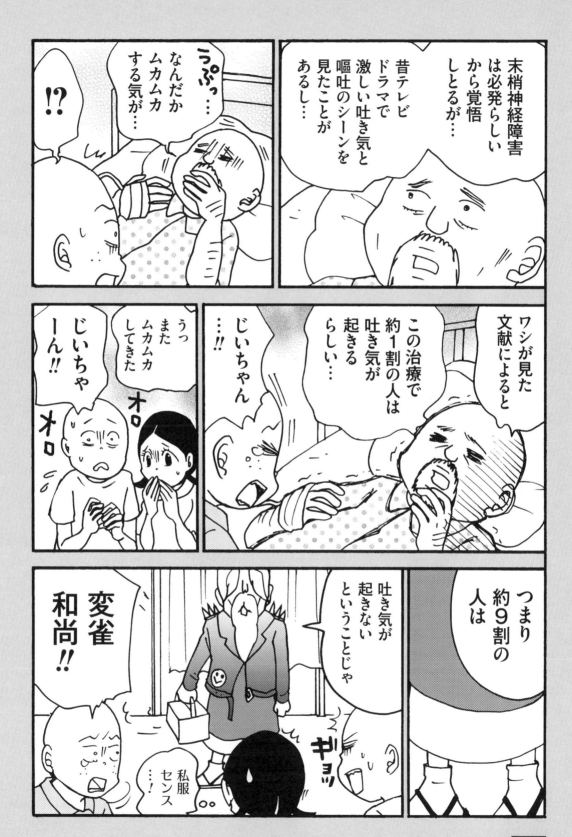

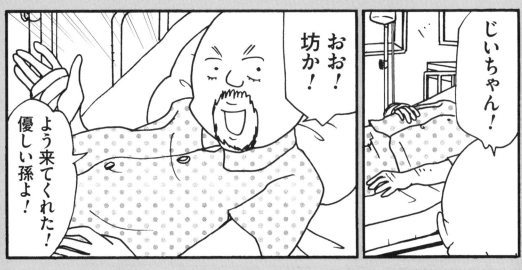

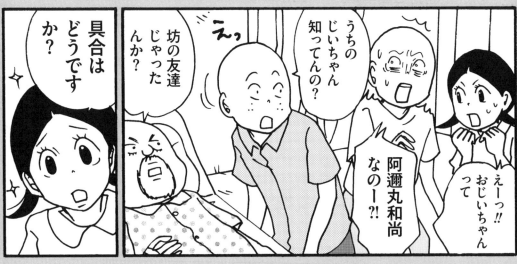

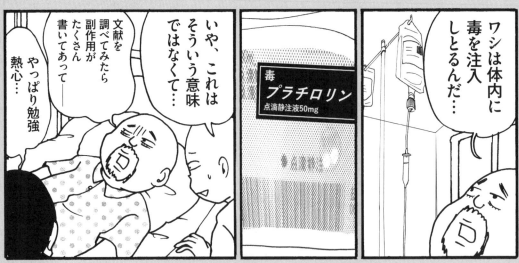

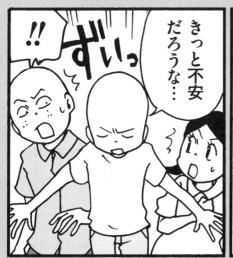

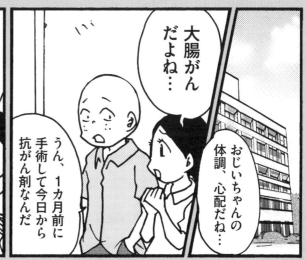

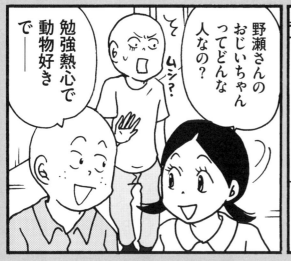

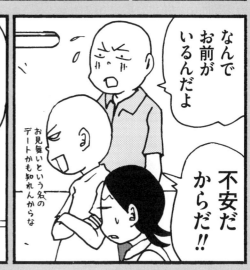

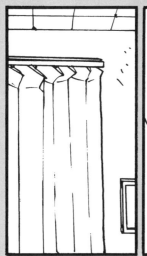

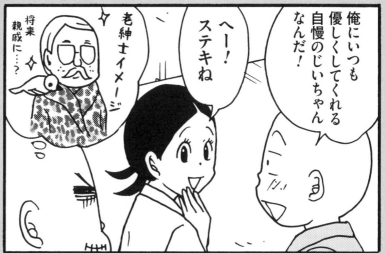

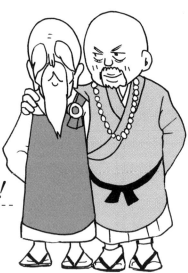

連載マンガ

マンガでわかる プラセボ効果

抗がん剤を受ける、野瀬坊のおじいちゃん。
吐き気の副作用が心配なようですが……。
テーマは「ノセボ効果のジレンマ」です。

第17回

ノセボと
たたかう
野瀬坊のグランパ！

監修・解説：山下仁
絵：犬養ヒロ

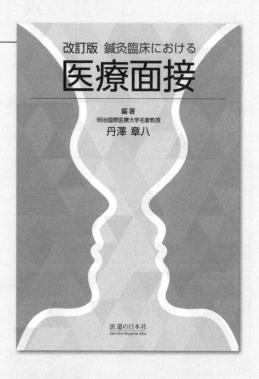
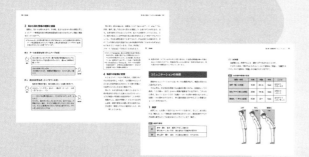
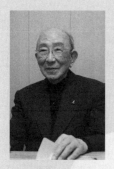

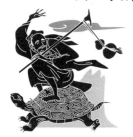

鍼灸字源探検
— 白川静の漢字世界と中国医学の知 —

• • •

久保裕之
（立命館大学白川静記念東洋文字文化研究所）
イラスト：金子都美絵

第17回　「水」の系統②【最終回】

今回は「水」の系統の続きです。③水の性質・状態、④水を使ったもの、水のようなもの、⑤水にかかわる動作をお話しします。

③水の性質・状態を表すものとしては、「汽・活・激・派・永・深・浅・清・淡・濃・澄・潔・汚・濁・濫・泡・渦・液・泌・温・湿・渋・滞・演・溶・氾・流・浮・沈」などが挙げられます。「汽」の旁（つくり）「気」は甲骨文「三」に見られ、これは「三」ではなく雲の流れる様子、「気（氣）」の最初の形です。気は古来、すべての活動力の源泉と考えられていました。その気自体を養うためにも、エネルギーとして米が必要と考えられ、「氣」となりました。「鍼灸字源探検」ですから、この字の話が最終回に間に合ってよかったです。

「活・激」は形声の字ですが、元は水の「勢いよく」または「はげしく」流れる様子を表す字です。「派」の旁の部分は川の流れが分かれる形「𠂢」で、「わかれる、つかわす」という意味を表します。これを左右ひっくり返した「𠂢」は水の合流する形となり、これは今の「永」の字の元になりました。

「清・濁・濃・淡・澄・濫」はいずれも形声字ですが、それぞれ旁の部分も系列をつくります。「清」の旁の「青（靑）」は金文から見られますが、この字は上の「生」と下の「丹」とに分解できます。「丹」は鉱物であり、青色の塗料の材料として用いられ、「きよらかな・しずかな」といった意味を持ち、「晴・精・静・靖」などの系統を形成します。「濁」の旁の「蜀」は三国時代の国名としても知られていますが、文字自体はその時代よりはるかに古い甲骨文「𧒥」に見られ、白川説では雄の獣と考えられています。すると「濁」は獣の精液

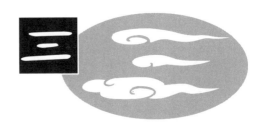

図1　「気」の甲骨文は雲の流れる様子を表し、「気（氣）」の最初の形である。気は古来、すべての活動力の源泉と考えられ、その気自体を養うために米が必要なので「氣」となった

であり、「独（獨）」はつがいのいない雄獣、「属（屬）」は「尾＋蜀」で、雌雄が交尾していることです。「農」は甲骨文「𦦥」からあり、元は「林＋辰（はまぐり）」でハマグリなどの貝殻を使って農耕を行うことですが、ここでは音符として使われており、「濃」から「膿（うみ）・醴（濃い酒）」など、「こい」の意味の系列をつくります。「淡」の音符「炎」は「火＋火」で「おおきな火・ほのお」を表しますが、この系統の字「淡・談・啖・痰」は、音以外に特に共通する意味はないようです。「澄」ももともとは「澂」で、音符の部分を比較的易しい「登」に替えたものです。「濫」の音符「監」については前回お話しした通りです。この系統の字には「覧・鑑」のように、元の意味である「みる・みほん」の意味からつながるものと、「藍・艦」のように、音符の役割を果たすものとに分かれます。

　「泡（泡）」の旁である「包（包）」は、篆文「𦥑」から見られ、「勹（人の形）＋巳」でできています。この「巳」は蛇ではなく、胎児の姿です。母親のおなかの中に胎児が「つつまれている」ことを表しています。そしてまさに胎児が包まれているところが「胞（胞）」であり、水に包まれたものが「泡」、手で包み込むことが「抱（抱）」、食べておなかがいっぱいになることが「飽（飽）」です。

　「渦」の旁の「咼」は、「冎」の部分が「骨」とも共通するとおり、骨の形です。骨を用いた呪術的なことに関係するものは「過（過）」と「禍（禍）」ですが、「渦・鍋・蝸・窩」などは関節の部分が丸くくぼんでいることから、類似した物の系統を形成します。「液」の旁の「夜」は金文を見ると「夜」となっており、人のわきの下に月が見えているようです。「腋」にも「夜」がつきますね。「液」の字の場合は「夜」とは関係なく音符です。樹液のように中

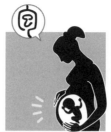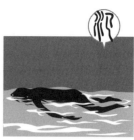

図2　「泡」（図左）母親のおなかの中（羊水）に胎児が包まれている様子からなる。一方で水の上にうつぶせになっている様子からなる「氾」（図右）という字もあるように、水は人の生死と密接にかかわっている

からしみ出してくる水分のことです。「しみる」という訓で思い浮かぶのは「泌」ですが、元は狭いところを速く流れる水の形容です。

　「深」はその金文「深」を見ると、その旁「罙」は「穴＋火」で、穴の中に火をかざして奥深いところを探ることです。水の中は「ふかい」ということになります。「浅（淺）」の旁「戔」は武器の戈「戈」を重ねた様子で「薄いもの」という意味を持ち、「うすい、ちいさい」という意味が共通する「銭・桟・践・箋・賤」の系統を形成します。「温（溫）」は甲骨文「温」を見ると、人が水浴びをしてたくさん汗をかいている様子です。金文で形を変えますが、その旁の「昷（𥁕）」は、皿（盤）の上の物が温められている様子です。「とらわれた人」を表す「囚」とは何の関係もありません。「湿（濕）」は篆文から見られますが、その旁は「顕（顯）」と共通します。「顕」は金文「顯」から見られ、玉の下に呪術の糸飾りを垂らして神職が祈りをささげているさまです。その儀礼の行われる水辺の地が「湿」であると考えられます。

　「渋（澀）」の旁は「刃＋止」のように見えますが、篆文では「澀」で、上も「止（足の形）」です。両者が歩いてきてどちらも進め

ない様子です。「滞（滯）」の旁の「帯（帶）」は甲骨文「�」に見られ、飾りをつけた帯の象形です。長い帯のようにだらだらと「とどこおる」ことです。「演」の旁「寅」は甲骨文「↑・寅」からあり、矢の形、または矢を弓につがえて引いている形です。「演」は「ひく、のばす、おしひろめる」といった意味になりますので、「演技」や「演繹」にも使われることが分かります。

「溶」は形声の字ですが、水にとけるのが「溶」で、火にとけるのが「熔」です。本来「溶鉱炉」や「溶岩」は「熔」でなければなりませんが、今から70年ほど前に日本が「当用漢字表」を制定し、漢字使用の制限政策を採ったときに「熔」を「溶」に書き換えるということが起こりました。当然、中国・台湾など日本以外の地域で「溶岩」と書くと誤りになります。

「氾・流・浮・沈」は厳しい現実を表しています。「氾（氾）」の旁の「巳」はうつぶせの人、「流（流）」の旁の「㐬」はひっくり返すと「川＋子」となり、白川説では人が流されている様子と解釈していますが、子どもの無事を願って川に流す風習からなるとも考えられています。「浮」の旁の「孚」は浮かび流れている人を手（爪）ですくい上げている様子です。洪水により大勢の人が犠牲になったことがうかがえます。「沈（沈）」の旁の「冘」は牛（牛）がひっくり返った形で、川の神に犠牲として沈めることを表しています。

④水を使ったもの、水のようなものとしては、「汁・涙（涙）・漆・油」などがあります。このうち「汁・涙」は形声によるものですが、「涙」の異体字には会意の「泪」があります。分かりやすいですね。「漆」の旁の「桼」は、樹木に傷をつけて漆が流れる様子の象形です。「油」は会意であり、旁の「由」は白川説にお

いてひょうたんの象形と解されています。ひょうたんづくりは実を腐らせてから中味をかき出す過程があり、そのどろどろになったものが「油」の元の意味です。ひょうたんの実から油を手でかき出すことが「抽」であり、その後ひょうたんは空になるので「軸・宙・袖・笛」など「から」という意味の系統を形成します。

⑤水にかかわる動作としては、「注・消・測・滅・泳・渡・溺・泣・洗・濯・浴・漁・決・法・泰」などが挙げられます。「注」の旁「主」は甲骨文「主」からあり、燭台に明かりが灯っているさまです。燭台の油皿に油を注ぐことと考えられています。「主」は「柱・住・駐」のように「しっかりととどまる」系統をつくります。「消・測」は形声によるものですが、「測」の旁の「則」は金文「則」から見られ、青銅器の鼎（かなえ）に契約事項を刀で刻んでいる様子です。その事項に合っているかどうか「はかる」ということです。「滅」は甲骨文からあり、さんずいのない「滅」という字です。「火＋戉（まさかり）」で、まさかりを使って呪術的な方法で火を消すことです。

「泳」は上で述べたように、水の流れを表す「永」から流れに乗って「およぐ」ことを表しますが、「泳」の真ん中の部分を人と見立てて、これ自体が川のなかで泳いでいるさまであるという考えもあります。また、「渡」の旁の「度」は布を押し広げてわたす、または石などの道具を用いてはかることと考えられ、「わたる、わたす、はかる」ことを表します。「溺」の甲骨文は「溺」で、文字通り水中で人がおぼれている様子ですが、金文の段階で字のつくりが変わり、「弱」を音符とする形声字となりました。「弱（弱）」は儀礼用の弱く張った弓の象形です。実は以前お話しした「尿」の字は「溺」の字と通じることがあり、「溺」を「デキ」と読むと「おぼれる」、「ジョウ」

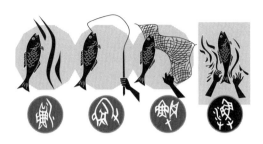

図3 「漁」を意味する甲骨文（図左から3点）と金文（図右端）。字からは当時の生活がうかがえる

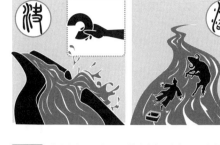

図4 「決」（図左）と「法」（図右）の古代文字はどちらも水が関係することから、「さんずい」がついている

と読むと「ゆばり（小便）」の意味になります。

「洗」の旁の「先」は甲骨文「�」からあり、人の上に足の形を加えたもので、「つまさき」を表します。まさに「足を洗う」ことです。「濯」の旁「翟（𦐙）」は鳥が羽を上下に動かしている象形で、その動作が似ている「すすぐ」ことを表します。「浴」の甲骨文は「𤒫」で人が水浴びをしているさまですが、金文では形声字に変わります。「漁」も採集生活をしていた古代の様子を反映しており、甲骨文「𩵋・𩵋・𩵋」でも素手で捕まえたり、釣りをしたり、投網をしたり、いろいろです。金文では「𩵋」と水中の魚を素手で捕えていますが、のちに両手の部分が欠落し「漁」になりました。

「決・法」に「さんずい」がついているのは、古代社会の状況を物語っています。旁の元の形は「夬（𠁡）」で、一部の欠けた玉を手に持って物を切る様子です。元は洪水時に堤防が決壊することで、また被害をより少なくするために堤防を切る決断をすることなのです。また、「法」は本来「灋」という字で、旁は「廌（羊に似た獣）＋大（人）＋𠙴（祝詞を入れた器の蓋が開いた状態）」の構造です。これは「羊神判」という訴訟の結果、敗れたほうが獣もろとも川に流されている様子です。ちなみに勝ったほうは獣に「心」型の入れ墨を施し、

これが「慶（𢡝）」となります。「泰」は篆文「𡗗」に見られ、「大＋収（両手）＋水」の構造からなり、白川説では溺れている人を水のなかから救い出す様子です。

なお、前回「金」の系統についてお伝えできなかった興味深いお話を一つ。中国では化学元素名も漢字一字で表します。以前は新しい元素が発見されるたびに字をつくり出しましたが、現在では元素の常態に関連する物体を部首に持つ既存の字を文献から探し、新たに意味づけるのです。例えば液体「溴（xiù〈臭素〉）」、気体「氫（qīng〈水素〉）」、金属「鋰（lǐ〈リチウム〉）」、非金属の固体「碳（tàn〈炭素〉）」です。「水部」に所属する元素には「溴」ともう一つ「汞（gǒng〈水銀〉）」があります。2016年に正式に命名された元素「ニホニウム」は、もともと印章や糸巻きを表す字であった「鉨（nǐ）」と命名されました。「尓」は「ni」という音を表しています。

「漢字ワールド」について、まだまだお話ししたいことはありますが、残念ながらこのシリーズはここでおしまいです。皆さんはこれまで、言葉を表す道具として漢字に親しんでいたことと思いますが、本連載が、漢字そのものの世界に触れる契機になれば幸いです。ご愛読いただき、ありがとうございました。

医道の日本.comのマガジンページ先行で、
2020年4月8日にスタートしたお灸のコラムの最終回です。

やわらかな澤田流

治ろうとする力を伸ばすお灸

木村辰典（きむら・たつのり）
木村鍼灸院院長、大阪行岡医療専門学校非常勤講師

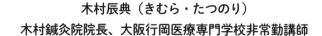

✅ Web第5回／丹田を重視していた澤田先生（2020/06/26）

太極療法の指標でもある、丹田の充実について見ていきましょう。

澤田先生が丹田を重視されるようになったのには、2つの理由があります。
一つは、東洋医学では古来から、腎間の動気を触知するところで重要視されていたこと。
もう一つは、ご自身が柔術の稽古を通して丹田の重要性を身体で分かっていたこと。

患者さんの生命力をうかがう大切なところ、ということは頭では分かりますが、身体で分かるというのはなかなか大変なことです。

そのようなものを診察することなどできるのでしょうか？

澤田先生が尊崇していた『難経鉄鑑』の著者、広岡蘇仙は次のように述べています。

「臍下を按ずると微かな動気が手に感じます。……臍下を按じて堅かったり痛んだりせず、充実して和やかに緩んでいる生気の満ち溢れた状態で、手に応えるように微かに動気をうち、あるようなないような感じのものは平人（健康人）です」
（伴 尚志先生訳『難経鉄鑑』第八難〔たにぐち書店〕より）
　きっと著者も、丹田の充実した感じを体得するまでに苦労したのでしょう。
　だから、自分がつかんだ表現しにくい感覚を何とか僕たちに伝えようとして言葉を丁寧に選ん

でくれています。

そして、澤田流が目指す「丹田の充実」とは、まさにこのようなお腹であり、澤田先生は、患者の丹田を按じて、「どうも下腹に力がない」と言われることが多かったそうです。

五臓兪の反応を診て、灸を据え、丹田の充実をうかがう。
臨床に出て、症状に応じて、特効穴ばかり据えるよりは、毎回、少なくとも五臓兪だけは触れ、反応がある兪穴にだけ据え続けていくと、きっと得られるものがあると思います。

そしてそれができるようになる頃には、その他の経穴の反応も診ることができるようになり、自然と取穴も広がり、澤田流でいわれる、基本穴や特効穴の意味がより深く理解できると考えています。

▶ 現代の臨床で、澤田流灸法で据えるための工夫

さて、長々とお付き合いいただいた、心の広い先生や学生さんが、澤田流について興味を持ってもらえたとして、一つ大きな問題があります。

誰が熱いお灸を受けてくれるのか、ということです。
ちなみに当院で、透熱灸を受けてくれる患者さんは1、2割です。

「お灸が熱いのは当たり前です」などと、澤田先生にかぶれたことなど言おうものなら、間違いなくお灸を据える患者さんがいなくなってしまうでしょう。

効果があるといっても、熱さや灸痕はいやだという人が圧倒的に多いのが、日本の現状です。では、残りの8割の患者さんや新しい患者さんにどのようにお灸を受けてもらえているのか、その工夫を紹介させていただきますが、これもまた『鍼灸真髄』（医道の日本社）から学んだ大切なことです。

「灸は米粒大の三分の一位な艾を穴の上におき、点火して熱さの皮膚に通る頃を見はからいて指尖で圧して消す。子供には殆んど苦痛を感ぜぬ程度の刺激である。……」（p.18）

澤田先生も、子どもにはお灸を受けやすいように、熱緩和をしていたのですね。
文面から、八分～九分に近いところで、指先で圧し消していたと思われます。

大切なのは熱緩和するだけではなく、熱が目的の経穴へ入り変化が出るのか、ということです。

母指と次指のつまみ消しより、刺激量は強めとなりますが、熱の入り方がよかったので、澤田流の圧し消しを、大人の患者さんにも使っています。

ぜひ、ご自身で試してほしいのですが、ただ八分目のところで消すのと、自分の指に熱をしっかりと感じながら、その熱を経穴に押し込むように消すのとでは、経穴の変化に断然差が出ます。

✓ Web第6回／壮数の決め方

本当にお灸を臨床で据えてみようとする人は、何壮据えればいいのだろうという疑問に必ずたどり着きます。

澤田流では7壮が基本とされていますが、これはあくまで目安です。
丁寧に経穴の変化をみていくと、圧し消しでも3壮で変化する経穴もあれば10壮据えても変化が出にくい経穴もあります。
ですから、実際には経穴の変化を確かめながら、据えていけばいいのです。

最初は変化が出たのかどうか分からない、という不安がつきまといますが、そこは、基本の壮数を参考にさせていただき、分かる範囲の変化を探るようにしていけば、患者さんごと、経穴ごとの壮数が大体定まってきます。

「お灸は熱い」「お灸は火傷する」というイメージを持っている患者さんが多いのは事実です。

ただ、柔らかく捻ったお灸を、術者の皮膚に乗せ、七分位で圧し消すのを見てもらうと、ほとんどの患者さんは全く怖がりません。

据えていくうちに閾値も上がるので、徐々に熱いお灸でも気持ちいいといってくれる患者さんがたくさんいます。
そういう意味では、据え方次第で、お灸の未来は、温かく明るいものになると信じています。

お灸ブームとかではなく、地道に、患者さんの健康に寄与することができる技が、何千年もの間に少しずつ形を変えながら伝承されてきました。

今を生きる鍼灸師が、それをどのように受け継いでいくか、同じ今を生きる患者さんのことを考え、それぞれに工夫をしていくことができればと思います。

▶ おわりに

　最後までお付き合いいただき、ありがとうございました。

　澤田流の魅力を損なってしまわないよう、注意して書いたつもりですが、浅学のため至らない点は多々あったと思います、お許しください。

　少しでも興味を持ってもらえたところがあれば、あとは『鍼灸真髄』を、患者さんの身体を通して読み込んでいってください。
　きっとお灸を据えることがどんどん楽しくなると思います。

　僕は、『鍼灸真髄』を読み込むなかで、いろいろなことに気づいた、ということになっていますが、もちろん自分一人の考えではありません。

　恩師の上田静生先生の教えはもちろんですが、現在所属している一元流鍼灸術では10年にわたり、伴尚志先生に経穴の触れ方、熱の入れ方、気一元の観点など治療の根幹にかかわることをご指導いただいています。

　お灸については、上牧灸の杉田由範先生から、身体の部位ごとに捻る硬さを分けることや、壮数についてなど、多くのアドバイスをいただきました。
　また、大阪行岡医療専門学校長柄校の教務の先生方には、貴重な書籍を読ませていただいたり、お灸にかかわる機会をたくさん与えていただいています。

　皆様に、この場をお借りして、深くお礼を申し上げます。

Profile

木村辰典　きむら・たつのり

1976年生まれ。曾祖母が産婆と灸治療、母親と姉が鍼灸治療をしていた影響で鍼灸の世界に入る。2002年に大阪行岡医療専門学校鍼灸科に入学。2002年より母親の同級生である上田静生先生に師事。初対面のときに「鍼灸真髄を暗記するまで読みなさい」と言われ澤田流と出会う。2005年、大阪行岡医療専門学校鍼灸科卒業。あん摩マッサージ指圧師免許取得。その後、澤田流の基礎古典である『十四経発揮』の教えを受けつつ臨床にあたる。2010年より一元流鍼灸術ゼミにて伴尚志先生に師事。2012年より澤田流や灸術を学ぶための「お灸塾」を開講。

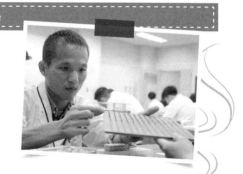

2007年4月より大阪行岡医療専門学校に勤務。現在は非常勤講師。2011年10月より同校の「お灸同好会」で指導。2009年より大阪ハイテクノロジー専門学校非常勤講師。2005年より母親が営む木村鍼灸院に勤務。2016年、自身の木村鍼灸院を開業。

あん摩マッサージ指圧療法、鍼灸療法に対する受療者の評価に関する調査（後編）

矢野　忠　明治国際医療大学鍼灸学部
安野富美子　東京有明医療大学保健医療学部
藤井亮輔　筑波技術大学保健科学部
鍋田智之　森ノ宮医療大学保健医療学部

I
背　景（前編にも掲載）

　あん摩マッサージ指圧療法（以下、あマ指療法）および鍼灸療法の年間受療率について、継続的に調査を行ってきた。あマ指療法の年間受療率の推移をみてみると、2017年度は16.5％[1]、2018年度は17.4％[2]と徐々に上昇傾向を示した。一方、鍼灸療法の年間受療率の推移をみてみると、2002年度〜2012年度まではほぼ7.5％前後で推移していたものが2013年度以降急速に低下し、2017年度は4.6％[3]、2018年度では4.0％[2]まで落ち込んだ。

　このようにあマ指療法の年間受療率が上昇傾向を示したのに対して、鍼灸療法のそれは徐々に低下する傾向を示した。鍼灸療法の受療率の低下傾向の諸要因として需要に対する供給量（鍼灸師と施術所）の増加、そして施術者および施術の質の低下などが指摘されてきた[1-3]。

II
調査研究の目的（前編にも掲載）

　鍼灸療法の年間受療率の低下は著しく、その原因は複合的な要因によるものと考えられている[1-3]が、鍼灸療法の特性から考えて主要な要因は「施術および施術者の質」ではないかと考えた。

　医療の質にかかわる要素は、Donabedian（1980）が提唱する「結果・経過・構造」の3要素を含め多様であるが、概略的にまとめると（1）技術的要素、（2）人間関係的要素、（3）アメニティの要素の3つに分けられる（郡司篤晃、1995）。これらの要素は独立的に医療の質を規定するものではなく、それらの相互作用により医療の質が決まるという[4]。

　医療提供者の技術的要素については、医療側の評価としてOSCE（Objective Structured Clinical Examination；客観的臨床能力試験）などが行われる。人間関係的要素やアメニティの要素については、医療のステークホルダーである患者側によるアンケート調査などであり、患者満足度、医療満足度に関する調査として行われる[5-9]。

　これらについては、あはき療法の質を考える場合においても同様である。あはき療法の質に関する先行研究は、鍼灸療法の受療者を対象にした施術者の診療能力や患者への態度、施術の満足度などについての報告[10,11]のみで、あマ指療法についての報告は見当たらなかった。

　そこで本調査では、あはき療法の受療状況に加え、あはき療法の受療者による施術者と施術の質についてアンケート調査を行い、あはき療法の質について検討するとともに、その成果を受療喚起のストラテジーを講ずるた

めの基礎資料に資することを目的とした。

IV

結果とその意味（1〜4は前編に掲載）

5. 鍼灸療法の受療状況について

（1）受療率について

表20は、鍼灸療法の受療状況を示す。「現在受けている」1.5%（18人）、「現在受けていないが、過去1年以内に受けたことがある」3.7%（45人）で、両者を合わせた年間受療率は5.2%（63人）であった。「1年以上前に受けたことがある」を含めた鍼灸療法の経験者は24.5%（297人）で国民の4分の1で、これまでの調査とほぼ同じ結果であった。なお、鍼灸療法を受けたことがない人が75.4%（915人）と高かった。

今回の調査結果を2018年の年間受療率[3]と比較すると、4.0%（95% CI: 3.5 - 5.9）か5.2%（95% CI: 4.0 - 6.6）と1.2%増え、若干の上昇傾向を示したものの有意な上昇ではなく、今後の推移を見守る必要がある。このように依然と鍼灸療法の受療率は低い率で推移しているが、その要因の一つとして、明確なエビデンスはないものの国家試験偏重教育と臨床実習軽視の養成教育の状況から考えて、施術者

の診療力の低下を挙げることができよう。なお、鍼灸療法の経験者も22.7%（95% CI: 20.4 - 25.2）から24.5%（95% CI: 22.1 - 27.0）と1.8%増えたが有意な差は認められず、これまでの調査結果とあわせると概ね25%前後で推移している[3]。

（2）受療回数について

表21は、この1年間の受療者の受療回数を示す。最も多かったのは「10回以上」44.4%（28人）、次いで「3回〜5回」30.2%（19人）、「1回〜2回」22.2%（14人）と続いた。このことから4割弱の受療者が「10回」以上受療していること、すなわち概ね月1回程度のペースで受療していることが示された。先行研究による受療目的の調査では、症状の改善が80%以上と多かったことから考えて、慢性症状に対する受療と想定される。なお、受療回数については、受療回数5回以下と10回以上の二極化の傾向を示した。

表22は、受療回数と受療者の年齢とのクロス集計である。各年代において10回以上の受療回数の割合で最も多かったのは70代以上で、次いで60代、40代と続き、最も低かったのは20代、30代であった。この順位は、年代別該当者数の割合にほぼ一致していた。

また、10回以上の受療回数の割合が70代以上で8割、60代5割、40代4割弱であったことは、先行研究の受療目的の結果（症状の改善が86.7%）からいって、何らかの慢性的

表20 鍼灸療法の受療率

該当者	現在受けている	現在は受けていないが、過去1年以内に受けたことがある	1年以上前に受けたことがある	受けたことはない	わからない
1,214（人）	18	45	234	915	2
割合（%）	1.5	3.7	19.3	75.4	0.2
95% CI	0.1 - 20.0	2.7 - 50.0	17.1 - 21.6	72.8 - 77.8	0 - 0.1

表21 受療回数

該当者	1回〜2回	3回〜5回	6回〜9回	10回以上	わからない
63（人）	14	19	1	28	1
割合（%）	22.2	30.2	1.6	44.4	1.6
95% CI	12.7 - 34.5	19.2 - 43.0	0 - 8.5	31.9 - 57.5	0 - 8.5

あん摩マッサージ指圧療法、鍼灸療法に対する受療者の評価に関する調査（後編）

表22 受療回数と受療者の年齢との関係

年　代	該当者（人）	1回～2回（%）	3回～5回（%）	6回～9回（%）	10回以上（%）	わからない（%）
総　数	63	22.2	30.2	1.6	44.4	1.6
20～29歳	6	33.3	50.0	0	16.7	0
30～39歳	6	33.3	50.0	0	16.7	0
40～49歳	9	33.3	11.1	11.1	44.4	0
50～59歳	13	30.8	38.5	0	23.1	7.7
60～69歳	14	14.3	35.7	0	50.0	0
70歳以上	15	6.7	13.3	0	80.0	0

表23 鍼灸指療法に対する受療者の印象評価

印象評価項目	該当者	まったく あてはまらない	あまり あてはまらない	まあ あてはまる	とても あてはまる	わからない
①あなたの訴えをよく聞いてくれる	63（人）	0	5	17	40	1
	100（%）	0	7.9	27	63.5	1.6
②あなたの訴えをよく理解してくれる	63（人）	0	3	20	39	1
	100（%）	0	4.8	31.7	61.9	1.6
③あなたの状態をよく説明してくれる	63（人）	0	5	18	39	1
	100（%）	0	7.9	28.6	61.9	1.6
④説明が分かりやすい	63（人）	0	4	17	40	2
	100（%）	0	6.3	27.0	63.5	3.2
⑤質問しやすい	63（人）	0	6	15	40	2
	100（%）	0	9.5	23.8	63.5	3.2
⑥診察・治療技術が優れている	63（人）	1	8	18	33	3
	100（%）	1.6	12.7	28.6	52.4	4.8
⑦施術に満足できる	63（人）	3	5	18	34	3
	100（%）	4.8	7.9	28.6	54.0	4.8
⑧信頼できる	63（人）	2	2	21	37	1
	100（%）	3.2	3.2	33.3	58.7	1.6

な症状の改善を目的としたものと思われる。特に70代以上で8割が10回以上受療していることから、高齢疾患に起因する症状の改善と自立維持に有用性が高いのではないかと思われる。施術所への通院者であることから考えて、高齢者の自立維持とその改善にもっと利用されるよう鍼灸療法の認知を広めるとともに、関係施設・分野（介護福祉施設、老年医学など）との連携を推進すべきであろう。

（3）鍼灸療法の施術者に対する受療者の印象評価について

1）施術者に対する受療者の印象評価（全体について）

　表23は、施術者に対する受療者（受療者63人）の印象評価8項目の結果を示す。全体の傾向として、「とてもあてはまる」が施術者の態度や対応などに関する項目（①～⑤）で60%以上を占めたが、診療技術・満足度などに関する項目（⑥～⑧）については50%台にとどまった。

　この結果から、診察において受療者の訴えをよく聴き、理解し、わかりやすく説明を行い、質問もしやすいといったよき医療人の基本的資質を備えている施術者が6割台で、診察・治療の臨床的資質を備えている施術者が5割台に留まったこと、さらに総合評価指標である施術の満足度と施術者への信頼度も50%台に留まったことは、施術者の臨床力の

低下、すなわち鍼灸療法の質の低下を懸念させるものである。

以上のことから鍼灸師としての人間的要素と技術的要素の質は必ずしも高いとはいえず、この状況を改善するには卒前・卒後教育はもちろんのこと教育制度も含めた根本的な検討が必要ではなかろうか。

2）受療回数と各評価項目との関係

受療回数と各評価項目との関係を考察する上で、受療回数が6回～9回に該当する症例が1例であったことから「6回～9回」は除外し、それ以外の評価項目との関係について検討した。

①受療回数と「あなたの訴えをよく聞いてくれる」との関係

表24は、受療回数と「あなたの訴えをよく聞いてくれる」との結果を示す。「とてもあてはまる」で最も多かったのは10回以上（78.6％）で、次いで3回～5回（57.9％）、1回～2回（42.9％）の順であった。このことから「あなたの訴えをよく聞いてくれる」ことが受療継続の促進要因である可能性が示された。

②受療回数と「あなたの訴えをよく理解してくれる」との関係

表25は、受療回数と「あなたの訴えをよく理解してくれる」との結果を示す。「とてもあてはまる」で最も多かったのは10回以上（75％）で、次いで3回～5回（57.9％）、1回～2回（42.9％）の順であった。このことから「あなたの訴えをよく理解してくれる」ことが受療継続の促進要因である可能性が示された。

③受療回数と「あなたの状態をよく説明してくれる」との関係

表26は、受療回数と「あなたの状態をよく説明してくれる」との結果を示す。「とてもあてはまる」で最も多かったのは10回以上（71.4％）で、次いで3回～5回（68.4％）、1回～2回（35.7％）の順であった。このことから「あなたの状態をよく説明してくれる」ことが受療継続の促進要因である可能性が示され、「訴えをよく聞いてくれる」「訴えをよく説明してくれる」と同じ結果であった。

ということは、これらの要因が独立して受療継続に影響を及ぼしているのではなく、相互に影響し合い、一体のものとして受療者から評価されていることを示唆するものである。言い換えれば、「傾聴して共感し、わかりやすく説明する能力」が高いと受療回数も増え

表24 受療回数と「あなたの訴えをよく聞いてくれる」との関係

受療回数	63（人）	まったくあて はまらない（%）	あまりあて はまらない（%）	まああて はまる（%）	とてもあて はまる（%）	わからない （%）
1回～2回	14	0	7.1	50	42.9	0
3回～5回	19	0	5.3	36.8	57.9	0
6回～9回	1	0	0	0	100	0
10回以上	28	0	10.7	7.1	78.6	3.6
わからない	1	0	0	100	0	0

表25 受療回数と「あなたの訴えをよく理解してくれる」との関係

受療回数	63（人）	まったくあて はまらない（%）	あまりあて はまらない（%）	まああて はまる（%）	とてもあて はまる（%）	わからない （%）
1回～2回	14	0	0	57.1	42.9	0
3回～5回	19	0	5.3	36.8	57.9	0
6回～9回	1	0	0	0	100	0
10回以上	28	0	7.1	14.3	75.0	3.6
わからない	1	0	0	100	0	0

表26 受療回数と「あなたの状態をよく説明してくれる」との関係

受療回数	63（人）	まったくあて はまらない（%）	あまりあて はまらない（%）	まああて はまる（%）	とてもあて はまる（%）	わからない （%）
1回～2回	14	0	7.1	57.1	35.7	0
3回～5回	19	0	10.5	21.1	68.4	0
6回～9回	1	0	0	0	100	0
10回以上	28	0	7.1	17.9	71.4	3.6
わからない	1	0	0	100	0	0

表27 受療回数と「説明がわかりやすい」との関係

受療回数	63（人）	まったくあて はまらない（%）	あまりあて はまらない（%）	まああて はまる（%）	とてもあて はまる（%）	わからない （%）
1回～2回	14	0	7.1	35.7	57.1	0
3回～5回	19	0	5.3	26.3	63.2	5.3
6回～9回	1	0	0	0	100	0
10回以上	28	0	7.1	21.4	67.9	3.6
わからない	1	0	0	100	0	0

表28 受療回数と「質問しやすい」との関係

受療回数	63（人）	まったくあて はまらない（%）	あまりあて はまらない（%）	まああて はまる（%）	とてもあて はまる（%）	わからない （%）
1回～2回	14	0	21.4	42.9	35.7	0
3回～5回	19	0	5.3	26.3	63.2	5.3
6回～9回	1	0	0	0	100	0
10回以上	28	0	7.1	10.7	78.6	3.6
わからない	1	0	0	100	0	0

るということである。これらのことから、医療面接の面接技法をしっかりと実施する施術者において受療が継続するのではないかと考えられた[8,9]。ということは、鍼灸療法が対象とする病態の多くは慢性であることから継続的な受療は治療効果を高めることにつながり、また継続的な受療は収益の増加にもつながる。すなわち医療と経営の両方の質を向上させることができることを示唆するものである。

④受療回数と「説明がわかりやすい」との関係

表27は、受療回数と「説明がわかりやすい」との結果を示す。「とてもあてはまる」で最も多かったのは10回以上（67.9％）で、次いで3回～5回（63.2％）、1回～2回（57.1％）の順であったが、受療回数間では著しい差は認められなかった。このことから「説明がわか

りやすい」ことが受療継続を促進するとは言い難く、むしろ「よく説明してくれる」ことが受療継続の促進要因である可能性が示唆された。「説明がわかりやすい」は有資格者であれば当然で、そのうえで「あなたの状態をよく説明してくれる」こと、すなわち受療者目線の姿勢が重要であるものと思われた。なお「あなたの状態をよく説明してくれる」に「説明がわかりやすい」の意味も含めてとらえているとすれば、「説明がわかりやすい」の質問は適切でなかったと思われる。

⑤受療回数と「質問しやすい」との関係

表28は、受療回数と「質問しやすい」との結果を示す。「とてもあてはまる」で最も多かったのは10回以上（78.6％）で、次いで3回～5回（63.2％）、1回～2回（35.7％）の順であった。このことから「質問しやすい」が

表29 受療回数と「診察・治療技術が優れている」との関係

受療回数	63（人）	まったくあて はまらない（%）	あまりあて はまらない（%）	まああて はまる（%）	とてもあて はまる（%）	わからない（%）
1回〜2回	14	7.1	14.3	50.0	28.6	0
3回〜5回	19	0	21.1	26.3	52.6	0
6回〜9回	1	0	0	100	0	0
10回以上	28	0	7.1	14.3	67.9	10.7
わからない	1	0	0	100	0	0

表30 受療回数と「施術に満足できる」との関係

受療回数	63（人）	まったくあて はまらない（%）	あまりあて はまらない（%）	まああて はまる（%）	とてもあて はまる（%）	わからない（%）
1回〜2回	14	14.3	7.1	50	28.6	0
3回〜5回	19	0	21.1	21.1	52.6	5.3
6回〜9回	1	0	0	100	0	0
10回以上	28	3.6	0	17.9	71.4	7.1
わからない	1	0	0	100	0	0

表31 受療回数と「信頼できる」との関係

受療回数	63（人）	まったくあて はまらない（%）	あまりあて はまらない（%）	まああて はまる（%）	とてもあて はまる（%）	わからない（%）
1回〜2回	14	7.1	7.1	64.3	21.4	0
3回〜5回	19	0	5.3	31.6	63.2	0
6回〜9回	1	0	0	100	0	0
10回以上	28	3.6	0	14.3	78.6	3.6
わからない	1	0	0	100	0	0

受療継続の促進要因である可能性が示された。

「質問のしやすさ」は、受療者と施術者との関係性を示す指標で、ラポールの良否を示す。医療において良好なラポールの形成は、施術者への信頼、治療効果などに影響を及ぼすことから重視されている。良好なラポール形成により受療者と施術者とのコミュニケーションもよくなり、受療継続を促すことにつながることはすでに指摘されている[8,9]。

⑥受療回数と「診察・治療技術が優れている」との関係

表29は、受療回数と「診察・治療技術が優れている」との結果を示す。「とてもあてはまる」で最も多かったのは10回以上（67.9%）で、次いで3回〜5回（52.6%）、1回〜2回（28.6%）の順であった。このことから「診察・治療技術が優れている」ことが受療継続の促進要因である可能性が示された。しかし、表23（鍼灸療法に対する受療者の印象評価）で示したように「とてもあてはまる」が52.4%であったことから、傾向として施術者の診察・治療技術の質低下が懸念される。なお、この点については施術者の臨床経験年数を加味して判断する必要があり、軽々に評価できないが、この結果を真摯に受けとめることが必要だと考えている。

⑦受療回数と「施術に満足できる」との関係

表30は、受療回数と「施術に満足できる」との結果を示す。「とてもあてはまる」で最も多かったのは10回以上（71.4%）で、次いで3回〜5回（52.6%）、1回〜2回（28.6%）の順であった。このことから「施術に満足できる」ことが受療継続の促進要因である可能性が示された。このことについても表23で

示したように「とてもあてはまる」が54.0%であったことから、施術の満足度は傾向として少し低いといわざるを得ない。慢性病態の施術については、治癒が望めないことが多いため、病態を抱えながら日々の生活を送ることになるが、こうした状況において施術の満足度の意義は大きい。満足度が高ければ、受療継続につながり、低ければ中断してしまうことになる。

⑧受療回数と「信頼できる」との関係

表31は、受療回数と「信頼できる」との結果を示す。「とてもあてはまる」で最も多かったのは10回以上（78.6%）で、次いで3回〜5回（63.2%）、1回〜2回（21.4%）の順であった。このことから施術者を「信頼できる」ことが受療継続の促進要因である可能性が示された。しかし、表23で示したように「とてもあてはまる」が58.7%であったことから、全体の傾向として施術者への信頼度は高いとはいえない。慢性病態の患者への施術は長期にわたることから施術者への信頼は受療の継続において重要な要因である。施術の満足度と同様に施術者への信頼の意義は大きい[8,9]。

V	
まとめ	

これまで報告してきたように、あはき療法の年間受療率は決して高くはなく、むしろ低いといえよう。特に鍼灸療法の受療率は厳しく、今回の調査で5.2%と改善傾向が認められたが、依然として低いままである。

なぜ、あはき療法の受療率は想定以上に低いのか。その要因は、施術者の質、教育制度、医療制度、社会情勢など多様であり、しかもそれらの要因が複雑に絡み合って影響を及ぼしたものと考えられる。そのなかでも、あはき療法の特質からいって、主要な要因は、施術者の技術的要素と人間的要素ではないかと考えている。あマ指療法も鍼灸療法も、その

診療過程において、ほぼ1人ですべての診療行程（診察し、治療を行い、評価し、コミュニケーションをする）を行うだけに、施術者の関与が他の療法に比して大きいためである。

この点に関して、医療満足度の観点から行われた鍼灸療法に関する先行研究[10,11]では、高い満足度を示し、1年以上の長期間にわたり継続受療する患者が全患者の7割以上と非常に高いリピート率を示したと報告されている。すなわち、高い医学的満足度はリピーターをつくるものと思われる。

医療の満足度は、良好なコミュニケーション（わかりやすい説明、十分に話を聴いてくれる、励まし）と指摘されている[8]。すなわち人間的要素が強く関与する。一方、医療の質は、医療提供者の技術的要素と人間的要素によることから、質の高い医療を提供すれば治療の継続につながる[8,9]。このことは先行研究によってもすでに明らかである。

本調査研究においても、治療継続と施術者の質との関連性については、ある程度示された。すなわち、質の高いあはき療法の提供は、治療継続を促進する要因として作用し、リピーターを得ることにつながることを示した。しかしながら、高い施術を提供できる施術者は、あマ指療法において5割以下、鍼灸療法において6割以下である可能性が、本調査によって示された。有資格者であれば、少なくとも7割以上が質の高い施術者であると評価されてこそプロ集団であると思われるが、現実は必ずしもそうではない。

あはき師の質の低下については以前から指摘されており、そのことを踏まえて2018年度にあはき師養成の教育課程の改定が行われた。特記すべき改定は、臨床実習を4単位とし、独立した授業科目にしたことである。臨床実習は長い間、独立した科目ではなく、実習（臨床実習を含む）として取り扱われてきた。その結果、臨床力の低い施術者を世に輩出したのではないかとの批判がなされ、その反省に立って4単位と大幅に増やされた。し

かし、他の医療職（看護師：23単位、理学療法士：18単位［2020年には20単位］）と比較して、臨床実習や臨地実習は依然と少ない。

このように、あはき師の資質向上を目的に教育課程が改定されたが、その効果を検証する必要がある。新教育課程については5年後に見直すことが望ましいとされていることから、施術者としての人間的要素と技術的要素の両面から検証が必要である。加えて、臨床実習の機会を増やすことを検討すべきだろう。特に地域包括ケアにおける医療連携を視野に入れると、学外実習施設として医療機関を加えるべきであると考えている。そのためには、現状の法的規制の緩和が必要である。

いずれにしても、あはき師の資質向上をあはき界の命題として自ら取り組まなければならない。その覚悟が今、まさに問われているのではなかろうか。

あはき師の基礎的な能力（技術的要素、人間的要素）は、養成施設などの教育機関で養成されることから、あはき教育の充実は根本的課題である。そして、卒前教育と卒後教育のシームレスな連携により、あはき師の質向上を推進することが、あマ指師および鍼灸師の社会的地位向上と受療率の増加につながるものと確信している。

そのことを実現するためにも、本調査結果を真摯に受けとめ、教育、学術、業団の3団体の利害を超えてあはき療法の将来展望を図り、グランドデザインに基づいた活動を展開すべきであろう。

謝辞

本調査研究は、公益財団法人東洋療法研修試験財団の2019年度鍼灸等研究の助成により行われたものです。ここに衷心より深謝いたします。また、調査を実施した中央調査社に心より謝意を申し上げます。

【参考文献】
 1) 矢野忠, 安野富美子, 藤井亮輔, 鍋田智之. 三療（あはき）の実態および認知の諸要因に関する調査研究（前編）. 医道の日本 2019; 78(1): 190-7.
 2) 矢野忠, 安野富美子, 藤井亮輔, 鍋田智之. 最も気になる症状（国民生活基礎調査『健康票』）の治療であんま・はり・きゅう・柔道整復師（施術所）にかかっている割合に関する調査（前編）. 医道の日本 2019; 78(10): 123-9.
 3) 矢野忠, 安野富美子, 藤井亮輔, 鍋田智之. 三療（あはき）の実態および認知の諸要因に関する調査研究（後編）. 医道の日本 2019; 78(2): 134-40.
 4) 郡司篤晃. わが国における医療の質の第三者評価の試み. 医療と社会 1995; 4(2): 40-53.
 5) 早瀬良, 坂田桐子, 高口央. 患者満足度を規定する要因の検討 ―医療従事者の職種間協力に着目して―. 実験社会心理学研究 201-2013; 52(2): 104-15.
 6) 水野凌太郎, 渡邊宏尚, 渋谷卓磨他. 患者満足度データの知識化による医療機関のサービスサイエンスに関する研究. 鳴門教育大学情報教育ジャーナル 2015; 12: 45-50.
 7) 今井壽正, 楊学坤, 小島茂, ほか. 大学病院の患者満足度調査. 外来・入院患者の満足度に及ぼす要因の解析. 病院管理 2000; 37(3): 241-52.
 8) 前田泉, 徳田茂三. 患者満足度 コミュニケーションと受療行動のダイナミズム. 日本評論社, 2003.
 9) 前田泉. 実践患者満足度アップ. 日本評論社, 2005.
10) 高野道代, 福田文彦, 石崎直人, 矢野忠. 鍼灸院通院患者の鍼灸医療に対する満足度に関する横断研究. 全日本鍼灸学会雑誌 2002; 52(5): 562-74.
11) 加藤竜司, 鈴木雅雄, 福田文彦ほか. 鍼灸院通院患者の受療状況と満足度に関する横断研究. 全日本鍼灸学会雑誌 2017; 67(4): 297-306.
12) 矢野忠, 安野富美子, 藤井亮輔, 鍋田智之. 我が国におけるあん摩マッサージ指圧、鍼灸、その他の手技療法の受療状況に関する調査（前編）. 医道の日本 2016; 9: 96-101.
13) 矢野忠, 安野富美子, 藤井亮輔, 鍋田智之, 石崎直人. 我が国における鍼灸療法の受療状況について―主として年間受療率、一施術所当たりの月間受療者数、認知状況、知る機会・媒体について―. 医道の日本 2014; 9: 131-42.
14) 矢野忠, 安野富美子, 坂井友実, 鍋田智之. 我が国における鍼灸療法の受療状況に関する調査―年間受療率と受療関連因子（受けてみたいと思う要因）について―. 医道の日本 2015; 8: 209-19.
15) 鈴木督久. エリア・サンプリング調査の再検討. 日本行動計量学会第34回大会発表論文抄録集 2006: 286-9.
16) 氏家豊. エリア・サンプリングの問題点. 行動計量学 2010; 37(1): 77-91.
17) 鄭躍軍. 抽出の枠がない場合の個人標本抽出の新しい試み―東京都における意識調査を例として. 統計数理 2007; 55(2): 311-26.
18) 矢野経済研究所. ボティケア・リフレクソロジー市場の概況と予測. プレスリリース, 2017.
19) 地方経済総合研究所. 成長に伴い業界の確立が求められるリラクゼーションビジネス-リラクゼーションビジネスの現状と課題 2014.
20) 矢野忠, 安野富美子, 藤井亮輔, 鍋田智之. 我が国におけるあん摩マッサージ指圧、鍼灸、その他の手技療法の受療状況に関する調査（前編）. 医道の日本 2016; 9: 96-101.
21) 矢野忠, 安野富美子, 藤井亮輔, 鍋田智之. 我が国におけるあん摩マッサージ指圧、鍼灸、その他の手技療法の受療状況に関する調査（後編）. 医道の日本 2016; 10: 108-11.

胎毒からみえてくる伝統医学の小児科（前編）

曲直瀬道三が伝えた小児科医学を中心に、三系統の胎毒を紹介する

足立繁久
（あだちしげひさ）

鍼道五経会 代表　伝統医療 游の会 副会長

　小児鍼は現代に伝わる日本鍼灸の一部門である。しかし、伝統医学小児科の生理学・病理学・治療学と一貫した医学体系が現代の日本に伝わっているかというと、まだ知られていないことが多いのではないだろうか。では、伝統医学の小児科はどのような医学だったのか。それを理解するには「胎毒」や「変蒸」といった小児科特有の用語を理解することが鍵となる。

　本稿では、伝統医学の世界観をもとに「胎毒」をキーワードにして、中国から日本に伝えられた小児科医学を紹介する。

I. はじめに

　「胎毒」という言葉は、一般の人はもちろんのこと、多くの鍼灸師にとっても見慣れない言葉なのではないだろうか。

　「胎毒というのは"お母さんのお腹の中にいる間に赤ちゃんの身体に蓄積してできる悪い体質"だとイメージしてみてください」

　筆者は、臨床において患児の両親にそう説明している。このような言葉で伝えると、専門知識はなくても理解を得ることが意外と多い。

　胎毒とは「母胎にいる間に母親から伝わった病理的体質」と、筆者は当初このように理解していた。しかし、伝統医学の小児科を歴史的にさかのぼると、胎毒という概念はいくつかの系統に分類できることに気がついた。まずは、伝統医学の小児科において「胎毒」という病理概念がどのような変遷をたどってきたのか。そして、日本にどのように伝えられてきたのか。曲直瀬道三の医書を主軸に紹介していこう。

II. 胎毒を病因とする諸症状

　胎毒という言葉を日本に伝えたのは「田代三喜－曲直瀬道三」の系譜と考えられる。曲直瀬道三は、多くの戦国大名を治療した医師として注目を受けるが、当時の中国から伝わった医学を日本の後世に伝承した人物であり、数多くの医書を遺している。そのなかの一つに日本最古の小児科医書としても知られている『遐齢小児方』（1568年）がある。この書には次のような一節がある。

　「子どもの病因の大半は胎毒、小半は食事による。風邪などの外感病は1割程度にすぎない……」（筆者意訳、引用文①の前半部を参照のこと）。

　現代日本における子育て論からみると、この説は異質なものに映るかもしれない。だが、臨床で小児の治療に携わる人なら、曲直瀬道三の言葉に共感を覚える先生方もいるのではないだろうか。

　胎毒について理解するには、胎毒を原因とする小児科疾患群と、その治療法について知ることが鍵となる。ここからは胎毒の関連症状とそ

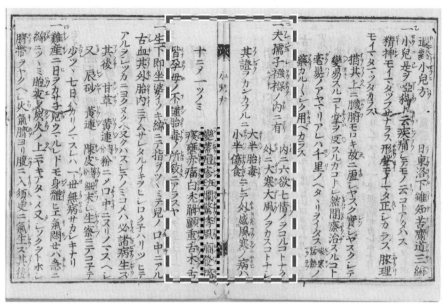

■写真1 『遐齢小児方』京都大学付属図書館所蔵から引用、一部改変 点線部が引用部分

引用文①
「夫れ孺子、襁褓の内に有り、内に六欲七情のをこることなく、外に大寒大風のをかすことなし。其の證をかんかふるに、大半胎毒、小半傷食にして、外感風寒の病は十にして一つのみ。
変蒸、痘疹、斑爛、驚悸、風癇、発搐、痰壅、赤瘤、白禿、解顱、重舌、木舌、皆 孕母の不謹、胎毒の致す所にあらすや」

の治療法や胎毒の解毒法、さらには子どもの情動・精神の発育との関連について考察する。

曲直瀬道三は『遐齢小児方』（写真1の点線部）において、胎毒の影響を受ける症状群を以下のように列挙している。

「変蒸、痘疹、斑爛、驚悸、風癇、発搐、痰壅、赤瘤、白禿、解顱、重舌、木舌」（写真1の点線部）

各病症の詳細な病理解説は省く[※1]が、「原因不明の発熱」「皮膚の爛れ」「引きつけ（痙攣）」「口舌部の病症」など、乳幼児期に好発する症状などが複数含まれているといえる。「痘疹」とは痘瘡・天然痘のことである。

特に皮膚症状（瘡・疹・斑）には、注目すべきである。胎毒と皮膚疾患の関係は、多くの小児医書において指摘されている病理である。中国医学小児科の祖として知られる銭乙（銭仲陽）

は次のような言葉を残している。

「小児は母胎の中にいる間に、五臓の血穢を食む。生まれ落ちた後にその毒が発出するため

※1 各病症の簡易的な説明は以下の通り。
「変蒸」乳幼児が発育過程で起こる仮証のような体調不良。
「痘疹」天然痘における皮膚症状。
「斑爛」皮膚疾患における斑状所見や爛れ。
「驚悸」驚風など小児の引きつけ・痙攣。
「風癇」内風による引きつけ・痙攣、現代の癲癇に近い。
「発搐」慢性的に起こる引きつけ・痙攣。
「痰壅」湿痰が塞がることで起こる諸症状。
「赤瘤」風熱毒が血分に合し、表在したもの。一名を丹毒、赤遊風という。現代でいう血管腫とは趣きが異なるようである。
「白禿」しらくも・白禿瘡。
「解顱」大泉門の閉鎖不全。
「重舌」心脾熱により腫れ物ができ、舌根部に付着した病態。
「木舌」舌が腫れ口中に満ちた状態。かつ舌の動きが硬くなる。以上、『遐齢小児方』原文より。

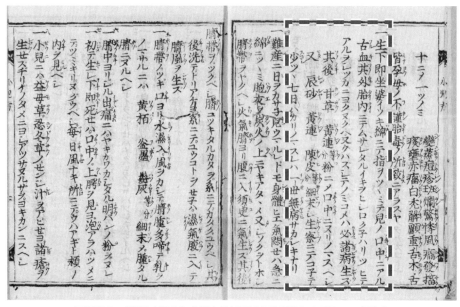

■写真2　『遐齢小児方』京都大学付属図書館所蔵から引用、一部改変

引用文②

「生れ下れば即ち坐婆（産婆）急ぎ綿にて指を包みて児の口中にある古血（ふるち）その外胎内にて蒸されたるいきおい白く粘り付いてあるをしっかりによく拭え。拭わずして飲みこめば必ず諸病生ず。その後、甘草、黄連（等分）粉にして口中に塗り飲ますべし。又、辰砂、黄連、陳皮（等分）細末にし生薬にてこねて少しづつ七日ばかり飲ますれば一世病無く賢（さか）しきなり。（生下即坐婆いそき綿にて指をつつみて児の口中にある古血其外胎内にてむされたるいきおひしろくねはりつひてあるをしつかによくぬくへ。ぬくはずしてのみこめは必ず諸病生ず。其後、甘草、黄連（等分）粉にして口中にぬりのますへし。又、辰砂、黄連、陳皮（等分）細末にし生薬にてこねて少しづつ七日はかりのますれは一世病無くさかしきなり」

に瘡・疹といった皮膚疾患が現れる」（『銭氏薬証直訣』巻上 瘡疹候 より意訳[※2]）

この「五臓の血穢を食（は）み、生後に発出する毒」が胎毒に相当する。

発熱や皮膚疾患という比較的よくみられる小児科病症から、天然痘や痙攣といった重篤な疾患まで広く胎毒が関与していると当時は考えられていた。

Ⅲ. 胎毒の解毒法

胎毒が乳幼児期の諸症状に広く影響するとのことだが、その解除法、解毒の術（すべ）は伝わってい

るのだろうか。もちろん、伝わっている。

曲直瀬道三は、胎毒を解除する方法を『遐齢小児方』（写真2）で言及している。その一節を引用文②にて紹介する。

この曲直瀬道三の説には注目すべき点が2点ある。

一つは解毒法が記されている点、もう一つは精神の発育にも胎毒が関与しているという点である。

まず、解毒法について紹介しよう。なぜなら解毒の方法が分かれば、その毒の正体も自ずとみえてくるからだ。曲直瀬道三の説を見る限り、胎毒対策として2種類の方法が挙げられていることに気づく。

※2　『小児薬証直訣』巻上 瘡疹候「小児在胎十月、食五臓血穢、生下則其毒当出。故瘡疹之状、…」

第一の方法は「新生児の口中に残る羊水や血液を拭う」こと。そして第二の方法は「甘草・黄連」または「辰砂※3・黄連・陳皮」といった生薬を用いることである※4。前者の方法を曲直瀬道三はその著書『啓迪集』（1574年）嬰児保護篇において「拭穢法」とし、後者の生薬を用いる方法を「除痰去癖之法」として紹介している。

この二つの胎毒への対処法は、実に興味深いものがある。分娩直後の新生児の口中を洗浄する処置は、現代のお産の現場でも行われている。当時は、新生児が口内の羊水・血液を嚥下してしまうことで毒化するという概念が伝わっていた。その毒化を未然に防ぐ口内ケアとして拭穢法が提唱されていた。解毒法というよりも胎毒の予防法というべきであろう。しかし、拭穢法のあと、すぐに甘草黄連などの生薬処方を用いることで、胎毒対策をより強化している。

拭穢法（拭口法）と甘草および辰砂の使用は『千金要方』（655年 孫思邈）や『医心方』（984年 丹波康頼）にさかのぼることができ、両書には『小品方』『産経』の出典と記載されている。また黄連の使用は『幼幼新書』（1132年 劉昉）にも確認できるが、そこでは『小児集験方』からの引用とある。

このようにみると、生薬を用いた新生児へのケアは、唐代以前にはすでに存在していたといえるだろう。さらに小児科文献を調べていくと、朱蜜法・牛黄法などさまざまな生薬を用いた新生児へのケアが確認できる。

Ⅳ. 解毒法から胎毒の性質を予測

これらの生薬の中で主に用いられたものが甘草と黄連である。

『千金要方』では、以下のように、甘草処方の方法と目的を具体的に記している。

「甘草を煎じたものを蜆の殻ですくい飲ませる。小児がこれを吐き出せば、心胸中の悪汁も吐き出す※5」

「悪汁を吐出すれば、その子は心神智慧（精神聡明）無病となる。……※6」（筆者意訳）

甘草の効能は『神農本草経』や『名医別録』においても、それぞれに「解毒※7」「解百薬毒（百薬の毒を解す）※8」といった解毒能が記されている。

また、黄連を用いる処方の記載は『幼幼新書』に次のようにあり、吐下を目的とした意図があったようである。

「分娩後、小児が悪汁を飲み込むと、胸中に留まり胸膈は壅塞してしまい容易に蘊熱や驚癇・癲癇といった小児諸症を生じる。……その

※3 辰砂または朱砂とは硫化水銀から成る鉱物性生薬のこと。水銀とはいえ難溶性の水銀であるため、有機水銀に比べて毒性は低いとされる。
※4 ちなみに曲直瀬道三の師、田代三喜が伝えている処方も「辰砂・黄連・甘草」である。『三喜廻翁医書』（小児諸病門）より。

※5、※6 『備急千金要方』巻五 初生出腹第二「以甘草如手中指一節許、打砕、以水二合、煮取一合、以て綿纏蘸取、与児吮之。連吮汁、汁得一蜆殻入腹止、児当快吐、吐去心胸中悪汁也。如得吐、余薬更不須与。若不得吐、可消息許、如飢渇、須臾更与之。若前所服及更与并不得吐者、但稍稍与之、令尽此一合止。如得吐去悪汁、令児心神智慧無病也。飲一合尽都不吐者、是児不含悪血耳。勿復与甘草湯。」
※7 『神農本草経』上品薬物、甘草、味甘、平。主治加増六腑寒熱邪気、堅筋骨、長肌肉、倍力、金瘡䐜、解毒、久服軽身、延年。生川谷。
※8 『名医別録』甘草、無毒。主温中、下気、煩満、短気、傷臓、咳嗽、止渇、通経脈、利血気、解百薬毒。為久土之精。……」
※9 『小児集験方』云、凡小児初生、必有悪汁留于胸。次若不消去、即胸膈壅塞、易生蘊熱。驚癇、瘡癖、皆由此也。故小児才生一臘之内、用好肥黄連、数抉搥砕、毎少許厚、以綿包裹如奶頭状、湯内浸成黄汁、時復拈搵一二点在小児口内、即悪汁自下、乳食便美。其後、或間以朱蜜与之。若見悪汁已下即已、有只用空綿包、別浸黄連蘸苦汁与之者。

ため黄連を煎じそれを少量ずつ与えると悪汁は自下する※9」(筆者意訳)

甘草・黄連ともに吐下の薬能はないとされている。となれば、解毒能を持つ甘草の煎じ薬を使って吐かせることを目的としたのであろう。黄連の自下も同様のことと理解している。

さらに、黄連は清熱作用を持ち、『名医別録』では調胃作用も指摘されている。清熱能を持つ黄連によって、嚥下した悪液が胸腹にて内熱化しすることを予防しようとした意図がうかがえる。

ちなみに、甘草黄連は、後の江戸期に考案される甘草黄連大黄湯や甘草黄連大黄紅花湯といった胎毒下しの処方につながるものと考えられる。これらの処方に関する情報は後編にて触れることにする。

甘草と黄連を用いた処方からは、その薬能を通じて胎毒の性質が、そして吐下という処置からは、胎毒を追い出す出口がおぼろげながらも分かってくるのだ。曲直瀬道三の時代より以降、特に江戸期の日本においては、胎毒を下す処方にさまざまなバリエーションが生まれた。この話については、後編で詳しく述べたい。

V. 人間に備わる胎毒解毒能力

ここまで本稿を読まれた方に「解毒処方を服用しないと胎毒は処理できないのか」といった疑問が生じるかもしれない。この問いに対する答えもまた伝統医学の中にある。

小児の発育過程において胎毒処理を行うプロセスが人間には備わっている。この胎毒処理のプロセスを「変蒸」という。変蒸という言葉も、胎毒以上に見慣れない言葉であろうが、伝統医学の小児科では必須の知識といえる。

生後間もない乳児は、完全な肉体と精神を備えておらず、とても未熟な存在といえる。乳児の筋骨・臓腑・情動・知性は未完成の域を出な

い。そのため生まれてからも心身の完成を遂げるべく、乳児期における心身は段階的に成長活動を行っている。この現象を変蒸と呼ぶ。

変蒸の概念は随唐代の医書『諸病源候論』『千金要方』『外臺秘要方』にも記されている。『千金要方』や『外臺秘要方』では「(変蒸によって)血脈を栄し、五臓を改める。故に1回の変蒸が終わると子どもの情動が変わっていることが分かる(筆者意訳)※10」と記している。

また宋代の『小児薬証直訣』(銭乙 1119年)には「変蒸が終わると小児が以前とは異なることが分かる。それはなぜかというと、臓腑と精神・意思の発育が起こっているからだ」※11という記述がある。もともと変蒸とは、臓腑と精神情動の段階的な発育を指していたが、銭乙(銭仲陽)はこれに五臓五腑および情動の発育と関連づけて、水火木金土と生数成数の順で起こる成長過程を変蒸の生理に加えた。

この変蒸にさらに胎毒処理を結びつけた説が『遐齢小児方』にはみられる。「変蒸のたびごとに胎毒散じて精神意智生ず」とあり、曲直瀬道三がいうには変蒸によって胎毒が処理されるとの説は朱丹渓から承けたものであるという※12。

朱丹渓の医書を通覧したところ、変蒸が胎毒を発散するという主旨の記載は見つけられなかったが、曲直瀬道三と同じく変蒸によって胎毒が処理されると説く人物がいる。虞搏(虞天民)である。

彼の著書『医学正伝』(1515年)には「……骨節臓腑は変に由りて全し。胎毒もまた変に因りて散ずる也。……」とあり、変蒸が胎毒処理

※10 『備急千金要方』巻第五 少小嬰孺方「小児所以変蒸者、是栄其血脈、改其五臓、故一変竟輒覚情態異。其変蒸之候、変者上気、蒸者体熱。……」

※11 『小児薬証直訣』巻上 変蒸「又生変蒸者、自内而長、自下而上、又身熱、故以生之日後、三十二日一変。変毎畢、即情性有異于前。何者。長生臓腑智意故也。

※12 『啓廸集』変蒸の証候に「丹渓曰く、是胎毒の散ずる也……」と記している。

および身体発育に関与する説を示している。『医学正伝』と『退齢小児方』の記載を比較するに曲直瀬道三はかなり虞搏の影響を受けていたと思われる。詳しくは後述する。

ちなみに、変蒸が起こる際には発熱が起こるとも指摘されている。一昔前の「知恵熱」と呼称していた現象に近いともいわれている。今でも小児はりの臨床において「熱が出てから子どもが変わった感じがする」「聞き分けがよくなった」「少し成長した感じがする」といったように、発熱後の小児の変化に母親が気づくことがよくある。

「発熱の後に知恵が増す」とは、にわかに信じがたい話であろうが、子どもをよく観ている母親ほど微妙な変化に気づくようだ。このことを曲直瀬道三は指摘しており「……辰砂、黄連、陳皮といった生薬を粉末にして混ぜて少しずつ七日ほど服用させれば、生涯大病に罹ることなく、しかも頭もよくなる。」（筆者意訳、引用文②の下線部）と伝えている。

胎毒の処理（予防と解毒）を行うことは、諸病の予防（または軽症化）につながる。それによって変蒸がスムーズに行われるため、精神情動の発育も順調に行われる。その結果として「賢しくなる・頭がよくなる」という論法であろうかと推測している。

VI. 胎毒の概念を整理する

ここまで「胎毒の歴史」「関連症状」「解毒法」「小児特有の体質−変蒸−」について、曲直瀬道三の『退齢小児方』を中心に紹介してきた。ここまでの内容から十分に伝統医学における小児科の特異性が見えてきたのではないだろうか。

胎毒について、整理しておこう。胎毒という言葉が使われ始めたのは、筆者の調べでは宋代の小児科医書『全嬰方論（保嬰全方）』（鄭瑞友1174年〜1189年間成立）が初出だとみてい

る[13]。

『全嬰方論』のあと、多くの小児科医書で胎毒という言葉が散見されるようになる。金元四大家と称される朱丹渓は胎毒という言葉を用いて小児の瘡（皮膚疾患）の治療に活用していた医案（カルテ）がある[14]。

では、12世紀の宋代まで胎毒という概念が存在しなかったか、というとそうではない。胎毒を「小児の体に蓄積する諸病の要因となる病理体質」と定義するのであれば、少なくとも7世紀にまでさかのぼることができる。

7世紀〜18世紀の小児門・小児科医書を調べていくと、実は胎毒にはいくつかの種類があるということが分かってきた。概念的には大きく3種類の胎毒パターンとして分類でき、「口中悪液説」「胎内蓄毒説」「命門伏蔵説」の3系統になるとみている。これらの名称はすべて筆者の造語であるが、簡単に図1にまとめ各説の胎毒観を紹介する。

分娩直後の新生児の口内には羊水や血液が残っている。これを悪汁、悪血、穢露などと称し（以下、文中では「悪液」と統一する）、この悪液が嚥下され腹中に入ることで諸病因となる説、これを「口中悪液説」とする。『千金要方』『諸病源候論』『外臺秘要方』など隋唐代の医書がこの説を提唱しており、最も古い胎毒概念とみている。後代になると、この嚥下された悪液（胎毒）が、胸腹部に留まるという説と命門に潜伏する説の大きく二派にさらに分かれることになる。

「胎中蓄毒説」とは、胎内にいる間に小児の

---

[13] 『全嬰方論（保嬰全方）』巻三 分十啼痛　論夜啼二には以下の記述がある「……又、冷熱の気と胎毒が攻衝し、夜泣きを起こす（又有冷熱之気與胎毒攻衝、亦令夜啼也。）」

[14] 朱丹渓の『格致余論』慈幼論には「満頭有瘡、一日瘡忽自平、遂患痰喘。予視之日、此胎毒也。……」と胎毒の診断を行い、かつ問診で母親が妊娠期に好んで食してたものを問うている。

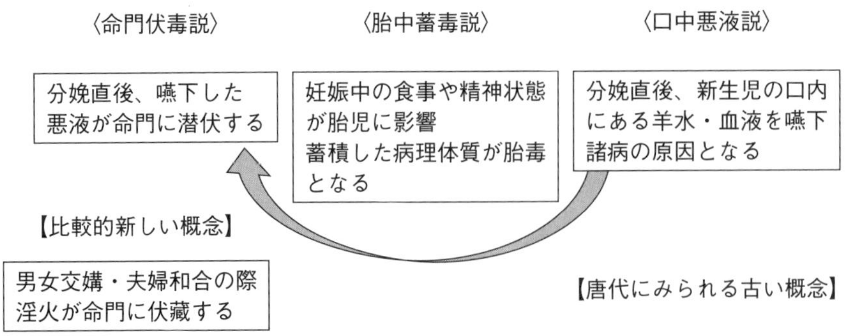

〈命門伏毒説〉　　　〈胎中蓄毒説〉　　　〈口中悪液説〉

分娩直後、嚥下した
悪液が命門に潜伏する

妊娠中の食事や精神状態
が胎児に影響
蓄積した病理体質が胎毒
となる

分娩直後、新生児の口内
にある羊水・血液を嚥下
諸病の原因となる

【比較的新しい概念】

男女交媾・夫婦和合の際
淫火が命門に伏蔵する

【唐代にみられる古い概念】

■図1　胎毒概念の変遷

体に毒が蓄積する説である。妊婦の食事や精神状態によって蓄毒の質が左右される。『顱顖経』の一節※15にもこのような記述が見られ、前述の『小児薬証直訣』(銭乙)※2にもこの概念が確認できる。

「命門伏蔵説」とは、胎毒が小児の命門に潜伏するという説である。この説には2種類あり、前述した嚥下した口中悪液が命門に潜伏するという口中悪液説の延長ともいえる説と、もう一つは父母交媾の際に生じる火が命門に伏蔵するという説である。胎毒が命門に伏蔵するという病理は、後に痘瘡(天然痘)医学と大きなかかわりを有してくるが、ここでは割愛する。いずれにせよ、命門とは『難経』三十六難にある「命門者、諸神精之所舍。原氣之所繋也。男子以藏精、女子以繋胞」の命門である。生殖・生命の根源ともいえる命門に潜伏する毒というイメージであったのだろうと推察する。

ちなみに『黄帝内経素問』奇病論篇第四十七※16にも「胎病」という言葉が用いられ、妊娠時の母親の精神状態が、胎児に影響し、子どもの痙攣(『素問』では巓疾)に結びつくという説がある。このような痙攣を後代では胎驚や胎搐、

胎癇などとも呼ばれる。清代の陳復正はその著書『幼幼集成』(1750年)胎病論において「胎毒の発出する症は……胎熱、胎寒、胎搐、胎黄の類である」として分類しながらも同胎病として、包括している。しかし、奇病論における胎病は、その蓄積部位が判然としないため、ここではあえて別の扱いとしている。

さて、以上のように小児科医書を通覧すると、時代によって胎毒という概念が変遷してきたことが分かる。病理の概念が変わるということは、病理や治療法もそれに応じて進歩することでもある。

では16世紀の曲直瀬道三はどのような系統の胎毒概念を継承したかを確認してみよう。

Ⅶ. 曲直瀬道三が採用した胎毒説は？

前述の胎毒三説の視点から曲直瀬道三の文献『遐齢小児方』『啓迪集』を確認してみた。すでに述べたとおり「拭穢法」にて新生児の口内悪液を嚥下させないよう胎毒予防を勧めていることから「口中悪液説」を採用していることは分

※15　『顱顖経』(「初生小児一月内、両眼赤者、是在胎之時、母喫炙煿熱麺壅滞、気入胎中、熏児脳所致也。」と子どもの眼科疾患は妊娠期の母親の食生活にあるという指摘がなされている。

※16　『素問』奇病論篇第四十七「帝曰、人生而有病巓疾者、病名曰何。安所得之。岐伯曰、病名為胎病、此得之在母腹中時、其母有所大驚、氣上而不下、精気并居。故令子発為巓疾也。」

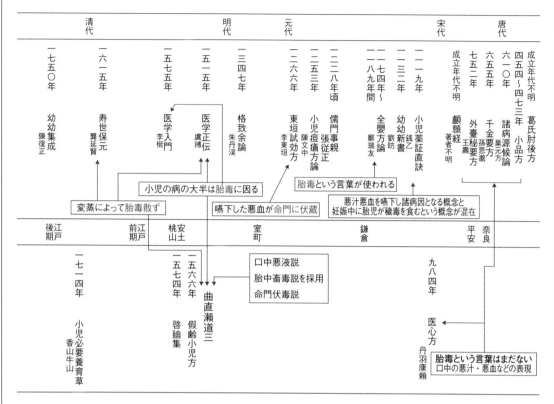

■図2　日中の小児科医書における胎毒概念の変遷

かる（引用文③）。

> **引用文③**
> 「夫れ小児の胎に在りて、母飢えれば亦飢え、母飽ければ亦飽く。辛辣口に適すれば胎気随いて熱し、情欲中に動ずれば、胎息輒ち躁し。或、多く煎煿に食し、恣に辛酸を味わい、慾を嗜み節無く、喜怒常ならず、皆能く子をして患を受ける」
> 　　　　　　　『啓廸集』小児門 諸証の因源

　しかし、『啓廸集』小児門では「小児が胎内にいる間は、母が飢えれば子も飢え、母が満たされれば子も満たされる。辛辣の物を摂れば胎気もその影響で熱化し、情欲が湧き起これば胎児にも影響する。或いは加熱した熱性の強い物を多食し、辛酸の物を欲しいままに食し、欲に節度なく、常に感情が不安定であれば、その子の健康を害す」とある。

　この内容は「胎中蓄毒説」の考え方である。同じ趣旨の記述は『啓廸集』小児門 痘瘡の章

にも確認できる（引用文④）。

> **引用文④**
> 「母、節慎を失い、縦慾恣食に縁りて、其の穢毒の氣を感じ、之を臓腑に蔵し、近きは孩提より遠きは童卅に至る、寒暄不常の候に値て、瘡疹是に由りて発す」
> 　　　　　　　『啓廸集』小児門 痘瘡

　「妊娠中の母親が節度・慎みを失い、欲のままに食事も欲しいままに摂ることで、その邪気の影響を受ける。この影響が胎毒となる。それが遠因となり、幼児から少年・少女たちは寒さの厳しい時候や異常気象の影響を受けて痘瘡を発するのだ」（筆者意訳）

　しかし、「胎中蓄毒説」を採用しているかと思えば、痘瘡の病理解説においては「胎毒は命門に蔵する」としている（引用文⑤）。

当時の最先端の病理学説を採用したものとして評価できるのではないだろうか。

最後にもう一つ注目すべき曲直瀬道三の教えを紹介しよう。

『啓廸集』(小児門 諸証の因源) には、次のようにある。

「……妊娠中も欲を慎み、飲食にも節度を守ると、その子は病少なく、痘瘡も軽く済む。これを師法とする」(筆者意訳、引用文⑥)

これまた前述の『医学正伝』記載の文章と同じ内容ではあるが、非常に重要な内容である。

> **引用文⑥**
> 「娠有れば慾を嗜まず、口を縦にせず、子をして、病少なく、痘稀し。以て師法と為すべし」
> 　　　　　　　『啓廸集』小児門 諸証の因源

胎毒が妊娠中の食事や精神状態に起因するのであれば、食の節度を守り、精神の修養を行うことが胎毒の予防になるという。至極当然の理である。しかし、胎毒の予防について言及している医書は小児科・婦人科を見渡しても少なく、胎毒予防を"師法[※18]"として大切に伝えていたことは李東垣・朱丹渓・虞搏の医学を伝承した曲直瀬道三の優れた点といえよう。

Ⅷ. まとめ

妊娠期の鍼灸ケアも活発になってきた感がある近年であるが、次の世代の健康を見据えたマタニティ鍼灸にはまだまだ発展できる余地があると考える。冒頭で述べたように、筆者の鍼灸院における妊娠期の鍼灸では、胎毒や変蒸といった伝統医学小児科の知識を基盤としており、「主訴の改善」を入り口にしながらも「よりよ

> **引用文⑤**
> 「夫れ小児の痘瘡の証、最も悪疾と為す。日の間せずして死生は掌の反するが如し。蓋し胎毒、命門に蔵れる。歳火大過、熱毒流行の年に遇うに因るときは則ち痘瘡これに従いて発作す」
> 　　　　　　　　　　　『啓廸集』小児門 痘瘡

以上から分かるように曲直瀬道三は「口中悪液説」「胎内蓄毒説」「命門伏蔵説」の3説ともに採用していたといえよう。

とはいえ、文中では「臓腑に蔵し（引用文④）」「胎毒、命門に蔵れる（引用文⑤）」との、両表現がなされ、いまだ一定の病理を持たないようにも見受けられる。

ちなみに、命門に蔵する説は李東垣も主張していたようで『東垣試効方』小児門 斑疹論には胎毒の言葉こそ使われていないが「嚥下してしまった口中の悪血は命門胞中に帰し、体の一偶に潜伏してすぐには発しない。……（意訳）[※17]」といった主旨の「口中悪液説」からの「命門伏蔵説」を提唱している。李朱医学を学んだとされる曲直瀬道三は、この李東垣の命門伏蔵を採用したのであろうか。

しかし、道三の小児科を見る限りにおいては、朱丹渓・虞搏の医学にかなりの影響を受けていたとみえ、特に虞搏の『医学正伝』からの引用が非常に多い。本稿にてピックアップしている引用文の①③④⑤⑥は『医学正伝』の記載と同一のものである。むろん『医学正伝』にも引用文②ほど詳細ではないが拭口法も伝えられている。虞搏の説をかなり引用しているようにみえる。

しかし、年表のように胎毒の変遷を時代ごとに整理してみると、曲直瀬道三の小児科医学は

※17　李東垣『東垣試効方』小児門 斑疹論にある胎毒と同義の病理「餓則食母血、渇則飲母血、…十月降生、口中尚有悪血、啼聲一発、随吸而下、此悪血復帰命門胞中、僻於一偶、伏而不発。直至因内傷乳食、湿熱之気下溜、合於腎中、二火交攻、営気不従、逆於肉理、悪血乃発。諸瘡疹皆於膀胱壬水、……」

※18　朱丹渓は『格致余論』慈幼論にて胎教に触れている「若夫胎孕致福、事起茫昧、人多玩忽、醫所不知。兒之在胎、與母同體、得熱則倶熱、得寒則倶寒、病則倶病、安則倶安。母之飲食起居、尤當慎密。」

196 | 医道の日本 2020年7月号

いお産」「よりよい育児」を目指すことを治療の目的としている。

また「小児の病因の大半が胎毒、そして小半が飲食による」という小児科特有の病理を理解するだけで、小児鍼も自ずとその治療法や意義が分かってくるであろう。もちろん胎毒が概念的な病態・病因であることは否定しない。胎毒が概念的な存在であるため、各病症との関係性を具体的に検証することは難しい。しかしたとえ概念的医学であっても、歴史・思想なども包括して調べ考察することが、伝統医学としての鍼灸に深い理解が生まれることだと思う次第である。

後編では、胎毒に対する処方箋を発展と胎毒概念の衰退について紹介したいと思う。

【参考文献】
1）平成22・23年度厚生労働科学研究費補助金 地域医療基盤開発推進研究事業.「統合医療を推進するための日本伝統医学の標準化」研究班編. 日本伝統医学テキスト漢方編. 2012.
2）中山清治. 我国後世派医学の祖「田代三喜」－日本漢方医学の源流－. 東京有明医療大学雑誌 2010; 2: 45-8.
3）長野仁, 高岡裕. 小児鍼の起源について－小児鍼師の誕生とその歴史的背景－. 日本医史学雑誌 2010; 56 (3): 387-414.
4）広田曄子, 星山佳治, 川口毅. 我が国の中世期における小児科領域の医書にみられる"初生養護"の歴史的研究. 昭和医学会雑誌 1997; 57(1): 30-6.

筆者経歴

足立繁久（あだち・しげひさ）
1996年、鳥取大学医学部生命科学科卒業。2000年、明治鍼灸大学（現・明治国際医療大学）卒業。2001年、足立鍼灸治療院を開院。2018年4月から大阪大学大学院医学研究科, 先進融合医学共同研究講座において特任研究員として大阪大学付属病院の漢方鍼灸外来にて癌疾患・自己免疫疾患などの難病に対する鍼灸も行う。鍼道五経会代表、伝統医療游の会副会長。

胎毒からみえてくる伝統医学の小児科 (後編)

胎毒医学の発展と衰退
―香月牛山の小児必用養育草を中心に　胎便から天然痘まで―

足立繁久
あだちしげひさ

鍼道五経会 代表　伝統医療 游の会 副会長

　前編では、胎毒という小児科特有の体質について、その歴史と生理学・病理学・解毒法を、曲直瀬道三が伝承した医学を中心に紹介した。本稿では、江戸期の日本における小児科を中心に胎毒とその治療法について紹介したい。特に江戸期の日本には、胎毒について詳述している小児医書が豊富である。なかでも香月牛山の『小児必用養育草』は、江戸の育児書として現代にもよく知られた書物である。同書には胎毒に関する興味深い記述があるため、本書を主軸にして、胎毒と病との関係、その排毒の仕組み、胎毒処方の発展に関する考察を試みたい。

I. 小児必用養育草の著者 香月牛山について

　香月牛山は、筑前の国（現在の福岡県）に生まれ、貝原益軒に儒学を学び、医学を鶴原玄益に学んだとされる。江戸中期の後世方派を代表する医家であり、特に李東垣や朱丹渓の学説に重視したとされている。香月牛山の著書には、学ぶべきことが実に多い。特に「養生三部作」と呼ばれる『婦人寿草』（1692年）『小児必用養育草』（1714年）『老人必用養草』（1716年）の三書は、婦人科・小児科・老年科について分類し、性差・年代によって異なる体質、病態、生き方を説いている。300年前の書とはいえ、今日の臨床家にとって得るものが多い書である。

　本稿では、この『小児必用養育草』を主軸に17〜19世紀の小児科医書をひも解き、胎毒の理解に挑戦しよう。

II. 香月牛山が注目した便

　『小児必用養育草』にフォーカスを当てた理由として「便を重視している点」を挙げたい。香月牛山は胎毒を排出する手段として便を重視しており、この「小児科病理と便との関係」は現代の小児科鍼灸の観点からも興味深い。香月氏が小児と便について力説している箇所は随所にみられる。以下に引用文①〜③と続けて紹介しよう。

> **引用文①**
> 「小児は大小便つねによく通ずる時は病なしと嬰幼論に見えたり。小児の腹はいたって短き故、乳にてもふさがり安し。まひて食は滞り安きなり。人小便に化する時はめぐりて病なし。大小便通じかぬる時は病としりて療治をなすべきなり」
> 　　　　　『小児必用養育草』巻二 小児諸病の説 上より

　引用文①を意訳すると次のようになる。

　「小児は大小便が通じている間は病なし、と『嬰幼論』に書かれている。小児の腹（腸胃）は短いため、母乳であっても詰まりやすいのだ。ましてや食事となるとさらに停滞しやすくなる。飲食した物をスムーズに大小便として排出している間はしっかり気や水がめぐっているので病にはならない。反対に大小便が通じにくい

場合は異常と判断して早めに治療を施すべきである」

引用文②の意訳を以下に記す。

引用文②
「銭仲陽の説に「胎毒の症は熱毒鬱して瘡を生じるなり」と云へり。熱は多くは頭にあつまるを以、其瘡あたまに生じ、又は面に生するなり。…本邦小児醫師其家々にくさ下しといふ妙方あるなり。才覚して用べきなり。多くは下して利を得る事なり。さりながら虚弱なる小児は下す事なかれ。此胎毒を治するにも浄腑湯を用べきなり。千金論にも小児は熱つよくして、殊に胎毒の気多し。病のきざす事あらば必す薬を用べしとみえたり」
『小児必用養育草』巻三 小児諸病の説 下より

「銭仲陽[1]の説には『胎毒の症というのは熱

毒が鬱して瘡（皮膚症状）を生じるものだ[2]』という。熱の多くは頭や面部といった上部に集まる。瘡もまた頭や顔に現れる。……我が国の小児科医には家伝として「くさ下し」という妙方がある。この使用にはよく判断して用いるべきである。多くは下して効果を得ることが多いが、虚証を示す小児は下してはならない。胎毒を治するには浄腑湯を用いるべきである。『千金論』には『小児は熱強くして特に胎毒の気が多い。病の兆しがあれば必ず下法を用いるべし』と書かれている」[3]

引用文③の意訳は以下の通り。

「小児の診察では大小便のことを常に心がけ

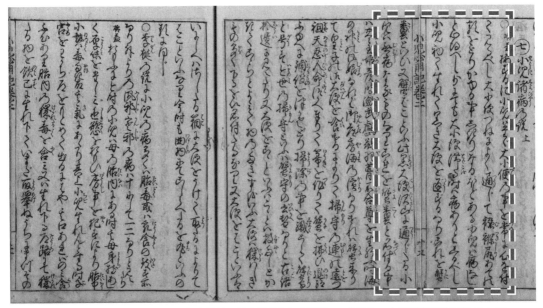

■写真1 「小児必用養育草」京都大学付属図書館所蔵から引用、一部改変 点線部は引用文③にあたる

引用文③
「按ずるに小児はただ大小便の事を常に心を付けて見るべし。大小便つねによく通じて襁褓尻あての類をとりかゆる事しきりなるほどある小児は病なしとしるべし。少にても大小便滞る時は病ありとしるべし。小児初て生れて黒き大便を通ずるなり。これを蟹糞といひ、又 蟹ばこといふ。此黒大便沢山に通じたる小児は無病なるものなり。これを蟹糞（かにここ）と名付る事……」
『小児必用養育草』巻二 小児諸病の説 上より

※1 銭乙、中国医学の祖として有名。
※2 『小児薬証直訣』瘡疹候「小児在胎十月、食五臓血穢、生下則其毒当出。故瘡疹之状、皆五臓之液」
※3 『小児必用養育草』文中には『千金論』記載とあるが、『千金要方』『千金翼方』には同内容は発見できなかった。ちなみに『小児必用養育草』には『千金論』と『千金方』と二種の引用表記がある。

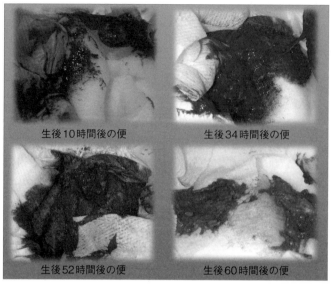

■写真2　胎便の写真（足立鍼灸治療院 所蔵）
同一人物の胎便、経時的な変化を追う

生後10時間後の便　　　生後34時間後の便
生後52時間後の便　　　生後60時間後の便

て診るべきである。便・尿が常に通じており、頻繁にオムツを取り換えないといけないほどの小児は健康だといえる。少しでも大小便が滞る時は異常があると診てよいだろう。小児に生まれて間もない間、黒い便を出す。これを蟹糞（カニババ・カニココ）というが、この蟹糞がたくさん出る子は無病であるという」

　引用文①には、小児は胃腸が未熟であるため詰まらせやすいという小児科生理学が解説されている。引用文②では、下法を用いた瘡や癜と（皮膚疾患）に対する治療法が紹介され、虚証には下法を不可とする鑑別法が記されている。そして引用文③には、新生児が生後間もなく排出する黒便を蟹糞（胎便）とするといった新生児の特徴を記している。以上から分かるように香月氏が小児の便をいかに重視していたか推察できよう。

　写真2は10年前に撮影した胎便の写真であるが、同一人物のもので時間経過とともに胎便の色が変化しているのが確認できる。もちろん当人は現在も瘡（皮膚疾患）などの慢性的トラブルはなく健康に過ごしている。

　胎毒と便とを関連付けた小児科医書には『全嬰方論（保嬰全方）』（鄭瑞友1174年～1189年間成立）が挙げられる。同書「論小児初生将護法」にて「黄連を濃く煎じたものを1日2日飲ませて胎糞（胎便）を下す。それによって小児の病を予防する」※4（筆者意訳）とある。これと同様の記載は同書「論瘡痘兼定色様」※5にも記されている。しかし、胎糞（胎便）を下す重要性を説きつつ、胎糞を下しても血穢の気（胎毒）が残存することについても指摘していることが興味深い。この矛盾については続編にて触れたい。

※4　『全嬰方論（保嬰全方）』の論小児初生将護法にて「凡小児出腹、以綿繮指拭口中血穢、舌上青泥、恐其入腹、則生百病。即煎黄連濃汁飲一二日、逐下胎糞、兒必少病。……」とある。

※5　『全嬰方論（保嬰全方）』の論瘡痘兼定色様には「蓋小児瘡痘、是托質成形、在胎食母血穢。（何以知之、兒生下未食乳前、古今以黄連汁飲一二日、下胎糞涎穢。以此観之、胎中食穢明矣。錢氏云、成形、食母血穢。）出腹啼声纔落、則咽下血穢（坐婆急拭口中令浄、兒生少病。）、同胎糞而下、唯血穢之気存焉。（錢氏云、余気入児臓中、本因傷寒、入而成瘡疹。）……」と胎糞（胎便）を下す重要性を説きつつも胎糞を下しても血穢の気が残存することも指摘している。

この時代の胎毒概念は"嚥下"や"食"が鍵となっている。このことは前編に紹介した「口中悪液説」「胎中蓄毒説」（筆者造語）の両説ともに共通の蓄毒プロセスといえる。「口中悪液説」とは、生後間もない小児が口中の悪液（羊水・血液）を嚥下してしまうことで諸病因につながるという胎毒概念である。また「胎中蓄毒説」では「小児が胎中で血穢を食む」（『銭氏小児薬証直訣』『全嬰方論』より）という表現が用いられており、母胎にいる間に穢毒を食べて嚥下する思想であった。飲み込んでしまった毒は胃腸に留まる。その対処として吐・下を選択するのは当然のことであろう。

しかし、甘草や黄連の煎薬は吐下作用を有しない。甘草や黄連の煎液を使って自然に吐かせる、または、便を通じさせる趣旨であったのだろう。しかし、この段階では薬能的に"胎毒を下す"という処方には到達していない。

Ⅲ. 中国伝来の処方を超えて…

中国から胎毒という病理と処方が伝わったのは、室町後期〜安土桃山時代の頃であろうと推測している。この頃に田代三喜、曲直瀬道三の師弟が伝えた胎毒処方の一つが「甘草・黄連」であるが（香月牛山もこの甘草黄連を推奨していたようだ）、この二味はまだ下す薬能を持た

ない。

しかし、甘草黄連に大黄が加味された処方が江戸期に考案されている。「甘草黄連大黄湯」「甘草黄連大黄紅花湯」である。腸胃に居座る邪毒を便とともに排除する治法を下法という。上記の二方は下法に焦点を当てた胎毒処方である。

前者は『校正 方輿輗』（1853年 有持桂里）に記載のものでは本朝試効とある。後者は『勿誤薬室方函』（浅田宗伯）に記載されており、その出典『松原方函』（松原一閑斎）にあるとされている。

『稿本 方輿輗』において甘草黄連大黄湯を使われ始めたのはその頃より30〜40年前のことだという。不肖にして『松原方函』なる書に関しては未調査であるが、松原一閑斎は1689－1765年の人で香月牛山と同時代の医家といえる。

『校正 方輿輗』において次のように記されている。

「小児が産まれた直後にこの方を与えて、穢物を吐下させるが、黄連甘草だけでは薬力が薄い、甘草黄連に大黄を加えることでバランスのとれた方剤となる（筆者意訳）」[※6]

この甘草黄連大黄湯という処方から、瀉下薬である大黄を加えることで「胎毒を便という形で下す」という排毒ベクトルを明確にした印象を受ける。また紅花は駆瘀血の薬能を持つ。こ

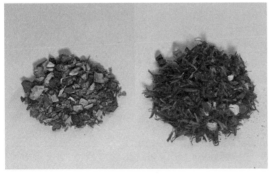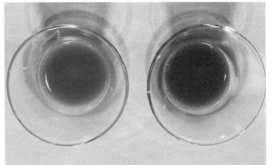

煎じる前　　　　　　　　　煎じた後

■写真3　甘草黄連大黄湯（左）甘草黄連大黄紅花湯（右）
※薬剤師 西崎大祐氏の協力による

れは胎毒の要因の一つに悪血（血液）があるが、これに対して駆瘀血という要素を加味しているのではないかと推察している。

個人的にはこの甘草連大黄湯の効能は、黄連が持つ清熱、甘草が持つ補胃和胃、大横が持つ攻下作用と整理すると、その薬能をそのまま鍼灸配穴に翻訳・応用することも可能ではないだろうか。具体的な鍼灸配穴については各流派によりさまざまであろうし、この点を考察するのが鍼灸の楽しいところでもある。

Ⅳ. 日本で発展する胎毒下し

時代が進むにつれて、日本では胎毒処方のバリエーションが増えてくる。江戸期の小児科医書には、胎毒を下す目的で使用される生薬に款冬・鷗胡菜・海人草といった生薬・薬草が登場してくる（図1）。

款冬について記載しているのは『小児必用養育草』『保嬰三方』（1694年 波多野三柳）がある。中でも香月牛山は『小児必用養育草』にて詳しく款冬について記載している。

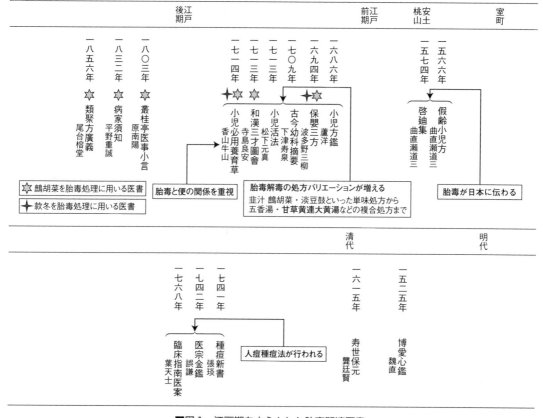

■図1　江戸期を中心とした胎毒関連医書

※6　『校正方輿輗』巻三初生雑治において「甘草黄連大黄湯（本朝試効）小児生下須急服之吐下穢物　甘草 黄連 大黄（各二分）右（以上の）三味、水一合を以って煮、五勺に取る。
　　○小児生下せば急に此湯を與へて穢物を吐下せしむべし。……又、甘草法黄連法あれども、皆是勢単に力薄くして用いるに足らず。今甘連二法を合し再び大黄を加えて一方と成す。其効、鼎足の一も缺けざるが如し。知らず、此の方誰が手に成りしや。今、満天下初生必用の通剤と為れり」……と絶賛している。

て効果は高く、中国から伝わった黄連法よりも遥かに効き目が良い。款冬の根は味苦にして、口中腹中の穢毒を吐き出させる。款冬とはフキの根のことである」（筆者意訳）

通常、本草学では款冬はフキタンポポが用いられるが、「中国伝来の黄連よりも款冬（フキ）の方が効果あり」というのは、興味深い情報である。すでにこの頃には日本の風土に適した処方が模索創作されていたのだろう。

款冬は『本草綱目』には「款冬花」は記載されているが、款冬根についての記載はない。しかし『和漢三才図絵』には款冬花の項に款冬根の効能について記載されている。『和漢三才図絵』は『小児必用養育草』と同時代の書である。

『小児必用養育草』『和漢三才図絵』『病家須知』などの書を確認した範囲では、胎毒に対する解毒能を持つ薬草として、日本では広く認知されていたようである。フキは里山や畑に広く生えている植物でもあったため、一般的にも比較的入手しやすい薬草だったのではないかと想像する。

引用文④

「日本の国風にて児子生れ下ると、そのまま蜜薬（みつぐすり）と云（いう）法を用るなり。俗に"あまもの"といふその法、款冬（かんどう）の根少ばかり打くだき、甘草少ばかりを入れ、或いは蜂蜜少ばかりをくはへて絹につつみ、或いは乳頭（ちちまめ）の状（かたち）にのごとくこしらへ、児子の口中にそそき入るなり。此事、中花（もろこし・中華・中国）の書（ふみ）に見へずといへども、しきりにこころみて験（しるし）多し。都鄙（とひ・みやこいなか）ともにする事なり。いづれの代よりは仕初（しそめ）たるにや。哲益按ずるに、款冬の根は味（あじわい）苦し。これを用て口中腹中のけがれたる毒氣を吐出す事、中花より伝へ来たる黄連の法よりもその験（しるし）はるかにまされり。以上の法に用る甘草は生を用べし。火にてあぶるべからず。款冬を倭俗やまぶきと心得たる者多し。あやまりなり。…（略）…款冬を本草に考るにやまぶきにあらず。其圖も其論も平生食する所の蕗（フキ）の事なり」

『小児必用養育草』巻一 児子生れて即時に用る薬剤の説 より

「日本には、子どもが産まれたときに蜜薬（みつぐすり）を飲ませる風習がある。この方法を俗に"あまもの"という。款冬（かんどう）の根を少し砕いて、甘草を少々加え、または蜂蜜を少し加え絹に包み、児子の口中に注ぎ入れる。この方法は中国の書にはないが実際に試してみ

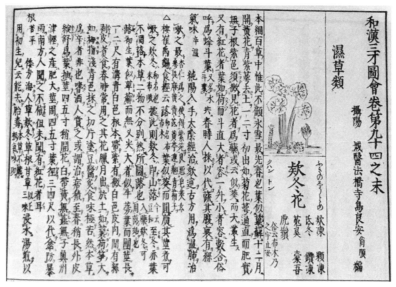

■写真4 『和漢三才図絵』日本随筆大成刊行會 より引用
「（款冬）根、平 倭方 海人草（まくり）、款冬草根、甘草、以上三味、水に浸し湯煎にして以て初生の兒に用いて云う、能く胎毒を去ると。（本草には根の気味功を載せず）」

V. 胎毒下しの "まくり" とは？

江戸期になると「まくり」という言葉が広く使われるようになる。「まくり」とは「末久利」とも表記され、胎毒を下す処方または薬草の呼称のようである。しかしながら「まくり」と呼ばれる生薬が書物によって異なる。本稿の主役ともいえる『小児必用養育草』ではまくりを狼毒としているが、『保嬰三方』（1694年）には鷓胡菜（しゃこさい）を「まくり」と称している。鷓胡菜は江戸期以降、胎毒下しの生薬として多用されていたようで、ほかの文献にもその記載がみられる。『保嬰三方』からの引用を以下に抜粋しよう。

鷓胡菜は、甘草と合わせて腹中の悪毒を瀉下する生薬として記載されている。

鷓胡菜とはどのような生薬なのか？『民間薬用植物誌』（1916年）には「（まくりは）海人草（かいにんそう）とも云う。漢名、鷓胡菜」とし同一の植物であるとしている。「我国九州の南部および沖縄諸島の沿岸一二尋より五六尋の海底に生ずる紅藻類の一種。……全長三四寸より六七寸、体は堅靭なる円柱状をなし……生時は緑褐色なれども乾燥すれば褐黒に変色……」とある。「まくり＝海人草」という説は『和漢三才図会』（1713年）にもみられ「すでに母

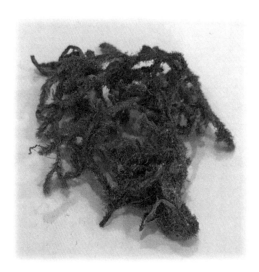
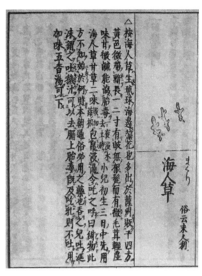

■写真5　（左）海人草（乾燥）（右）『和漢三才図絵』日本随筆大成刊行會 より引用
「海人草　俗に云う末久利（まくり）。
小児初生三月の中（うち）、先ず海人草甘草二味（或いは蕗の根（款冬）加う）
帛に包み湯に浸して之を吃しむ。呼んで甜物（あまもの）と曰う。
此の方、何れの時に於いて始まると云うことを知らず。本朝通俗必用の薬なり。
之を呑んで兒、涎沫を吐きて、之を穢汁を吐くと云う。以て膈上の胎毒を去るべし。
既に乳を吃うに及べば則ち吐かず。加味五香湯を用いて下すべし」
　　　　　　　※海人草は薬剤師 西崎大祐氏の協力による

乳を飲むようになればもう吐かせる段階ではない。下すべし（最後文を意訳）」とある。このことは"吐法から下法へと段階が移行した"ことを示している。

Ⅵ. まくりと蟲下し

海人草については後日談がある。

昭和に入り（1953年）村上信三氏が、海人草からカイニン酸を発見し、回虫駆除における有効成分の研究が成されている（村上氏は大阪大学において初代の薬学研究科長 薬学部長を就任）[7]。この研究は昭和における寄生虫駆除に大きな貢献を果たした業績だといえる。『漳洲府志』を確認した限りでは、鷓鴣菜は駆虫薬としての薬効には触れているが、胎毒を下す薬能は記されていない。これは村上氏の研究結果によって明らかにされた薬能だが、駆虫薬としての鷓胡菜（海人草）を甘草などの生薬と組み合わせて胎毒を下すという発想は興味深い。これもまた胎毒概念が伝来して以来の日本独自の工夫といえよう。

『和漢三才図会』の記述からは、鷓鴣菜（海人草）と甘草の処方により、胎毒下しが行われていたことは当時の日本では通俗のようだったといえる。鷓胡菜を胎毒下しに応用した医書は他にも『叢桂亭医事小言』（原南陽）『病家須知』（平野重誠）『類聚方廣義』（尾台榕堂）『稿本 方興輗』（有持桂里）などがあり、著名な医家が鷓胡菜を胎毒下しとして採用していたことが分かる。このように江戸期の日本において広く用いられた胎毒下しであるが、時代が進むにつれて胎毒下しの処方はおろか、胎毒という言葉そのものが小児科医学から姿を消していくことに

なるのである。

Ⅶ. 忘れられた胎毒

1）西洋医学の導入

なぜ胎毒は忘れられたのか。その理由の一つに、西洋医学の導入が考えられる。江戸後期になるとオランダ医学、いわゆる蘭学が輸入されるようになる。当時、最先端の学問であった蘭学を向学心に燃える医家たちは意欲的に学んだことであろう。しかし、西洋の医学をベースとした医学書からは胎毒の文字を見つけ出すことは難しい。『小児諸病鑒法治法全書』（訳 宇田川玄真：1770−1835年）や『小児全書』（ヤーコブ・ハン・ブレンキ著 新宮涼民〈1820−1875年〉訳）を通覧してみたが胎毒の言葉を見つけるのは難しい。胎毒だけでなく「新生児の口中ケア」や「生後の諸病予防の処方」など、胎毒にまつわる項目も見つからない。

医学体系が異なるため当然のことであろうが、生後の口中ケアについて触れられていないのは意外に感じた。しかし西洋医学系の小児科医書は上記の二書しか確認していないため、これだけで決めつけるのは早計ともいえよう。今後の調査を進める継続する必要はあるが、新しい医学の導入によって胎毒の存在感が薄まっていったという感は否めない。とはいえ蘭学を始めとする西洋医学の導入と普及だけが胎毒概念衰退の理由なのだろうか。さらに考察を深めていくと、次の2つの仮説を考えるに至った。

2）虫下しと胎毒下し

忘れられた理由の仮説の一つとして、胎毒下しと蟲下し（以下、虫下し）の境界線が曖昧になったことが発端であると考えられる。江戸期に入り胎毒下しに鷓鴣菜という駆虫薬を組み合わせ胎毒下しとして普及させた。その結果、有形の蟲・寄生虫によって、概念的な存在であっ

※7　海人草 有効成分の研究 カイニン酸の構造について その2などを参照のこと https://www.jstage.jst.go.jp/article/yakushi1947/75/7/75_7_869/_pdf/-char/ja

た胎毒は希薄な存在となり忘れられていく。

近世の日本では、胎毒下しを蟲下しと混同されて一般的には認識されていた節もある。さらに近代に入り、鷓鴣菜（海人草）からカイニン酸という駆虫薬としての有効成分が同定されるに至る。それとともに社会的にも衛生化が進み、寄生虫（種類にもよるが）の駆除は加速する。胎毒下しは虫下し（駆虫薬）とともに医学的にも社会的にもその必要性が薄れていったのではないかと考える。

3）痘瘡（天然痘）医学の発展

もう一つの仮説は、痘瘡（天然痘）医学の発展との関係である。痘瘡医学の発展と、胎毒概念の発展そしてその衰退は奇妙な一致をみせる。結論から述べると、種痘法の発展・普及が胎毒の存在意義を薄めていった一因なのではないか？と推察している。

胎毒は時代とともに変遷した概念であることは、前編でも述べたとおりである。病の多様性とともに医学は発展するものであるが、当時の医学にとって痘瘡の蔓延は大きな問題であったのはいうまでもない。この脅威は現代におけるCOVID-19に対する不安の比ではなかっただろうと想像できる。

ここで痘瘡医学の歴史と発展について少し触れておきたい。なぜなら痘瘡医学の発展を知る

ことで、胎毒が痘瘡病理における中心的な存在となっていたことが理解できるからだ。

中国における痘瘡（天然痘）の最古の記録は『肘後備急方』だとされており[8]、古代インドから伝播したとされている。さらに日本における痘瘡の記録は737年、天平の疫病大流行が知られており、奈良の東大寺の大仏（盧舎那仏）の建立のきっかけの一つとなったという話もある。それ以降の小児科医学には必ずと言って良いほどに痘瘡に関する項目が収録されている。非常に高い感染力と死亡率をもつ痘瘡に対抗し得る医学の確立は急務であったのであろう。

痘瘡医学が確立・発展するのは宋代以降とみている（前編・図2の年表を参照）。痘瘡病理に触れている宋代の医書として『小児斑疹備急方論』（董汲1093頃）『小児薬証直訣』（銭仲陽1119年）『小児痘瘡方論』（陳文中1253年）『聞人氏痘疹論』（聞人規）などがある。この宋代以降、痘瘡医学が発展する過程において、痘瘡病理に胎毒概念が組み込まれたと推測している[9-a〜c]。

その痘瘡病理とは、胎児期に蓄積した穢毒が小児の身体に潜伏し、時を経て、時候や運気の変動などをきっかけとし、潜伏した邪毒が発動、痘瘡が発病するという病理観である。この痘瘡病理を多くの医家達が支持している。特に潜伏した胎毒が痘瘡の病因となる説を主張していた

※8　『肘後備急方』巻二 治傷寒時気温病方第十三「此歳有病、時行仍発瘡、頭面及身、須臾周匝、状如火瘡、皆戴白漿、随決随生、不即治、劇者多死。治得瘥後、瘡瘢紫黒、彌歳方減、此悪毒之気。……以建武中於南陽撃虜所得、仍呼為虜瘡。諸醫参詳作治、用之有效方。

※9-a　銭乙（銭仲陽）著『小児薬証直訣』（1119年）巻上 瘡疹候には「小児在胎十月、食五臓血穢、生下則其毒当出。故瘡疹之状、……」とある。

※9-b　『小児痘瘡方論』陳文中の論痘疹受病之由では「夫小児在胎之時、乃母五臓之液所養成形也。其母不知禁戒、縦情嗜味、好啖辛酸。或食毒物、其気傳於胞胎之中。此毒発為癮疹。名曰三穢液毒。一、五臓六腑穢液之毒、発為水泡瘡。二、皮膜筋肉穢液之毒、発為膿血水瘡。三、気血骨髄穢液之毒、発為膿血水泡瘡。三毒既出発為疹痘瘡也。……」

※9-c　『小児衛生總微論方』痘疹論では「……其痘疹乃児在母胎中之時、食母血穢、滋養兒五臓之気、至生下以後、其毒不拘何時、須當出矣。惟年小者、皮膚嫩軟、痘出快易。（謂数歳以下者）若長大者、皮膚濃硬、痘出艱難（謂数歳以上者）。然小児所蓄胎中穢毒、因中寒温、蘊発生熱。三日以上、熱運入皮膚、始如蚊蚤咬成赤點、或如沙粟癮疹風疿之類。漸漸出而作痘也。……」とあり、やはり胎児期の蓄積した毒が瘡疹の原因となることを主張している。

宋～元代の著名な医家として銭仲陽や張従正、李東垣がいる[10-a～c]。

しかし、初期の痘瘡病理においては胎毒の潜伏部位はいまだ確定されていない。「胎児期にとりこんだ血穢が邪毒化し、それが発出することで瘡疹（痘瘡）となる」（『小児薬証直訣』銭仲陽）「妊娠中に母親が養生を守らないことで穢毒が胎内に伝わり、後の癩疹、水疱瘡、痘瘡となる」（『小児痘瘡方論』陳文中）とあるように、胎毒という言葉は用いていないが、胎児期に蓄積した毒が疱瘡や痘瘡を発する病因としている。しかし両者は命門に伏蔵する立場ではない。

蓄積した毒が命門に伏蔵する「命門伏蔵説」は、李東垣の『東垣試効方』癩疹論が初出といえるのではないだろうか（ただし、胎毒という言葉は使われていない）。また痘瘡という名称も未だ定まっておらず、癩・疹・瘡・痘などの名称が混在している。この点から宋代から元代にかけての痘瘡医学は発展途上の段階にあったと推察できる。

さて、この命門に伏する胎毒の本質は火とされている。それでは、この火はいつどのようにして生じたのか、という根源的な問いに対し「男女交媾（房事）」の際に生じる情慾の火であるという説が提唱された。この説が提唱され始めたは明代の頃からのようであるが[11]、まだまだ調査の余地を残している。この生命の原動力ともいえる"火"そのものが、致死率の高い病である天然痘の原因に直結するという。一見、矛盾にも感じられるこの生理学・病理学は非常に興味深い。今後さらに理解を深めるべき伝統医学の生命観として個人的に注目している。このことについては続編にて触れたいと思う。

痘瘡医学の発展には、まだ続きがある。種痘法の発明である。中国においては17世紀半ばには人痘種痘法が行われていた[12]。清代にお

※10-a　劉完素は『素問病機気宜保命集』（1186年）小児斑疹論第三十一にて「論曰、斑疹之病、其状各異。瘡発嫩腫于外、属少陽三焦相火、謂之斑。小紅、靨行于皮膚之中不出者、属少陰君火也、謂之疹。……当先安其裏以解毒、次微発之。安裏解毒者、謂能安五臓、防風湯是也。……」と、斑瘡疹の病因を火（相火・君火）とし、潜伏した邪の関与は示唆していない。また解毒という言葉は用いるも胎毒概念とは異なる意味で用いている。

※10-b　張従正（張子和）は『儒門事親』（1228年頃）小児瘡疱丹熛癮疹旧弊記 五にて「兒之在母腹也、胞養十月、蘊蓄濁悪熱毒之気、非一日、及歳而後発、雖至貴輿至賤、莫不皆然。軽者稀少、重者稠密。皆因胞胎時所感。濁悪熱毒之気有軽有重。非独人有此疾、凡胎生血気之属、皆有蘊蓄濁悪熱毒之気。有一二歳而発者、有三五歳至七八歳而作者、有年老而発丹熛癮疹者、亦有傷寒中温毒而発斑者、亦有陽毒発斑者。斑有大小、色有軽重。大者為陰、小者為陽、均是熱也。但色重赤者熱深、色軽紅者熱浅。」とあり、張従正は痘瘡の病因を胎児期に蓄積した濁悪熱毒の気（胎毒）に根差す説を採っている。

※10-c　李東垣の医案として伝えられる『東垣試効方』（1266年）また李東垣医学を受け継ぐ羅天益が記した『蘭室秘蔵』（1276年）ともに癩疹論において、癩疹と命門伏蔵の毒と関連づけている。「餓則食母血、渇則飲母血、……十月降生、口中尚有悪血、啼聲一発、随吸而下、此悪血復帰命門胞中、僻於一偶、伏而不発。直至因内傷乳食、湿熱之気下溜、合於腎中、二火交攻、営気不従、逆於肉理、悪血乃発。諸癩疹皆出於膀胱壬水、……」（『東垣試効方』）

※10-c　「夫胞者、一名赤宮、一名丹田、一名命門。主男子藏精施化、婦人繋胞有孕。倶為生化之源、非五行也。非水亦非火、此天地之異名也。象坤土之生萬物也。夫人之始生也。血海始浄、一日二日、精勝其血、則為男子。三日四日五日、血脉已旺、精不勝血、則為女子。二物相搏、長生先身謂之神、又謂之精。道、釋二門言之本来面目是也。其子在腹中、十月之間、随母呼吸。呼吸者、陽気也、而生動作、滋益精気神、餓則食母血、渇則飲母血、兒随日長、皮肉筋骨血脉、形気倶足、十月降生、口中尚有悪血、啼聲一発、随吸而下、此悪血復帰命門胞中、僻於一偶、伏而不発。直至因内傷乳食、湿熱之気下流、合於腎中、二火交攻、致営気不従、逆於肉理、悪血遁発。諸癩疹皆出於膀胱壬水、……」（『蘭室秘蔵』）

以上のように張従正、李東垣の両者は胎毒（濁悪毒毒の気）を瘡疱や癩疹の原因としている。中でも李東垣は悪血（毒）の伏蔵する部位を命門としており、胎毒が命門に伏蔵するという思想は李東垣が初出のように思われる。

※11　『保赤全書』原痘第一（管橓1585年）「夫れ男女交媾に欲無く行われず。火動ぜざること無し。情を恋にし慾を肆（ほしいまま）にし、火毒を精血の間に遺り、歳火流行に相い感じて動ず……」

いては乾隆帝の勅命により編纂された『医宗金鑑』（1742年 呉謙）には、種痘法について詳解されている。このことは18世紀の中国において種痘法の意義が認められたことを意味するとみてよいだろう。この人痘種痘法が日本に伝わったのが1744年と言われている[※13]。さらに日本において工夫と実践がなされ、緒方春朔によって種痘法が行われたのが1790年[※14]。イギリスのエドワード・ジェンナーが牛痘接種法を行ったのは1796年のことである。次いで牛痘接種法が日本に伝わったのが1831年[※15]。以降、より安全性の高い種痘法が工夫され実施されることとなる。そして種痘法が広がりと歩調を合わせるように、胎毒概念が小児科医学のなかから姿を消していったのではないかと推察している[※16]。胎毒が痘瘡の病根となる医説の是非についてはここでは論じないが、医学の発展とともに胎毒概念が発展し衰退したことは確かなことだと思われる。

Ⅷ. まとめ

本稿は胎毒処方の発展とその衰退にフォーカスすることで、胎毒を理解することを試みた。また胎毒下しを調べることで胎毒を排毒する経路が明確にイメージできるようになった。この胎毒の性質、排毒方法を理解することで鍼灸に応用することが可能となる。また最後に痘瘡（天然痘）の病理を紹介した。すでに根絶された天然痘を再考する意義は、高い致死率を有する病を伝統医学的に見つめなおすことで、生命観を深く理解することに結びつく。これは死生観が失われた現代日本の医療従事者にとって意義ある学びであると考えている。

さて、本来であればさらに続編として「腹診書・鍼灸書に伝わる胎毒医学」を発表したいところである。すでに原稿は完成しているが、残念ながら「医道の日本」が今号をもって休刊とのこと。この続編をいつか発表できる機会を待つ。

【参考文献】
1) 香月牛山,中村節子訳. 小児必用養育草 よみがえる育児の名著. 農山漁村文化協会、2016.
2) 伝維康編, 呉鴻洲編, 川井正久ほか訳. 中国医学の歴史. 東洋学術出版社, 1997.

※12　福士由紀「中国における予防接種の歴史的展開—種痘政策を中心に—」海外社会保障研究 Autumn 2015 No.192
※13　「日中両国における人痘接種法の比較研究」邵沛，日本医史学雑誌　第50巻第2号（2004）
※14　『種痘必順辨』（1793年 緒方春朔）には、初めて種痘法を実施した時の様子を次のように記している。「我藩、寛政己酉の冬（1789年旧暦の冬）より痘疫流行して、庚戌の春（1790年旧暦の春）に至りて益さかんなり。……同二月十四日、苗を下すの日たり。故に痂を懐にして其の家に至り、詳らかに望問聞切するに全身満足、正に種べきの時なり。故に巳の中刻に至りて、二児共に苗を下しおわりて期して至るを俟（ま）つ。一七日に至る廿日の薄暮に二男熱を発するの旨を告げ来たる。行きて之を診するに頭痛し鼻塞がり声重くして、恰も風寒に感冒する者に似たり。故に先ず表解の剤を投じて帰る。翌廿二日の暁より長女も又発熱すと告げ、速やかに行きて之を候うに、少男の候に異なること無し。故に語りて曰く、二男共に此の如、若しくは種痘應驗ならん歟。主の曰く、何れの疑うことあらん。我、素より他の病とせず且つ自己口を極めて他の言をいれず。種痘已に大いに成れりと大に喜ぶ。三日にして両児偕（とも）に痘形を見（あらわ）す。稀疎平順にして十一日に至りて収靨（しゅうよう）す。主大いに歓びて諸客を會し、肉を阜と酒を泉と為して大いに宴を設けて賀せり」
　　　ちなみに種痘法を実践した緒方春朔は胎毒説を採用している。
※15　青木歳幸「種痘法普及にみる在来知」佐賀大学地域学歴史文化研究センター研究紀要(7): 2013. 3 p.1-21
※16　『幼幼家則』書之巻（村瀬豆洲1885年）には胎毒説が残っている。

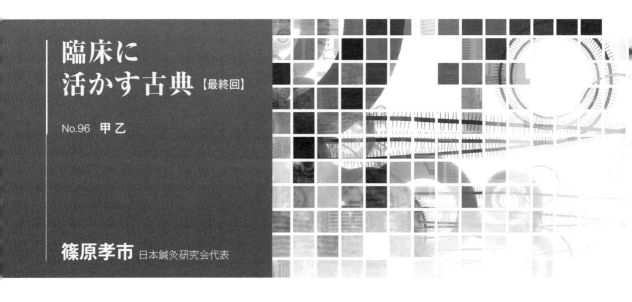

『甲乙経』の編者は皇甫謐ではない

　『甲乙経』十二巻は魏晋南北朝に成立した鍼灸書である。書名の「甲乙」については、甲乙丙丁の十干を以て巻数を表記したためとする多紀元堅の説がある（多紀元胤『医籍考』巻二十一）。これは唐代の『外台秘要方』に見られる『甲乙経』諸巻の引用や『隋書』経籍志著録の「黄帝甲乙経十巻」などを根拠とするもので、説得力がある。ただし、やはり『隋書』によれば、隋以前の500年代にはすでに十二巻本も行われていたようである。十巻本と十二巻本の関係については、いまだ合理的な説明が難しい。

　『甲乙経』は宋以前の正史では、「黄帝甲乙経」「黄帝三部鍼経」「黄帝鍼灸経」などと呼ばれている。「黄帝」の二字を冠されているのは、隋以前から『甲乙経』が『素問』『鍼経』（現行『霊枢』の異本）『難経』『明堂』を一類と見なす、「黄帝医籍」の一つと考えられたためであろう。ただし、そうした観点は隋唐頃に特有のものであって、後代になると、『素問』『霊枢』『難経』の三書は「医経」に、『甲乙経』は「明堂経脈」に分類されるようになる。

　また「三部」とは、皇甫謐によるとされる序文によれば、本書が概ね『素問』『鍼経』および『明堂孔穴鍼灸知要』（最古の兪穴書『明堂』の一伝本。なお、この書名の読み方については諸説がある）の三書の抜粋再編書であることから来ている。ただし、現行本には、序文に出てくる『鍼経』ではなく、序文では言及されていない『九巻』（やはり現行『霊枢』の異本）や『難経』「張仲景」の引用が、わざわざ書名を挙げて引用されている。これがもともと原書にあったものか、あるいは後代の注文であるかについては、悩ましい問題である。

　本書の著者と成書年は、これまで、現行本の序文や、史志の記載から、唐時代以来、著者は西晋の隠者である皇甫謐（215〜282）、成書年は皇甫謐が没した太康三年（282）以前とすることが一般的であった。ただし、伝存する皇甫謐の他の著作などからみて、皇甫謐が専門外の鍼灸書を編纂したとすることには、疑義があった。

　近年、この問題について詳細な検証を加えた真柳誠は、『黄帝医籍研究』（汲古書院、2014）第四章『甲乙経』で「皇甫謐を編者とすべきではない」と結論している。成書や巻数その他の

問題についても、興味深い論説が見られるので、ぜひ一読をお勧めする。

『甲乙経』の校勘資料として挙げられる書

『甲乙経』が宋代の医書校刊（宋改）の対象となったが、宋版は伝存せず、明代半ば以前の版本も確認されていない。現在流布しているテキストは、明刊の『古今医統正脈全書』（1601）所収本（以下、医統本）を祖本としている。この医統本は、1956年以来、中国で縮印本が出ており、わが国では私が監修した『鍼灸医学典籍集成』（オリエント出版社、1985）で最初に影印された。ただ同じ医統本の影印といっても、底本その他の理由から、必ずしも細部まで内容が一致していない場合があるので注意を要する。

底本の問題として、2000年頃、医統本に先行するものとして、明の万暦年間に呉勉学が刊行した『医学六経』所収本が注目されたことがある。事の起こりは、『黄帝針灸甲乙経（新校本）』（中国医薬科技出版社、1990）では、医統本を底本としていた黄龍祥が、『針灸名著集成』（1996）の「《針灸甲乙経》考略」では一転、『医学六経』本を現存する主要な版本の第一に挙げ、「"六経本"は後に"医統正脈"に収められた（当該書の最初の六種が《医学六経》である）」と断ずるとともに、『医学六経』から8カ所を挙げて、医統本と比べていかに欠字が少ないかを表に示したことにある。現物が見られないため、医統本以前の新しい底本が登場したと考える向きもあった。当時、北里研究所の客員研究員であった私は、中国から取り寄せた『医学六経』本の複写によってこれを検討したが、医統本と『医学六経』は基本的に同版で、版本にありがちなわずかな欠字などを除き、根本的な違いはないと結論した。ちなみに、この『医学六経』は、

これまで一度も影印されたことはない。中国では中国中医科学院図書館（2部）や上海中医薬大学図書館に所蔵されているようであるが、わが国では東京国立博物館所蔵の『重鑴官板医学六経』がこれに該当すると思われる。

ただ、医統本は古態を遺す善本ではない。よって、これを静嘉堂文庫に所蔵される陸心源旧蔵の「明抄本」（明藍格抄本）と校勘して文字を改める必要がある。この明抄本は、1981年に私たちが『東洋医学善本叢書』（東洋医学研究会）に影印して、初めて広く知られることになった。近年、これと同系統の中医科学院上海生命科学信息中心生命科学図書館所蔵の明抄本が影印された（上海科学技術文献出版、2017）。また前記『東洋医学善本叢書』には、明・正統二年刊本の転写本とされる「鈔正統二年本」零本3巻（国立公文書館内閣文庫所蔵）もあわせて影印された。この写本は、『経籍訪古志』で高く評価されたものであるが、黄龍祥は前記「《針灸甲乙経》考略」で偽作を論証している。

以上述べてきたように、『甲乙経』には明代以前の古い版本は伝わっていない。したがって、医統本以前の古い『甲乙経』の引用として、『外台秘要方』巻第三十九、『素問』新校正注、『医学綱目』巻七〜巻九が必須の校勘資料となっている。

日本江戸期に刊行された『甲乙経』の和刻本のほとんどは刊記を欠くため、刊行年を知ることができない。ただ、わずかに神宮文庫に江戸前期の慶安元年（1648）の刊記のある和刻本が所蔵されている。

牛歩ながら進んできた1650年以降の『甲乙経』の研究

『甲乙経』の構成は論理的である。前半では蔵象、経脈、兪穴、脈状、鍼灸法が述べられている。また後半では章ごとに病証とその主治条

文が集められている。それはあたかも、内容に一貫性のない『素問』『霊枢』『難経』『明堂』を、「黄帝医籍」という観点から、再編類別したように見える。これは読むための一つの工夫であって、古代医書の類書風の編纂は、唐代の楊上善撰注『太素』、明代の張介賓注『類経』など、何度も試みられている。

　『甲乙経』が『太素』と並んで、『素問』『霊枢』の校勘資料であることは、周知の通りである。それだけでなく、『甲乙経』『太素』は『素問』『霊枢』の〈注解書〉でもある。『太素』の楊上善の注だけではなく、『甲乙経』『太素』ともに、『素問』や『霊枢』の類文が、どのような章に入っており、どのような経文と組み合わせられているか、ということが、一つの〈注解〉になっていると私は考えるのである。『素問』『霊枢』を研究する際、その経文の『甲乙経』『太素』における配置には留意する必要がある。

　『甲乙経』が古代の『明堂』復元の重要資料であることは、すでに本連載第91回〜94回で述べた通りである。

　『甲乙経』は、中国では後代、あまり読まれていたとは思われない。日本でも、『大宝律令』の医疾令の中で教科書としてその名がみえるが、その後は中世の終わりまで、医書中に引用を見ることはほとんどない。『甲乙経』のわが国近世の鍼灸書への影響は、『十四経発揮』などと比べるとずっと遅く、最初の直接引用は、西村流の『鍼灸秘録』(1652)であるが、考証的経絡経穴研究が始まるとともに、大規模な『甲乙経』の援用が始まり、饗庭東庵『経脈発揮』(1660年代刊)、夏井透玄『経脈図説』(1703刊)を経て、江戸中期の堀元厚『隧輸通攷』(1744)において一つの頂点に達した。『甲乙経』の浸透は、近世経穴学の標準テキスト『十四経発揮』の影響の消長と深くかかわっている。

　こうした動きを承けて、例えば御薗意斎の後裔である御薗家六代目の宮廷医・常斌は、勅を

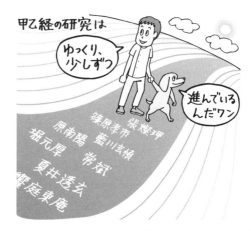

［イラスト：上田英津子］

奉じて、1792年〜1795年に『鍼経』九巻と『黄帝甲乙経』十二巻を校正し、原南陽は、前代の考証的経穴研究を承けて、江戸経穴学の白眉というべき『経穴彙解』(1807)を著して、経穴研究の典拠医書を、『十四経発揮』から『甲乙経』と『霊枢』へと転換させた。また著名な考証医家・目黒道琢の晩年の門人・藍川玄慎は、『鍼灸甲乙経孔穴主治』(1839)と『読甲乙経丙巻要略』(成書年未詳)を著して、初めて本格的に『甲乙経』の部位と主治の研究を行った。以上が、近世までの『甲乙経』の影響と研究の概要である。

　私は1978年に『鍼灸医学典籍大系』の『甲乙経』の解説を担当し（共著となっているが私が単独で書いたものである）、1981年には『東洋医学善本叢書』で「『甲乙経』総説」を執筆し、詳細な対経表や経穴索引や書名人名索引を共編した。1990年代以降に中国から出た『甲乙経』の注解書としては、前記の黄龍祥の『黄帝針灸甲乙経（新校本）』と、張燦玾［等］の『鍼灸甲乙経校注』(人民衛生出版社、1996)が重要である。ゆっくりではあるが、『甲乙経』の研究は、少しずつ進んでいるのである。

　連載を終えるにあたり、第1回から編集を担当してくださった編集部の由井和美氏、毎回イラストを添えてくださった上田英津子氏に感謝する。

ウィズコロナの新しい日常のなかで鍼灸はどうあるべきか

　最終回となる今回は、新型コロナウイルスに関するニュースを取り上げながら、「ウィズコロナの鍼灸治療」について展望を述べてみたいと思います。

コロナ死亡者が少ない国には共通点がある

　世界各国で新型コロナウイルスに起因する緊急事態や非常事態が部分的に解除されてきているなかで、新型コロナ関連の死者数が国ごとに大きく違っていることに注目が集まっています（記事❶）。

記事❶

"Is Japan's low COVID-19 death rate due to a 'higher cultural level'?" Japan Times-June 12, 2020
「日本のコロナ死亡数が少ないのは"民度"のおかげなのか」

https://bit.ly/2UKz7mS

　実際、6月14日現在、人口100万人当たり死者数（以下、死者数）は日本が7人なのに対して、欧米諸国の死者数は英国 614人、スペイン 580人、イタリア 568人、ドイツ 568人、フランス 450人、米国 356人、カナダ 216人と大きく異なっています。日本と同様に、アジア・オセアニア諸国の死者数は欧米諸国の死者数に比べて圧倒的もしくは極端に少なく、インドネシア 8人、インド 7人、シンガポール、マレーシア、オーストラリア、ニュージーランドはそれぞれ4人、中国 3人、香港 0.5人、台湾 0.3人となっています（https://www.worldometers.info/coronavirus/）。この死者数の差を生む要因について、現在、さまざまな仮説が出され、一部はすでに検証されていますが、どれも決定的とはいえません。

　この死者数が正確で比較可能なデータかどうか、といった信頼性や妥当性の問題はあるのですが、要因について、ある一つの挑戦的な仮説を提示してみたいと思います。

　それは「東洋医学、特に、鍼灸やあん摩指圧マッサージ、漢方（生薬）が普及している国では死者数が少ない」というものです。

　普及している国の定義は、東洋医学の活用において長い歴史を持つ国（中国、台湾、韓国、日本、香港、シンガポール）、アクセシビリティ（国家資格などの制度によって治療家数と質が担保されている）が高い国（前述の6つの国と地域に加えてオーストラリア、ニュージーランド、米国とカナダの一部など）とアフォーダビリティ（公的保険によって治療費が適用されている）が高い国（前述の10の国と地域に加えてドイツなど）となります。

　日本や中国、韓国を中心にした東アジア諸国では、鍼灸治療などの東洋医学が発祥、発展してきた先進地域であり、日常生活レベルのセルフケアはもとより、国家資格制度や公的医療保険によって、医療の枠組みのなかでも広く活用されてきました。その意味では、これらの国々での東洋医学の普及が、世界的に見てコロナ禍による死者数が少ない傾向にあることの要因だという仮説に、違和感を抱く人は少ないと思います。

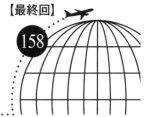

株式会社ラーカイラム 執行役員　日本伝統鍼灸学会 理事　**中田健吾**

オーストラリアやニュージーランドの東洋医学の普及状況

　それでは、日本よりも死者数の少ないオーストラリアやニュージーランドの東洋医学の普及状況はどうでしょうか。実は、このオセアニア2カ国は、東洋医学が日中韓と匹敵するくらい社会で普及しています。

　英国デーリーメールは、2020年5月1日付の記事❷で、オーストラリアが鍼灸治療へのアクセシビリティの高い国であることを伝えています。

記事❷

"When you can get your nails done again: Beauty salons in one Australian territory may be set to open in just weeks - but everyone else will to wait for MONTHS"　Daily Mail-May 1, 2020
「オーストラリアでネイルサロンや美容室が数カ月ぶりにようやく営業再開」

http://dailym.ai/2Yxzgew

　この記事は、オーストラリアにおいて、美容や慰安関連業種が、同国の非常事態宣言解除に伴って営業再開することを伝えるニュースです。オーストラリアでは、鍼灸治療やマッサージ治療は、日本と同様にいわゆる「エッセンシャルワーク」にカテゴライズされています。記事では、鍼灸マッサージ業が、同国における3月24日の国家非常事態宣言以降、ほかの医療と同様に鍼灸やマッサージの医療サービスを提供することが求められていると伝えてます。

　ニュージーランドのテレビニュース専門局であるニュースハブのニュース（記事❸）では、ニュージーランド国内で発生した事故に伴う治療費を公的負担する事故補償制度（Accident Compensation Corporation：ACC）が2015年の1年間に、約18億円（2600万NZD）を鍼治療費に適用していたことを伝えています。ACCの保険支出のおよそ1％が鍼治療の治療費であり（記事❹）、さらに記事❸では、その金額は年々増加していることも併せて伝えています。ニュージーランドが鍼灸治療のアフォーダビリティが高い国であることが分かります。

記事❸

"$26 million on acupuncture by ACC – con or cure?"　Newshub.co.nz-Apr 28, 2016
「2600万ドルがACCから鍼治療に支払われる　本当に必要な治療か？」

http://bit.ly/2M7U2fX

記事❹（参考文献）

増田幹司. ニュージーランド事故補償制度（通称ACC）と医療事故に関する一検討：治療行為による傷害（TreatmentInjury）という概念が誕生するまでのACCの沿革. 年報 公共政策学 2018; 12: 111-37.

http://hdl.handle.net/2115/70295

オーストラリアもニュージーランドもヨーロッパ系住民の多い国であり、人種単体によって欧州諸国の死者数との差を説明することは難しそうです。その一方で、この2カ国で東洋医学のアクセシビリティやアフォーダビリティが高いことが、死者数が少ないことを説明する変数だという仮説については、検証に値するといえましょう。

鍼灸治療の制限を解除したタイミング

東洋医学が普及している国かどうかの判断基準として営業制限となった場合でも、その制限解除が優先的に再開されたのかという点があります。

シンガポールはイメージとは異なり国家権力の非常に強い国ですが、今回、コロナ禍で同国が4月7日から実施した身体の接触を伴う業種に対する厳しい営業制限を、5月5日に真っ先に解除した唯一の業種が、一部の鍼治療と湯液治療でした（記事❺）。その次の緩和日である5月12日には、すべての中医学診療サービスが制限解除の対象に挙げられています。

米国やカナダでは、東洋医学がエッセンシャルワークかどうかの判断が国全体としてではなく州ごとに大きく異なります。カナダ国営メディアのCBCによる記事❻では、マニトバ州では同国として制限解除を行うにあたって鍼治療とマッサージ治療が最も早く営業再開できる業種に分類された一方で、サスカチェワン州ではマッサージ治療が含まれなかったことを伝えています。

同様に、記事❼は、米国で州ごとにその扱いが異なる状況であることを伝えています。記事のなかでは、ニューハンプシャー州のマッサージ治療家が、同州の営業制限対象に加えられ、また、制限解除の対象から除外されていることに対して批判を述べています。記事によれば、全米の23州ではマッサージ治療がすでに営業解除になっているか、そもそもエッセンシャルワークとして営業制限がないと伝えています。

記事❺
"What is allowed with the easing of tightened Covid-19 circuit breaker measures from May 5"
Straits Times - May 2, 2020
「5月5日からのコロナ休業解除ができる業種は何か」

https://bit.ly/2zCBb99

記事❻
"'They sprung this on us': Massage therapists say clearer guidelines needed for COVID-19 reopening"
CBC-May 1, 2020
「マッサージ治療家たちがコロナ禍での治療ガイドラインを求めている」

https://bit.ly/2UNlTpp

記事❼
"My Turn: Massage therapists left out of health care reopening" Concord Monitor - May 22,2020
「マッサージ治療は営業再開から取り残された医療だ」

https://bit.ly/2UJXdhO

これらの記事から分かるのは、米国やカナダでは、鍼灸師やマッサージ師の質や数が州ごとによって大きく異なり、また、これまでに本稿で紹介したように実際に公的医療保険や民間医療保険で鍼灸マッサージの保険適用は非常に限定的で、東洋医学の普及度合いと死者数の関連を見る際にも州ごとにデータを比較することが重要ということです。

　前述の国別の死者数も、州によっては日中韓やオセアニア2カ国に比べても遜色のない高いアクセシビリティやアフォーダビリティがあることを考慮に入れると、東洋医学の普及によって低くなっているという仮説が暴論とはいえない可能性を示唆しています。

東洋医学は「ウイルスとの共生」にふさわしい

　鍼灸治療や漢方治療に基づく東洋医学は、日本だけでなく、中国や韓国を始めとする東アジア諸国を中心に、1000年単位の長い年月をかけて、多くの先達たちの英知と尽力によって体系化され、医療として普及してきました。1990年代の後半以降、鍼灸マッサージのエビデンスによって現代科学で説明可能な部分が見えてくるにつれて、現代医学を補完代替する医療として、世界の医療のなかで活躍の場を広げてきました。特に、本連載が始まった2005年以降は、英国、オーストラリア、ニュージーランド、米国、カナダを中心にした欧米先進諸国で多様化する医療へのニーズ（患者、医療者の両方からの）に対応するため、さまざまな医療の特性を組み合わせて提供する、統合医療の主役として東洋医学の普及が進んできました。

　欧米メディアの記事やニュースから世界的な普及の過程をつぶさに見てきた筆者には、今般のコロナ禍における各国の死者数の違いと東洋医学の普及に一定の関係があるように見えます。いささか乱暴で冒険的な仮説ですが、鍼灸治療や漢方治療の東洋医学が人間にやさしい本質的な医療であるために普及が進んできたことも考慮すると、今後、さまざま知見に基づく検証が行われることで東洋医学が「ウイルスとの共生」にふさわしい医療だと検証される可能性は完全に否定できないと考えています。

　新型コロナウイルスに対する有効なワクチンや治療法が開発される見通しはいまだに立っていません。また、今後、コロナウイルスと同様に世界的な感染症パンデミックを引き起こす別の未知の病原体が出現することも否定できないなかで、人体の内外の環境に応じて自らの「適応力＝自然治癒力」を引き出す東洋医学が果たす役割はますます大きく深くなっていくと思われます。

　人々の生活のなかで鍼灸や漢方（生薬）による心身のバランス管理はまさに「環境との共生」であり、医療の目的も「ウイルスの撲滅」に加えて、東洋医学による免疫力向上による「ウイルスとの共生」に進化することが予想されます。

　月刊「医道の日本」誌は本号をもって休刊となり、本稿も158回の連載でいったん終わります。この連載のきっかけをつくってくださった兵頭明先生、拙文を見事に掲載文にまで編集してくださった本誌編集者の皆様、何よりもいつも熱心に読んでくださった読者の皆様に深く敬意と謝意を込め、本稿のまとめとして、世界の鍼灸関連メディア記事を通じて、鍼灸治療やあん摩指圧マッサージ治療が「アフターコロナ」の世界で医療としてさらに大きな役割を担う可能性を述べて、筆を置きたいと思います。

論文から読み解く科学的知見 **鍼灸ワールドコラム**

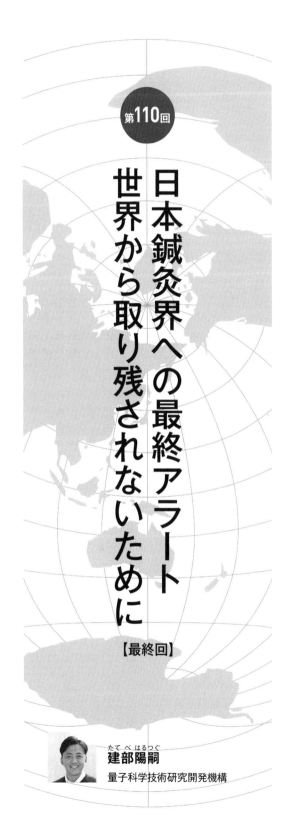

第110回

日本鍼灸界への最終アラート 世界から取り残されないために

【最終回】

建部陽嗣
たてべ はるつぐ
量子科学技術研究開発機構

2011年6月に始まった本連載も今回で最終回となる。これまでに109回、105本の論文を紹介してきた。動物実験27本、ヒトによる基礎実験25本、臨床試験15本、レビュー（基礎＆臨床）26本、臨床報告13本と、幅広く紹介してきたつもりである。鍼灸の論文ではないが、鍼灸につながる可能性のある論文も5本紹介した。今回は、これまでの本連載を振り返ってみようと思う。

鍼鎮痛機構の新発見
教員も知らない、教科書にも載らない

その前に、鍼灸に関する英語論文数の推移について考えてみよう。「acupuncture（鍼）」をキーワードに、PubMedで英語論文を検索した際の、ヒット数を表した（図1）。すると、これまでに大きく2回の転機があることが分かってくる。まず1回目は1972年、これはニクソン大統領訪中の年である。その前年、新華社通信、そしてニューヨーク・タイムズ紙に「鍼麻酔」が大きく取り上げられた。これをきっかけに、鍼鎮痛に関する研究が世界的にスタートしたと考えられる。それまで、年数本であった英語論文数は、一気に数十〜100本近くへと変化する。その後、横ばいの期間が続くが、第二の転換点となったのは1998年のことである。この年は、NIHの合意声明がJAMA誌に掲載された年である。鍼灸に対する当時のエビデンスがまとめられ、そして、さらなるエビデンスの重要性が求められた。すると、そこから英語論文数の増加スピードは速度を増し、今では年700本に迫る勢いで、2019年にはその総数がとうとう10,000本を超えた。

本連載が生まれるきっかけは、当時、専門学

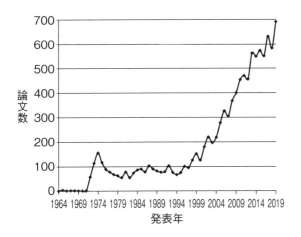

図1　PubMed で検索される "鍼" 英語論文数

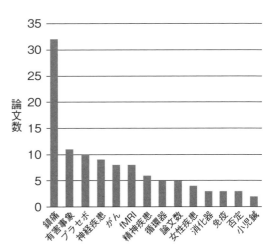

図2　本連載で紹介してきた論文内容

校の新人教員だった2人の会話にある。互いに、大学院で研究生活を送りながら、週3日の専任教員として働いていた。ある日、「あの論文読んだ？」「もちろん！　鍼鎮痛の新たな機序に迫る大発見だね」と盛り上がった。しかし、一向に日本の鍼灸界で盛り上がりはみられない。1年近く経っても、鍼灸師ばかりでなく鍼灸教員ですら、この新発見を知らない人が多かった。この現実に危機感を覚え、広く鍼灸師に伝えるべきと医道の日本社に原稿を送ったのが、本連載第1回で紹介した「アデノシン鎮痛」である[1]。

　2010年に発表されたこの論文は[2]、これまでに700回近く引用されており、世界の鍼灸界では周知の事実となっていることがうかがえる。我が国でも教科書に掲載されていない内容にもかかわらず、本年の国家試験に出題されたことでも話題となった。

世界では超有名大学、医科大学が鍼灸研究に取り組む

では、ほかにはどんな内容の論文を紹介して

きたのだろうか。やはり圧倒的に多く紹介した内容は鎮痛にかかわるもので、その数は32本に及ぶ（図2）。次に多いのは、有害事象に関するもので11本となっている。これは、鍼灸治療における有害事象が可能な限り少なくなるようにとの思いから意識的に紹介してきた。そのなかで、日本からしか報告されない有害事象、なくならない死亡事故、感染の変化などをあぶり出し注意を促してきた。そして、プラセボ10本、神経疾患9本、がん8本、fMRI研究8本、精神疾患6本と続く。また、本連載の特徴として、鍼灸に否定的な論文も3本紹介した。なぜ鍼灸治療を受け入れることができないのか、否定的な意見を紐解くことにより、鍼灸界が何をすべきなのかを考察した。

　紹介した論文がどの国の研究者によって書かれたものだったのか見返してみると、やはり多かったのは中国で34本である。次いで、アメリカ23本、韓国16本、イギリス8本、スウェーデン7本と続く。日本の論文も3本紹介したが、他国と比べるとその数は少し寂しい。これは、発表された英語論文の数との関連が大きい。加えて、本連載で取り上げた論文を、筆頭著者の

表1　本連載で紹介してきた論文が掲載された雑誌（2本以上）

雑誌名	取扱数
PLoS One.	10
BMC Complement Altern Med.	8
Evid Based Complement Alternat Med.	8
Sci Rep.	6
JAMA.	4
Neurosci Lett.	4
BMJ.	3
Chin Med.	3
J Acupunct Meridian Stud.	3
J Neurosci.	3
J Pain.	3
Acupunct Med.	2
Pain.	2

＊灰色は鍼灸・補完代替医療専門紙

所属でランキングをつけると、慶熙大学校（韓国）8本、ハーバード大学医学大学院（アメリカ）6本、北京中医薬大学（中国）5本、カロリンスカ医科大学（スウェーデン）4本の順となる。これらの大学はどれも、いわゆる一流大学といわれるところであり、その研究手法の新規性、規模の大きさ、質の高さには目を見張るものがある。超有名大学、医科大学が鍼灸の研究を真剣に行っている。ここが日本と世界との違いの一つといえる。

　これまでに本連載で紹介してきた論文のうち、鍼灸・補完代替医療の専門誌に掲載されたものは、実は29本しかない。PLoS One誌、Scientific Reports誌など自然科学の全分野を対象としたもの、医学、神経学、痛みといった鍼灸以外の専門誌に掲載されたものを多く取り上げた（表1）。ほかにも、The New England Journal of Medicine誌、Lancet誌、Nature Medicine誌など、世界に冠たる超一流科学雑誌に掲載された鍼灸関連の論文を数多く紹介した。これは、世界の鍼灸研究者たちが、まずは鍼灸以外の専門誌にチャレンジしている結果と考えている。何より、鍼灸の研究が、医学・科学分野に認められていることの証拠だともいえるだろう。

知識とともに問題意識を共有せよ

　世界に目を向ければ、鍼灸にエビデンスがないとは決していえない状況となっている。「知らないのは日本の鍼灸師のみ」という状況だけは、決して起こしてはならない。おそらく読者が思っている以上に速いスピードで鍼灸研究の世界は動いている。それを知るには英語論文を読むしか方法がない。英語の論文を読むことは、翻訳ソフトなどを活用すれば、決して難しいことではなくなっている。そして、何よりその知識を鍼灸師同士で共有することが重要だ。

　現在、『はりきゅう理論』の教科書の改訂を行っていると聞く。約20年ぶりの改訂となる。この空白の期間を、本連載が多少なりとも埋めることができていたなら幸いである。最後に、これまで応援してくれた読者、新人教員が始めた無謀な企画に長い間付き合ってくれた編集者、進路変更にもかかわらず可能な限り協力してくれた樋川正仁先生に感謝申し上げたい。

【参考文献】
1) 建部陽嗣, 樋川正仁. 鍼灸ワールドコラム第1回 鍼鎮痛機構の新たな発見を手放しで歓迎してよいのか？ 医道の日本 2011; 70(6): 133-5.
2) Goldman N, Chen M et al. Adenosine A1 Receptors Mediate Local Anti-Nociceptive Effects of Acupuncture. Nat Neurosci 2010; 13(7): 883-8.

キャッチアップ！ 医療記事
HEADLINE

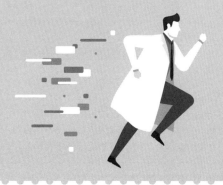

— HEADLINE NEWS —

NEWS 01
免許ない医・歯学生も
医療行為OK
厚労省が法改正へ

朝日新聞デジタル 2020年5月15日

NEWS 02
来院自粛で高齢患者に衰え
診療所の看護師が懸念

朝日新聞デジタル 2020年5月18日

NEWS 03
病院運転資金支援で
診療報酬前払い検討 厚労省
コロナで外来減り経営難

デジタル毎日 2020年5月19日

NEWS 04
医療求人集約サイト新設へ
6月にも運用、コロナ対策

産経ニュース 2020年5月27日

NEWS 05
薬価改定、
来年度見送り論
新型コロナで薬局経営苦境に

朝日新聞デジタル 2020年5月27日

NEWS 06
原発不明がんに
免疫治療薬「オプジーボ」
近畿大、有効性を初確認

産経ニュース 2020年5月31日

NEWS 07
昨年の出生率1.36、
4年連続で低下
自然減は初の50万人超え

読売新聞オンライン 2020年6月5日

NEWS 08
アビガン治験、7月以降も継続
承認さらに遅れも

日本経済新聞電子版 2020年6月6日

NEWS 09
「コロナ予防に」
未承認薬を宣伝、
薬局社長を書類送検

朝日新聞デジタル 2020年6月9日

NEWS 10
iPS細胞由来の網膜シート、
年度内にも
難病患者の目に移植へ
厚労省が臨床研究計画了承

デジタル毎日 2020年6月11日

NEWS 11
コロナ患者発症10日で退院
厚労省、14日間から短縮

日本経済新聞電子版 2020年6月12日

NEWS 12
うつ病の「引き金」物質、確認
疲労でウイルス覚醒
→SITH1作る
東京慈恵医大

朝日新聞デジタル 2020年6月14日

SCHEDULE 開催予告

※新型コロナウイルスの感染拡大の状況をうけて、開催が延期もしくは中止となる可能性があります。最新情報につきましては、各学会のWebサイトなどを必ずご確認ください

東日本

▶ 律動法研究会
開催日	①7月12日（日）基礎シリーズ全3回コース
	②7月12日（日）月例臨床セミナー

会 場	神奈川県・周気堂治療室

内 容	①「律動法方式微細モーションパルペーション（頚椎、胸椎、腰椎、仙骨）」、「L5のモーションパルペーション」。②「臨床現場を想定した臨床技術の修得」。

連絡先	事務局　TEL：045-531-2716

▶ 漢法苞徳会
開催日	7月12日（日）

会 場	東京都・目黒さつきビル

内 容	「コロナ禍考察」、「汎用太鍼の実技運用、カルテ記入の実技、六気の治療の実技、当会テキストに基づく」、「難経精読」。

連絡先	事務局（宮地）　TEL：090-8511-9021
	E-mail：setsuyo_y.m.nishiogi-harikyu@ezweb.ne.jp

▶ 半身症候鍼灸研究会
開催日	①7月19日（日）基礎シリーズ全3回コース
	②7月19日（日）月例臨床セミナー

会 場	神奈川県・新横浜はりセンター

内 容	「少数穴理論」。①「半身症候、気の診断法」、「椎間板ヘルニア、膝関節痛、脊柱管狭窄症診断と治療」、「脳血管障害」。②「臨床現場を想定した臨床技術の修得」。

連絡先	事務局　TEL：045-531-2716

▶ 中医臨床実力養成研修会
開催日	7月19日（日）

会 場	東京都・GS第一伝統治療院

内 容	「各病による痛みの本治と標治のコツ」、「鍼灸、漢方薬、薬膳の方法」、「第6講：胃脘痛（胃潰瘍）」。

連絡先	GS第一伝統治療院
	TEL：03-3446-5598
	E-mail：gogeish9411@hotmail.com

西日本

▶ 氣鍼医術臨床講座
開催日	①7月5日（日）、②7月11日（土）
	③7月25日（土）

会 場	①②兵庫県・漢医堂三ノ宮分院
	③オンライン

内 容	①「氣鍼医術臨床講座普通部」（葛野玄庵）。②「玄庵塾」（葛野玄庵）。③「福島弘道先生テープ講義を聞く会」（葛野玄庵）。

連絡先	事務局（漢医堂三ノ宮分院内）
	TEL：078-334-1589

▶ 柿田塾
開催日	7月19日（日）

会 場	大阪府・産業創造館

内 容	※中止の場合あり

連絡先	おのころ治療院　TEL：0799-62-0990

▶ カササギ会
開催日	7月26日（日）

会 場	兵庫県・病は気から気は病から（神戸元町）

内 容	「経絡治療の経験ゼロでも2時間で痛みがとれるようになる子午治療入門」。

連絡先	事務局　TEL：078-381-8455
	E-mail：flyingkasasagi@gmail.com

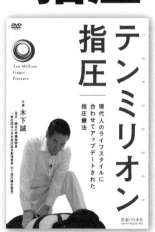

NEWSLETTER 今月の会報

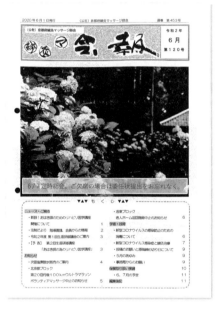

兵庫県保険
鍼灸師会会報
6月号
協同組合兵庫県
保険鍼灸師会

会報
第120号
公益社団法人
京都府鍼灸
マッサージ
師会

埼鍼報
第185号
公益社団法人
埼玉県鍼灸師会

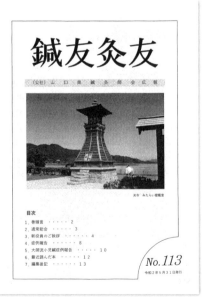

鍼友灸友
No.113
公益社団法人
山口県鍼灸師会

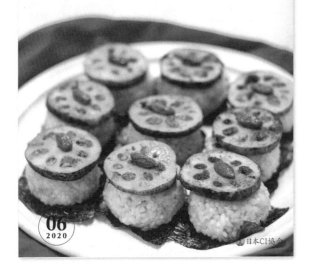

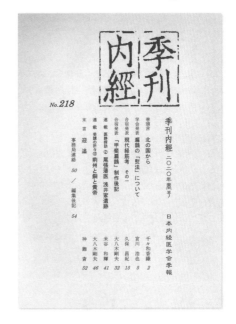

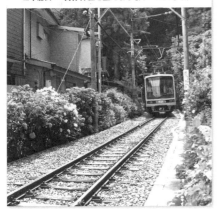

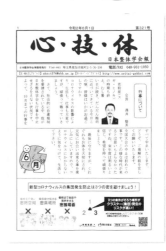

マクロ
ビオティック
6月号
日本CI協会

季刊内経
2020年春号
日本内経医学会

心・技・体
第321号
日本整体学会

人間医学
6月号
人間医学社

［編集後記］

今月号の2020年7月号（通巻922号）をもって、1938年創刊の月刊「医道の日本」はいったん幕を下ろすことになりました。また、2016年4月より編集長を務めさせていただいた私自身も、一つの区切りとして、新卒で入社以来、18年間在籍した医道の日本社を退社します。振り返ると、数々の失敗をあちこちでしでかしたにもかかわらず、どんな取材現場でも先生方に温かく迎えていただいた思い出ばかり。出版業界と鍼灸マッサージ業界は、人生のつまずきや周り道に寛容で、すべての経験が生かされる懐の深さがよく似ています。長きにわたって月刊「医道の日本」をご愛読いただき、ありがとうございました。【山口】

「感動をもって一気に読みました。どのような経緯で実現の運びになったのか興味ぶかいものがあります」。以前、本誌で編集後記を書いていた方が、私の企画した対談の記事を読んで感想を送ってくださったことがあります。さらにその方は、「来月の後記はもう書きましたが、この感動についてです」といわれ、実際そのとおりに、後記を遺されました。その方の言葉は「治療家の特権ですよ、感動を共有できるのは」「私たち編集者も、もうひとつの感動を追求しましょうね」と続きます。その後、その方の企画記事によって人生が変わったという読者に出会い、お礼をいわれました。たくさんの学びと気づきを、ありがとうございました。【由井】

6年前、編集後記欄でおすすめの新刊を紹介したところ、読者の方から「読んでみたい。どこで買える？」とお電話をいただきました。喜びと同時に「細部まで熱読してくれている方のため、より誠実に原稿と向き合わなければ」と、気が引き締まりました。p.42〜のこれからの情報源企画では、他媒体の担当者に誌面づくりの理念を伺っています。それぞれ特色はありますが、共通して「読者のため」「未来のため」という熱意を強く感じました。今号の裏表紙には弊誌のバックナンバーの一部を、カテゴリ別に掲載しています。こちらも引き続き、情報源としてご活用いただけますと幸いです。【高橋】

これまで月刊「医道の日本」をご愛顧いただき、心より感謝申し上げます。私は2016年に入社して以来、今日に至るまで月刊誌チームに在籍し、月刊誌の業務に携わってまいりました。その日々は貴重な経験ばかりでしたが、皆様はいかがでしょうか。「医道の日本」にやってほしかった企画、もっと取り上げて分野などがございますか？　もしよければ、どこかでお会いした際にぜひお聞かせください。そういったお声が集まれば、再び「医道の日本」として形になるかもしれません。最後に、至らない点ばかりの私を見捨てることなく導いてくださった先生方、ならびに尊敬する上司や先輩方に、この場をお借りして感謝申し上げます。本当にありがとうございました。【兼平】

医道の日本
VOL.79 NO.7 2020年7月

2020年（令和2年）7月号　Vol.79 No.7（通巻922号）
©IDO NO NIPPON SHA, Inc.
2020年7月1日発行（毎月1回1日発行）　定価 本体908円＋税　送料140円

発行人	戸部慎一郎	広告	岩花京太朗
編集長	山口智史		菅原満
編集	由井和美		
	兼平祐輔	デザイン	株式会社 dig
	小林篤子	デザイナー	成宮成
	梛田直樹		山崎綾子
	髙橋優果		峰村沙那
	島田潤		
	山本千津	組版	有限会社ナノネット
			株式会社アイエムプランニング
		印刷・製本	横山印刷株式会社

発行所　株式会社医道の日本社
http://www.idononippon.com

本社　〒237-0068
神奈川県横須賀市追浜本町1-105
TEL 046-865-2161
FAX 046-865-2707

東京支社　〒140-0014
東京都品川区大井町1丁目23番1号
カクタビル8F

広告受付　TEL 03-5718-3012
FAX 03-5718-3013
編集部　TEL 03-5718-3011
FAX 03-3772-3200

月刊「医道の日本」 定期刊行休止のお知らせ

　月刊「医道の日本」は、2020年7月号（7月1日発売号）をもって定期刊行を休止させていただくことになりました。

　1938年に鍼灸の専門誌として創刊して以来、戦前戦後の困苦を乗り越え、あん摩マッサージ指圧をはじめとした手技療法の領域も加えながら、臨床報告や施術テクニック、業界ニュースなど業界の発展に寄与する誌面を心がけ、長きにわたって毎月発行して参りました。

　一方で近年は、雑誌市場の縮小、WEB上での情報発信の一般化など情報をめぐる環境が大きく変化して参りました。この変化に伴い、弊誌も新たな形での情報発信を模索すべき時期が来たものと判断いたしました。つきましては、定期刊行は一旦休止させていただきますが、以後も「医道の日本」として不定期ながら継続して発刊していく予定です。

　また、従来の紙媒体での単行本に加えて、WEB、電子書籍などの多様な形態で、引き続き、新鮮な情報を読者の皆様にお届けすべく、努めて参る所存でございます。

　なお、今後、当社の新刊や業界の最新情報につきましては、医道の日本社の公式ウェブサイトや「医道の日本 Net Shopping」および「IDO Job Search」で、随時発信していきます。

　長きにわたりご協力、ご支援下さいました皆様に、心より感謝申し上げます。今後とも変わらぬご愛顧のほど、何卒宜しくお願い申し上げます。

株式会社　医道の日本社

地域別 求人案内

JOB INFORMATION

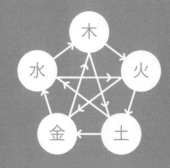

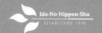

医道の日本社広告係
TEL:03-5718-3012　FAX:03-5718-3013

全国版

東京23区

東京23区以外

埼玉

千葉

神奈川

北海道・東北

北関東

甲信越・北陸

東海・近畿

中国・四国

九州・沖縄

海外

全国版

東京23区

東京23区以外

埼玉

千葉

神奈川

北海道・東北

北関東

甲信越・北陸

東海・近畿

中国・四国

九州・沖縄

海外

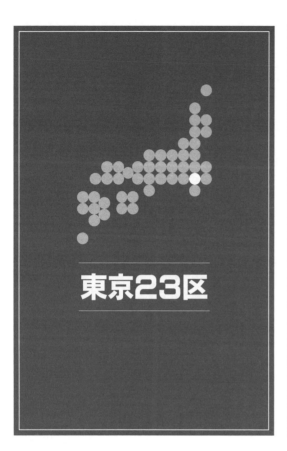

東京23区

有限会社タチバナ

東京都港区赤坂3－11－14－411
☎ 03－3584－0432（担当：山口・阿部）
FAX 03－3584－4959

～急募～
★老舗高級ホテル内の会員制ヘルスクラブでのマッサージ！
週5日・8時間勤務で、38万円以上支給中
週1日からの勤務可能、週5日の方は完全週休2日制

★豪華客船のお客様キャビン内でマッサージ！
休日は乗船スケジュールにより決定
最短7日～最長3ヵ月の乗船勤務
他社勤務中の方も大歓迎です。
詳しくは、お問い合わせや面接にてお話させて下さい。

資格：あん摩マッサージ指圧師免許
経験：3年以上
給与：保障制と歩合制での比較給与
時間：最小4時間～応相談
休日：勤務により異なります。
お気軽にご連絡下さい！お待ちしています。

かなや整形外科

東京都杉並区高井戸東4－11－5－1F
高井戸駅徒歩9分　荻窪駅バス10分
☎03－3247－7755

資格：柔道整復師（新卒歓迎、女性も活躍中）
時間：8：40～12：30、15：00～19：00（土17：00まで）
休日：木・日・祝祭日、夏季、年末年始
給与：月給22万円～（試用期間有）。賞与、昇給あり
診療補助、リハビリ補助、勉強会等にて整形外科の知識、考え方やX-P読影などの勉強が可能。20～30代のスタッフが活躍中。スタッフ間のコミュニケーションもばっちりです。新型コロナ対策も十分行っています。

吉宗指圧治療院

東京都千代田区神田佐久間町1－16　大橋ビル502
ＪＲ秋葉原駅徒歩1分
☎03－3527－1976　http://yosimune.org

来たれ！独立開業を目指している方！
一緒に100歳まで現役を目指しましょう！
時間：13：00～21：00　週2日以上。副業OK！
休日：シフト制　給与条件：完全歩合制（50％前後）。
腕前他、求職者側の条件により委細面談。
院長一人、ベッド2台の小さな治療院です。開業を目指している方、臨床技術や一人経営について学びたい方、お待ちしております。

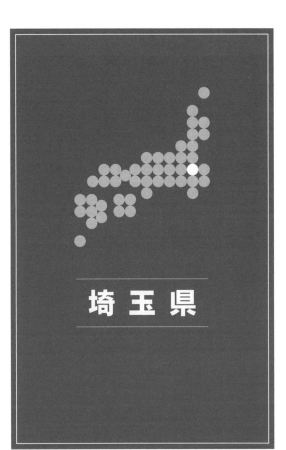

埼玉県

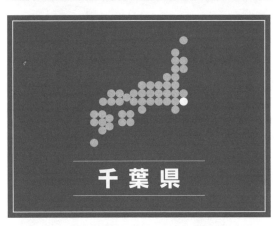

千葉県

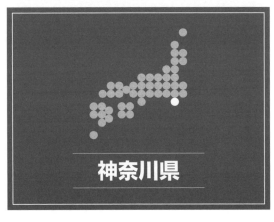

神奈川県

新田整形外科医院

埼玉県草加市八幡町719－3
最寄駅：東武伊勢崎線・新田駅
☎048－931－6618

資格：柔道整復師（新卒可）
時間：月～金9：30～18：30（休憩有）、土13：30まで
休日：日曜祭日、夏、年末年始、その他6月、10月
給与：月給25万円以上（扶養手当あり）
　　　賞与年2回、交通費全額支給、昼食代支給
ＰＲ：地域密着、外傷患者多し。
明るく元気な方からのご応募をお待ちしております。
電話連絡の上、履歴書をご持参下さい。

㈱元気　訪問マッサージ元気

埼玉県川越市砂新田3－20－8
東武東上線・新河岸駅より徒歩10分
☎049－241－7700

資格：あマ指師、要車免許
23～40万円＋歩合、昇給年1回
※研修（3ヶ月）月給20万円
待遇：社保完、交支給、車通勤可
　　　退職金、服貸、車貸
休日：完全週休2日、日・祝、年
　　　末年始、夏季、有給
女性も多く、リハビリの勉強充実

愛光クリニック　整形外科内科

千葉市美浜区高洲3－14－71F
ＪＲ京葉線・稲毛海岸駅徒歩2分
☎043－303－1008

柔整師、鍼灸師、マッサージ師
正社員　25万円～㋐時給1200円～
待遇　㋩全額支給
時間　9時～12時／15時～19時
休日　応相談　年末年始　お盆
　　　臨床経験少ない方でも親切
に御指導します。元気でやる気の
ある方は、まずはお電話下さい。

匠整骨院

神奈川県相模原市緑区西橋本5－1－1
ラ・フロール4階　最寄駅：橋本駅
☎042-772-9883　070-2186-4446　http://fukuju2016.com

○柔整師・鍼灸・指圧マッサージ師募集！○
給与：月給30万円以上（平均給与は43万円以上）
勤務：9時半～20時又は14～22時（休憩有・選択可）
レセ残業等ありません。
休日：完全週休2日制　※3日間の場合は80％支給
待遇：雇用保険・交通費全給・車通勤ＯＫ
卒後臨床研修認定院です。受付も募集中！時給1110円
～（20時以降1320円～、日祭日1200円～）学生可

全国版
東京23区
東京23区以外
埼玉
千葉
神奈川
北海道・東北
北関東
甲信越・北陸
東海・近畿
中国・四国
九州・沖縄
海外

医道の日本Jobサーチの特長

(鍼灸師・あん摩マッサージ指圧師・柔道整復師に特化した求人サイトです。もちろんスマホにも対応!)

長年にわたり鍼灸師・あん摩マッサージ師・柔道整復師などの国家資格保有者の求人を支援してきた当社サイトだからこそ、モチベーションの高い求職者が集まります。スマートフォンにも対応していますので、求職者は場所と時間を選ばずサイトをチェックしています。

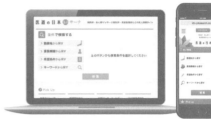

(医道の日本Jobサーチの料金システムは、成果報酬型ではございません)

当サイトの求人広告は掲載課金型です。
掲載時に何人採用が決まっても追加の費用などは一切かからないので、安心してご利用いただけます。
※成果報酬型では掲載コストは低い反面、採用決定時に内定者に支払う年収の10〜20%を支払うものが一般的です

掲載課金型
何人採用が決まっても追加費用等はありません

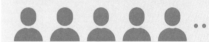

採用成果報酬＝0円

(「鍼灸師 求人」「マッサージ師 求人」「柔道整復師 求人」という主要3ワードでいずれもWEB検索上位表示!!)

「鍼灸師 求人」「マッサージ師 求人」「柔道整復師 求人」という主要3ワードでいずれもWEB検索上位表示をキープする施策を常に行っています。

検索上位表示

鍼灸師 ＋ 求人	🔍
マッサージ師 ＋ 求人	🔍
柔道整復師 ＋ 求人	🔍

まずはサイトにアクセス・メルマガ会員登録をお願いします！広告掲載料金・ご利用方法などお気軽にお問い合わせください。

http://www.ido-jobsearch.com/
医道の日本社 広告係
TEL：03-5718-3012　FAX：03-5718-3013

◆医道の日本社図書◆取扱書店一覧

北海道

札幌市	三省堂書店札幌店	011-209-5600
	MARUZEN&ジュンク堂書店札幌店	011-223-1911
	紀伊國屋書店札幌本店	011-231-2131
	コーチャンフォー新川通り店	011-769-4000
小樽市	喜久屋書店小樽店	0134-31-7077
旭川市	ジュンク堂書店旭川店	0166-26-1120

青森県

青森市	戸田書店青森店	017-762-1815
弘前市	ジュンク堂書店弘前中三店	0172-34-3131
	紀伊國屋書店弘前店	0172-36-4511

岩手県

| 盛岡市 | ジュンク堂書店盛岡店 | 019-601-6161 |

宮城県

| 仙台市 | 丸善仙台アエル店 | 022-264-0151 |
| | アイエ書店 | 022-738-8670 |

秋田県

| 秋田市 | ジュンク堂書店秋田店 | 018-884-1370 |

山形県

山形市	八文字屋本店	023-622-2150
	高陽堂書店	023-631-6001
	戸田書店山形店	023-682-3111
東田川郡	戸田書店三川店	0235-68-0015

福島県

| 郡山市 | ジュンク堂書店郡山店 | 024-927-0440 |

茨城県

| つくば市 | ACADEMIAイーアスつくば店 | 029-868-7407 |

群馬県

前橋市	蔦屋書店前橋みなみモール店	027-210-0886
	紀伊國屋書店前橋店	027-220-1830
	戸田書店前橋本店	027-223-9011
	廣川書店前橋店	027-231-3077
高崎市	廣川書店高崎店	0273-22-4804
	戸田書店高崎店	027-363-5110
藤岡市	戸田書店藤岡店	0274-22-2469

埼玉県

さいたま市	紀伊國屋書店さいたま新都心店	048-600-0830
	三省堂書店大宮店	048-646-2600
	ブックデポ書楽	048-852-6581
	紀伊國屋書店浦和パルコ店	048-871-2760
熊谷市	戸田書店熊谷店	048-599-3232

千葉県

千葉市	志学書店	043-224-7111
	三省堂書店そごう千葉店	043-245-8331
流山市	紀伊國屋書店流山おおたかの森店	04-7156-6111
柏市	ジュンク堂書店柏モディ店	04-7168-0215
船橋市	ジュンク堂書店南船橋店	047-401-0330
習志野市	丸善津田沼店	047-470-8313
印西市	宮脇書店印西牧の原店	0476-40-6325

東京都

千代田区	三省堂書店神保町本店	03-3233-3312
	三景書店	03-3252-2149
	いざわ書林	03-3261-3311
	亜東書店	03-3291-9731
	新樹社書林	03-3293-5691
	東方書店	03-3294-1001
	燎原書店	03-3294-3445
	書泉グランデ	03-3295-0011
	丸善お茶の水店	03-3295-5581
	丸善丸の内本店	03-5288-8881
中央区	八重洲ブックセンター	03-3281-8203
	丸善日本橋店	03-6214-2001
中野区	ブックファースト中野店	03-3319-5161
新宿区	紀伊國屋書店新宿本店	03-3354-0131
	ブックファースト新宿店	03-5339-7611
江東区	紀伊國屋書店ららぽーと豊洲店	03-3533-4361
大田区	東邦稲垣書店	03-3766-0068
品川区	医学堂書店	03-3783-9774
文京区	文光堂書店本郷店	03-3815-3521
豊島区	たにぐち書店	03-3980-5536
	ジュンク堂書店池袋本店	03-5956-6111
渋谷区	MARUZEN&ジュンク堂書店渋谷店	03-5456-2111
武蔵野市	ジュンク堂書店吉祥寺店	0422-28-5333
国分寺市	紀伊國屋書店国分寺店	042-325-3991
多摩市	丸善多摩センター店	042-355-3220
立川市	ジュンク堂書店立川高島屋店	042-512-9910
	オリオン書房ノルテ店	042-522-1231

神奈川県

横浜市	有隣堂伊勢佐木町本店	045-261-1231
	有隣堂横浜駅西口店	045-311-6265
	紀伊國屋書店横浜店	045-450-5901
	ACADEMIA港北店	045-914-3320
	紀伊國屋書店ららぽーと横浜店	045-938-4481
	ブックファースト青葉台店	045-989-1781
川崎市	丸善ラゾーナ川崎店	044-520-1869
厚木市	有隣堂厚木店	046-223-4111
藤沢市	ジュンク堂書店藤沢店	0466-52-1211

新潟県

新潟市	考古堂書店	025-229-4050
	紀伊國屋書店新潟店	025-241-5281
	戸田書店新潟南店	025-257-1911
	ジュンク堂書店新潟店	025-374-4411
長岡市	戸田書店長岡店	0258-22-5911

富山県

| 富山市 | 紀伊國屋書店富山店 | 076-491-7031 |
| | BOOKSなかだ掛尾本店 | 076-492-1197 |

山梨県

甲府市	ジュンク堂書店岡島甲府店	055-231-0606
中巨摩郡	明倫堂書店甲府店	055-274-4331
中央市	戸田書店山梨中央店	055-278-6811

長野県

| 松本市 | 丸善松本店 | 0263-31-8171 |

岐阜県

| 岐阜市 | 郁文堂支店 | 058-246-1722 |
| | 丸善岐阜店 | 058-297-7008 |

静岡県

| 静岡市 | MARUZEN&ジュンク堂書店新静岡店 | 054-275-2777 |
| 浜松市 | ガリバー浜松店 | 053-433-6632 |

掛川市	戸田書店掛川西郷店	0537-62-6777

愛知県		
名古屋市	丸善名古屋本店	052-238-0320
	ジュンク堂書店ロフト名古屋店	052-249-5592
	大竹書店	052-262-3828
	三省堂書店名古屋本店	052-566-6801
	ジュンク堂書店名古屋店	052-589-6321
西春日井郡	紀伊國屋書店名古屋空港店	0568-39-3851

滋賀県		
草津市	ジュンク堂書店滋賀草津店	0568-39-3851

京都府		
京都市	丸善京都本店	075-253-1599
	アバンティ ブックセンター京都店	075-671-8987
	大垣書店イオンモールKYOTO店	075-692-3331
	ガリバー京都店	075-751-7151

大阪府		
大阪市	ジュンク堂書店大阪本店	06-4799-1090
	MARUZEN&ジュンク堂書店梅田店	06-6292-7383
	紀伊國屋書店グランフロント大阪店	06-6315-8970
	紀伊國屋書店梅田本店	06-6372-5821
	ジュンク堂書店近鉄あべのハルカス店	06-6626-2151
	ジュンク堂書店難波店	06-6635-5330
	旭屋書店なんばCITY店	06-6644-2551
東大阪市	ヒバリヤ書店本店	06-6722-1121
堺市	紀伊國屋書店泉北店	072-292-1631
高槻市	紀伊國屋書店高槻店	072-686-1195
	ジュンク堂書店高槻店	072-686-5300

兵庫県		
神戸市	ジュンク堂書店三宮駅前店	078-252-0777
	ジュンク堂書店三宮店	078-392-1001
	神陵文庫本店	078-511-5551
	紀伊國屋書店西神店	078-990-3573
姫路市	ジュンク堂書店姫路店	0792-21-8280

奈良県		
奈良市	ジュンク堂書店奈良店	0742-36-0801
橿原市	奈良栗田書店	0744-22-8657

和歌山県		
和歌山市	宮脇書店ロイネット和歌山店	073-402-1472

岡山県		
岡山市	神陵文庫岡山営業所	086-223-8387
	泰山堂書店鹿田本店	086-226-3211
	丸善岡山シンフォニービル店	086-233-4640
倉敷市	喜久屋書店倉敷店	086-430-5450

広島県		
広島市	紀伊國屋書店広島店	082-225-3232
	神陵文庫広島営業所	082-232-6007
	井上書店	082-254-5252
	丸善広島店	082-504-6210
	ジュンク堂書店広島駅前店	082-568-3000
安芸郡	フタバ図書TERA広島府中店	082-561-0770

山口県		
宇部市	井上書店宇部店	0836-34-3424

徳島県		
徳島市	紀伊國屋書店徳島店	088-602-1611
	久米書店	088-623-1334
	久米書店医大前	088-632-2663

香川県		
高松市	宮脇書店総本店	087-823-3152
	ジュンク堂書店高松店	087-832-0170
	宮脇書店本店	087-851-3733
丸亀市	紀伊國屋書店丸亀店	0877-58-2511

愛媛県		
松山市	ジュンク堂書店松山店	089-915-0075
	新丸三書店	089-955-7381

福岡県		
福岡市	紀伊國屋書店福岡本店	092-434-3100
	九州神陵文庫本社	092-641-5555
	紀伊國屋書店ゆめタウン博多店	092-643-6721
	丸善博多店	092-738-3322
北九州市	井上書店小倉店	093-533-5005
久留米市	紀伊國屋書店久留米店	0942-45-7170

佐賀県		
佐賀市	紀伊國屋書店佐賀店	0952-36-8171

長崎県		
長崎市	紀伊國屋書店長崎店	095-811-4919

熊本県		
熊本市	紀伊國屋書店熊本はません店	096-377-1330
菊池郡	紀伊國屋書店熊本光の森店	096-233-1700

大分県		
大分市	紀伊國屋書店アミュプラザおおいた店	097-515-5050
	ジュンク堂書店大分店	097-536-8181
	紀伊國屋書店大分店	097-552-6100

宮崎県		
宮崎市	蔦屋書店宮崎高千穂通り店	0985-61-6711

鹿児島県		
鹿児島市	ジュンク堂書店鹿児島店	099-239-1221
	ブックスミスミオプシアミスミ店	099-813-7012

沖縄県		
那覇市	ジュンク堂書店那覇店	098-860-7175
豊見城市	戸田書店豊見城店	098-852-2511
中頭郡	琉球光和考文堂メディカルブックセンター	098-945-5050

ご希望の本が店頭にない場合は書店にご注文下さい。

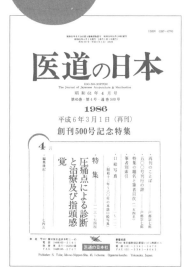
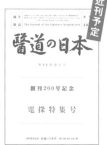
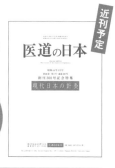
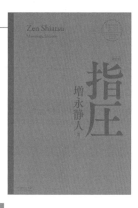
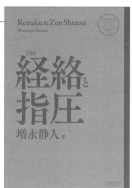
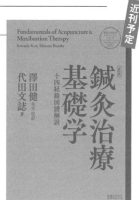

ＦＡＸ番号
046－865－2707

● FAXによるご注文は、裏面に送付先をご記入ください。

● 受注の間違いを防ぐために、ハガキの投函や２回の送信など重複したご注文はお避けください。

┌ハガキでのご注文はここから切り取ってご使用ください。

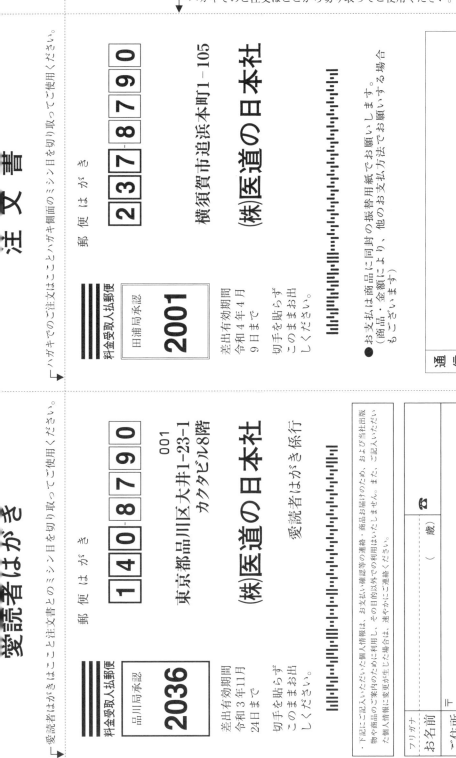

注 文 書

郵便はがき

2 3 7 - 8 7 9 0

横須賀市追浜本町1－105

㈱医道の日本社

料金受取人払郵便

田浦局承認

2001

差出有効期間
令和4年4月
9日まで

切手を貼らず
このまま
お出しください。

● お支払は商品に同封の振替用紙でお願いします。（商品・金額により、他のお支払方法でお願いする場合もございます）

通信欄（当社へのご希望、本誌を読んでのご意見もお書き下さい。）

愛読者はがき

愛読者はがきこと注文書とのミシン目を切り取ってご使用ください。

郵便はがき

1 4 0 - 8 7 9 0

001

東京都品川区大井1-23-1
カクタビル8階

㈱医道の日本社

愛読者はがき係行

料金受取人払郵便

品川局承認

2036

差出有効期間
令和3年11月
24日まで

切手を貼らず
このまま
お出しください。

・下記にご記入いただいた個人情報は、お支払い確認等の連絡・商品お届けのため、および当社出版物や商品のご案内のために利用し、その目的以外での利用はいたしません。また、ご記入いただいた個人情報に変更が生じた場合は、速やかにご連絡ください。

フリガナ		
お名前		（　　　歳）
ご住所	〒	
		☎（　　　）
E-mail		＠
	メールマガジン（無料）の配信を希望 □する　□しない	
定期購読	□している（会員番号：　　　）　□していない	
お持ちの資格	□鍼灸師　□あマ指師　□柔道整復師　□医師　□歯科医師 □看護師　□薬剤師　□ケアマネージャー　□理学療法士　□トレーナー □エステティシャン　□もっていない　□その他：	
（複数可）		

※資格は以前にお答え頂いている場合は未記入でも結構です。

FAXでのご注文（医道の日本社行　FAX 046-865-2707）

● FAXでのご注文は、下のミシン目を切り離さず、側面のミシン目とアンケートとのミシン目を切り離してご使用ください。

〈通信欄〉

注文書

年　　月　　日

商品コード	品　　名	サイズ	数量	金　額
合　　計				千

フリガナ

お名前

ご住所　〒　　　－

☎　　　　　　　　　FAX
※お電話番号は必ずご記入ください

E-mail　　　　　　＠

メールマガジン（無料）の配信を希望□する

お持ちの資格
※し印をお入れください
（複数可）

□鍼灸師　□あマ指師　□柔道整復師
□看護師　□薬剤師　□医師　□歯科医師
□エステティシャン　□ケアマネジャー　□理学療法士　□トレーナー
□その他：
□もっていない

●資格欄は以前にお答え入れ頂いている場合は未記入でも結構です。

● アンケートにご協力ください。
■ 7月号で面白かった記事の名前をご記入ください※5つまで。（プレゼント希望の場合は□に✓印をつけて下さい。）プレゼントを希望する⇒□（応募締切：2020年7月31日（金））

■ これまでの「医道の日本」で一番面白かった企画、印象的だった企画をお答えください。

■ これまでの「医道の日本」でもっと工夫してほしかった企画をお答えください。

■ 今後の小社へ希望する企画を教えてください。

■「医道の日本」へ一言、お願いします。

2020.7

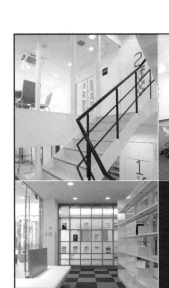
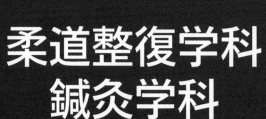
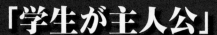
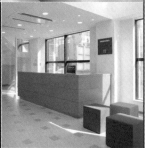
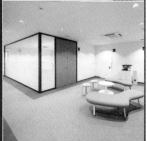
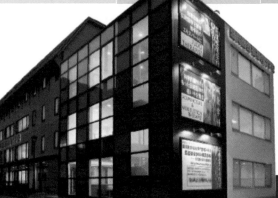

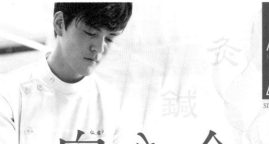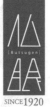
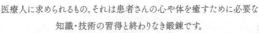
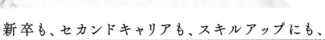
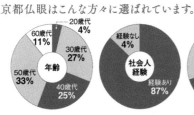
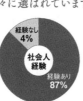
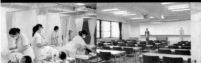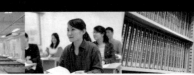

「ゲンキ」をつくる仕事

1957 年創立の本校には 6000 名を超える卒業生がいます。
体験入学では臨床家や指導者としてご活躍中の先生方をお迎えし、「本物
の技と心」を伝えていただきます。「はり」「灸」の治療体験、施設見学、
個別相談会も行いますので、この機会にぜひお越しください。

AO エントリー
受付中!!

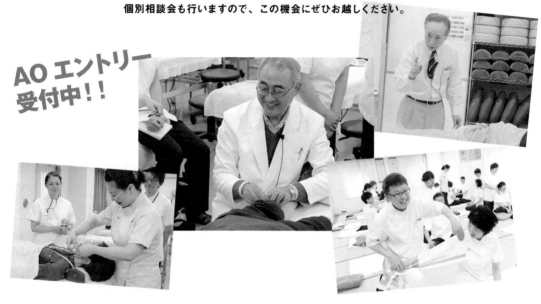

2021年4月入学生 募集学科

募集学科	募集人員	
鍼灸科	昼間部	30名
	夜間部	30名

募集学科	募集人員	
鍼灸あん摩マッサージ指圧科	昼間部	30名
	夜間部	30名

■専門実践教育訓練給付金対象講座　■職業実践専門課程認可校

体験入学日程 ※体験入学の詳細は随時本校ホームページに掲載いたします

2020　**7.12**(日) **8.23**(日) **9.22**(火祝)
10.18(日) **11.23**(月祝) **12.6**(日)
2021　**1.11**(月祝) **2.7**(日) **3.7**(日)

学校見学随時受付中！

厚生労働大臣認定　学校法人　素霊学園
東洋鍼灸専門学校

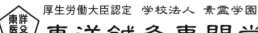

TEL 03-3209-5436　MAIL info@toyoshinkyu.ac.jp
〒169-0073 東京都新宿区百人町 1-4-4　https://www.toyoshinkyu.ac.jp
 toyoshinkyu_official　toyo_shinkyu　駅から徒歩**3**分

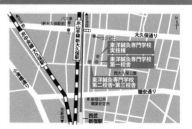

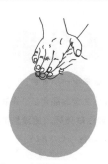
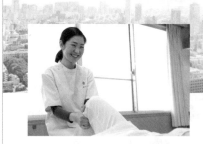
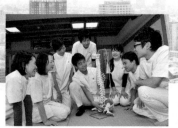
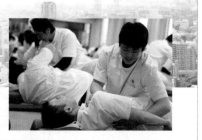

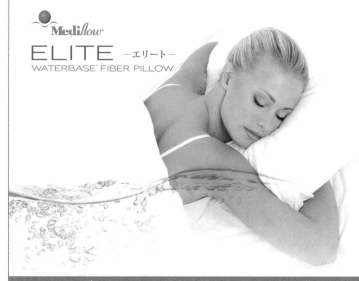
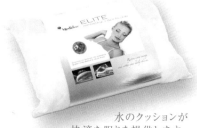

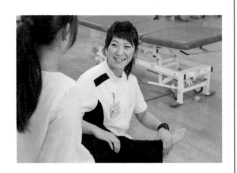

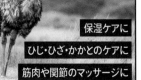
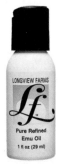
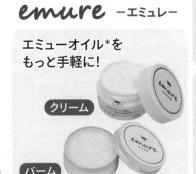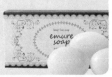
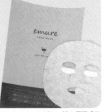

さしも草の
燃ゆる思ひを。

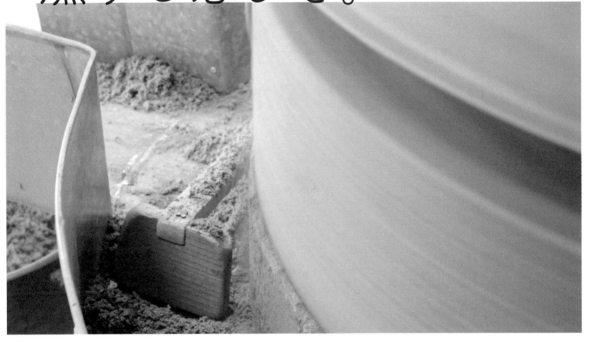

″安全で安心なものづくり″

を合言葉に、
どこまでも品質第一主義にこだわり
鍼灸治療用品の製造を通して
東洋医学の発展に努め
人々の健康生活に貢献する会社を目指します

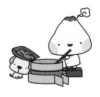

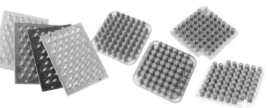

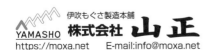

伊吹もぐさ製造本舗　**株式会社 山正**
YAMASHO
https://moxa.net　E-mail:info@moxa.net

本　　社　〒526-0244 滋賀県長浜市内保町 238 番地 2
　　　　　TEL 0749-74-0330 (代)　FAX 0749-74-0466
東京営業所　〒180-0004 東京都武蔵野市吉祥寺本町 1-20-1 吉祥寺永谷シティプラザ 917 号室
　　　　　TEL 0422-23-7881　　FAX 0422-23-7882

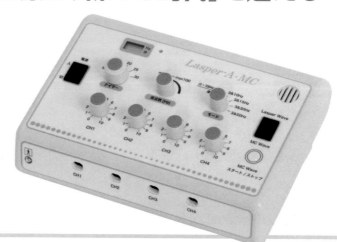

ユニコディスポ鍼

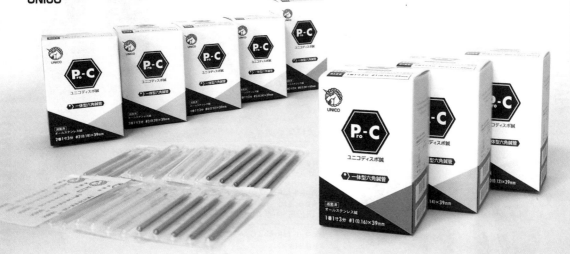

■製品の特長

鍼管と鍼柄は片手で簡単に取り外せます。

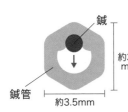

鍼
鍼管
約3.5mm
約3.8mm

一体型六角鍼管は、鍼管内側に鍼を固定。クサビがないのでゴミが出ません。

持ちやすい六角鍼管。

●指先にフィットする形
●転がりにくい
●皮膚との接触面は丸く加工済

鍼体と鍼柄はステンレス製。

材質を同じにすることで運鍼時の繊細な感覚が術者の指に正確に伝わります。
また、灸頭鍼としてもご利用いただけます。

鍼先は刺入しやすく痛みが少ない松葉型。

挿入のしやすさ、患者様の切皮痛の軽減を考えた結果、松葉形に近い、なだらかなカーブ（30〜35度）をユニコ鍼の基準にしております。

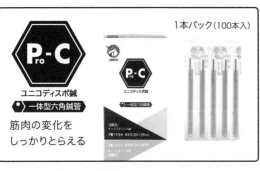

1本パック（100本入）

筋肉の変化をしっかりとらえる

ユニコディスポ鍼Pro-C

●鍼柄：材質 ステンレス　長さ20mm 直径1.2mm
●鍼体：材質 ステンレス
●鍼管：六角鍼管
●入数：1本パック（100本入）
希望小売価格　¥1,000（税別）

コーティング加工

1本パック（100本入）

刺入抵抗が少ない、なめらか刺入タイプ

ユニコディスポ鍼S-C

●鍼柄：材質 ステンレス　長さ20mm 直径1.2mm
●鍼体：材質 ステンレス（コーティング加工）
●鍼管：六角鍼管
●入数：1本パック（100本入）
希望小売価格　¥1,000（税別）

日進医療器株式会社　〒541-0045　大阪市中央区道修町1-4-2
鍼灸・柔整部　TEL.06-6223-1781　FAX.06-6223-1567

お問い合わせ　フリーダイヤル　0120-993-118
https://www.unico-net.jp/
Email info@unico-net.jp

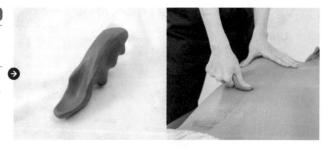

CIANA サムセーバー　通年割引

CIANA THUMB SAVER

母指（サム）の救世主
指の負荷にお悩みの方に

商品コード IJA-634
本体価格（税別）
2,400円 ⇒ 1,920円 **20%OFF**

製造国：中国　材質：ABS　サイズ：長さ14cm×幅4cm
重さ：100g
※オイルがついたら、石鹸、水、またはアルコールで洗浄します

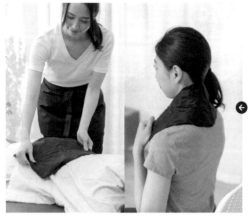

CIANA クレイパック　通年割引

CIANA CLAY PACK

「温める」と「冷やす」
どちらも使える
自然の粘土で作られた
再利用可能なパック

商品コード IJA-636 CIANA クレイパック　ホット＆クール Mサイズ
本体価格（税別）
2,400円 ⇒ 1,920円 **20%OFF**

商品コード IJA-637 CIANA クレイパック　ホット＆クール Lサイズ
本体価格（税別）
3,000円 ⇒ 2,400円 **20%OFF**

商品コード IJA-638 CIANA クレイパック　ホット＆クール 2Lサイズ
本体価格（税別）
4,200円 ⇒ 3,360円 **20%OFF**

商品コード IJA-639 CIANA クレイパック　ホット＆クール 首、肩用
本体価格（税別）
3,000円 ⇒ 2,400円 **20%OFF**

M（25×12.5cm）320g　L（30×18cm）700g
2L（35×27.8cm）1700g　首・肩（58×15cm）850g
カバー素材：PVC、ポリエステル　内部素材：ナチュラルクレイ　製造国：中国

CIANA フェイスディスポカバー 1000枚（1パック100枚入り、10パック）　通年割引

FACE DISPOSABLE COVER

ローコストハイクオリティで
衛生的なおもてなしを実現

商品コード IJA-635
本体価格（税別）
10,000円 ⇒ 8,000円 **20%OFF**

大きさ：30×41cm　厚さ：50g/㎡
箱サイズ：42×31×44 cm　製造国：中国

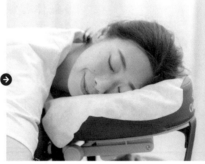
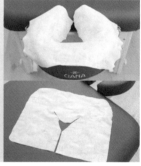

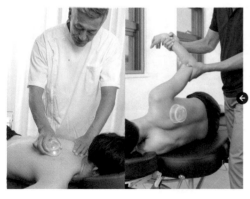

CIANA シリコーンカッピング　4個入　通年割引

SILICONE CUPPING

ワンタッチでぴったり密着・
しっかり吸引
シンプルな操作法とデザインの
カッピングシリーズ

商品コード IJA-640 XS（接触側内径3cm）
本体価格（税別）
2,000円 ⇒ 1,600円 **20%OFF**

商品コード IJA-641 S（接触側内径4cm）
本体価格（税別）
3,000円 ⇒ 2,400円 **20%OFF**

商品コード IJA-642 M（接触側内径5cm）
本体価格（税別）
4,200円 ⇒ 3,360円 **20%OFF**

商品コード IJA-643 L（接触側内径7cm）
本体価格（税別）
10,000円 ⇒ 8,000円 **20%OFF**

製造国：中国　材質：シリコーン

CIANA オフィシャルホームページ
http://ciana.jp/

CIANA Instagram
http://www.instagram.com/ciana_bodywork/

お問い合わせ ☎ 0120-2161-02
ネットショッピング http://www.ido-netshopping.com/

FAX受注受付 046-865-2707

WEBでの販売価格は、カタログ掲載の割引販売価格と異なる商品もございます。

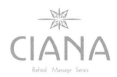

Massage Oil Series

CIANAプロフェッショナル
マッサージシリーズ

「CIANA」は医道の日本社オリジナルブランドです。
治療家と共に歩む医道の日本社だからこそ生み出せた、安心安全のこだわりの商品を体感してください。

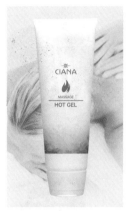

血行不良を改善する
成分でマッサージ後も
ポカポカがつづく

CIANA
マッサージ
ホットジェル

200g
本体価格 2,300円(税別)

深部への穏やかな温感作用
が、冷えやむくみ予防に最
適。

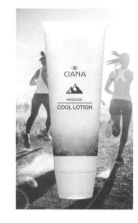

クールダウンが必要な
筋肉や局所を
しっかり癒す
メンテナンスグッズ

CIANA
マッサージ
クールローション

200g
本体価格 2,200円(税別)

ソフトで爽快な
刺激を与える
冷感クールローション。

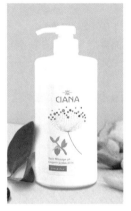

オーガニック
ホホバオイル配合
・無香料

ベーシック
マッサージオイル

1ℓ
本体価格 5,700円(税別)

安心の国産原料なのに
低価格。精油を混ぜて
使えるキャリアオイル。

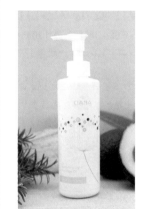

心やすらぐ
グリーンウッドの香り

RFライト
マッサージオイル

240mℓ
本体価格 2,200円(税別)

さっぱり軽いつけ心地。
全身マッサージや深部への
アプローチに。

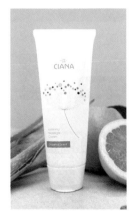

ほのかな
グレープフルーツの香り

ST
マッサージクリーム

200g
本体価格 1,900円(税別)

オイルのような滑りを実現し
たマッサージクリーム。
スポーツマッサージ、
リフレクソロジーなど
あらゆるマッサージに対応。

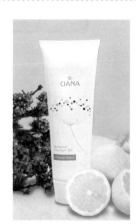

さわやかな
ラベンダーの香り

RMD
マッサージジェル

200g
本体価格 3,200円(税別)

とろけるような質感で
滑りがよくロングマッサージ
などにおすすめ。

発売元　株式会社 医道の日本社　フリーコール 0120-2161-02
マッサージ情報サイト「シアナ」▶ http://ciana.jp

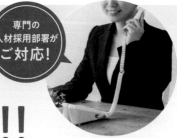

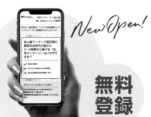

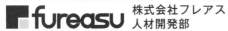